D0842046

à
10
kilos
du bonheur

Catalogage avant publication
de la Bibliothèque nationale du Canada

Bourque, Danielle

À 10 kilos du bonheur : l'obsession de la minceur,
ses causes, ses effets, comment s'en sortir

1. Perte de poids - Aspect psychologique. 2. Obésité -
Aspect psychologique. 3. Obésité - Aspect social.
4. Femmes - Santé mentale. 5. Schéma corporel.
6. Acceptation de soi. I. Titre. II. Titre : À dix kilos du bonheur.

RC552.O25B69 2004   613.2'5'019 C2004-941376-7

Pour joindre l'auteur ou lui faire part de vos commentaires :
dbourque@cegep-ste-foy.qc.ca

DISTRIBUTEURS EXCLUSIFS :

• Pour le Canada
et les États-Unis :
MESSAGERIES ADP*
955, rue Amherst
Montréal, Québec
H2L 3K4
Tél. : (514) 523-1182
Télécopieur : (514) 939-0406
* Filiale de Sogides ltée

• Pour la France et les autres pays :
INTERFORUM
Immeuble Paryseine, 3, Allée de la Seine
94854 Ivry Cedex
Tél. : 01 49 59 11 89/91
Télécopieur : 01 49 59 11 96
Commandes :   Tél. : 02 38 32 71 00
                Télécopieur : 02 38 32 71 28

• Pour la Suisse :
INTERFORUM SUISSE
Case postale 69 - 1701 Fribourg - Suisse
Tél. : (41-26) 460-80-60
Télécopieur : (41-26) 460-80-68
Internet : www.havas.ch
Email : office@havas.ch
DISTRIBUTION : OLF SA
Z.I. 3, Corminbœuf
Case postale 1061
CH-1701 FRIBOURG
Commandes :   Tél. : (41-26) 467-53-33
                Télécopieur : (41-26) 467-54-66
                Email : commande@ofl.ch

• Pour la Belgique et le Luxembourg :
INTERFORUM BENELUX
Boulevard de l'Europe 117
B-1301 Wavre
Tél. : (010) 42-03-20
Télécopieur : (010) 41-20-24
http://www.vups.be
Email : info@vups.be

Pour en savoir davantage sur nos publications,
visitez notre site : www.edhomme.com
Autres sites à visiter : www.edjour.com • www.edtypo.com
www.edvlb.com • www.edhexagone.com • www.edutilis.com

Gouvernement du Québec – Programme de crédit
d'impôt pour l'édition de livres – Gestion SODEC –
www.sodec.gouv.qc.ca

L'Éditeur bénéficie du soutien de la Société de
développement des entreprises culturelles du Québec
pour son programme d'édition.

Dépôt légal : 3e trimestre 2004
Bibliothèque nationale du Québec

ISBN 2-7619-1974-2

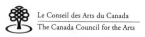

Le Conseil des Arts du Canada
The Canada Council for the Arts

Nous remercions le Conseil des Arts du Canada de l'aide
accordée à notre programme de publication.

Nous reconnaissons l'aide financière du gouvernement
du Canada par l'entremise du Programme d'aide au
développement de l'industrie de l'édition (PADIÉ) pour
nos activités d'édition.

DANIELLE
BOURQUE

à
10
kilos
du bonheur

L'obsession de la minceur.

Ses causes. Ses effets.

Comment s'en sortir.

 LES ÉDITIONS DE
L'HOMME

En cette époque où l'inflation a pris des proportions alarmantes,
où la menace d'une guerre nucléaire apparaît comme un danger sérieux,
où la criminalité est à la hausse et où le chômage constitue un phénomène
persistant, on a demandé à 500 personnes, lors d'un sondage,
ce qu'elles craignaient le plus au monde,
et 190 ont répondu que leur plus grande crainte était de grossir.

KIM CHERNIN, *The Obsession - Reflections on the Tyranny of Slenderness*

Introduction à la deuxième édition

La révision de ce livre en vue d'une réédition m'a occasionné quelques surprises. La première de celles-ci a été de réaliser que nos grandes craintes sociales avaient évolué plus rapidement que nos peurs individuelles. La citation de Kim Chernin placée au début du livre aurait en effet avantage à être révisée à la lumière des préoccupations actuelles. Ainsi, la crainte d'un attentat terroriste a remplacé celle d'une guerre nucléaire. Quant à la peur d'une inflation galopante, elle ne nous affecte plus autant que la menace de diverses catastrophes écologiques résultant du réchauffement planétaire. Pourtant, ces graves bouleversements n'ont en rien modifié le fait que pour une bonne partie de la population, la plus grande crainte continue à être celle de grossir…

Cette réédition de mon livre *À 10 kilos du bonheur* se situe dans un contexte bien différent de celui de sa parution, au début des années quatre-vingt-dix. À cette époque, l'obsession de la minceur était, bien sûr, très grande : c'est d'ailleurs à cause de cela que j'ai écrit cet ouvrage. Cependant, depuis ce temps, la peur de l'obésité s'est grandement accrue. Le regard qu'on portera sur le message de mon livre en sera sûrement affecté : une ou deux fois déjà, lors de conférences que j'ai données après sa publication, on m'a dit que j'« encourageais l'obésité » ou que mon discours amenait les gens à négliger leur santé. Comme la majorité des gens touchés par mes conférences étaient des victimes des régimes amaigrissants, ils comprenaient l'essentiel de mon message et ces réactions ont été rares.

Depuis l'automne 2003 cependant, on entend de plus en plus parler de l'augmentation alarmante de l'obésité, non seulement chez nos voisins du Sud, mais également au sein de la population québécoise. Il ne se passe pas une semaine sans que des articles de journaux, des émissions télévisées ou des tribunes téléphoniques abordent ce sujet. Or, la crainte de l'obésité, comme toutes les peurs, risque de basculer dans l'irrationnel. De ce fait, j'appréhende une grande chasse morale aux kilos dans laquelle mon livre sera emporté en même temps que tous les discours nuancés sur le sujet – ne me suis-je pas fait dire récemment par un futur enseignant au secondaire que le fait d'être trop maigre était peut-être un bon moyen d'éviter l'obésité… (L'anorexie comme mode de prévention de l'obésité, pourquoi ne pas y avoir songé plus tôt?)

Dans cette croisade contre l'obésité que je vois poindre, ma crainte principale est qu'elle se transforme très rapidement en une lutte impitoyable contre les obèses. Lors d'une tribune téléphonique traitant de l'augmentation actuelle du taux d'obésité, j'ai ainsi récemment entendu une personne suggérer qu'on accorde un crédit d'impôt aux individus en bonne forme physique. On n'est pas loin de la surtaxe à l'obésité…

En tant que phénomène touchant toute une société, l'obésité est une réalité complexe, multicausale. Pour tenter de l'expliquer, diverses hypothèses sont proposées, dont la sédentarité de la population, la quantité de gras et de sucres raffinés présente dans la nourriture transformée, la commercialisation de portions excessives par l'industrie alimentaire… Il serait également intéressant de se pencher sur le rituel des repas qui, dans bien des milieux, semble en voie de disparition. Le fait de manger se voit alors réduit à une activité individuelle privée de tout cadre social: c'est ce que le sociologue français Claude Fischler appelle la «gastro-anomie». Fischler considère que ce phénomène serait en partie responsable de l'augmentation récente des troubles de l'alimentation, car en l'absence de structures d'encadrement alimentaire, chacun devient responsable de créer son propre rituel et ses propres normes: «Cette situation peut être inconfortable: [les mangeurs] sont soumis à la fois aux sollicitations multiples de l'abondance moderne et aux prescriptions dissonantes de la cacophonie diététique».

En somme, je crains qu'un phénomène aussi complexe que l'augmentation actuelle de l'obésité ne soit réduit par plusieurs à un simple problème de responsabilité individuelle véhiculé par un discours accusateur du genre : « S'ils sont gros, c'est parce qu'ils le veulent bien. ILS n'ont qu'à faire attention. Ils n'ont qu'à manger moins. C'est à cause d'eux que les coûts de santé augmentent... » Une des principales conséquences qui risquerait de découler d'un tel discours, c'est sa récupération par l'industrie de l'amaigrissement qui aura beau jeu de proposer les méthodes de perte de poids les plus farfelues à des personnes bourrées de culpabilité. Or, comme je le souligne dans mon livre, en provoquant chez l'individu une rupture de contact avec ses signaux internes de faim et de satiété, ces méthodes sont le plus souvent responsables des problèmes qu'elles sont censées traiter. C'est ce que j'appelle la psychologie de la privation, un ensemble d'attitudes et de comportements alimentaires perturbés présents chez les personnes qui ont suivi des régimes amaigrissants. Dans son livre intitulé *Maigrir sans régime*, Jean-Philippe Zermati parle quant à lui de « restriction cognitive » pour décrire cet état psychologique de régime permanent et propose des façons simples de réhabiliter le contact avec les signaux corporels liés à l'appétit. Zermati poursuit la démarche là où mon livre l'a laissée, c'est pourquoi je conseille fortement cette lecture à toute personne tentant de retrouver un comportement sain face à la nourriture.

La relecture de mon livre m'a également amenée à faire d'autres constats se traduisant davantage par des questions que par des réponses. Ainsi, le modèle esthétique proposé aux femmes ne correspond plus exactement à ce qu'il était au début des années quatre-vingt-dix. Je ne pense toutefois pas que ces changements puissent être qualifiés d'améliorations. Dans le premier chapitre, je parle au passé du modèle ultra-maigre à la « Twiggy » (1,72 m ; 42 kg ou 5 pi 7 po ; 92 lb) apparu au milieu des années soixante, indiquant qu'il a été remplacé au début des années quatre-vingt par le modèle de la maigreur musclée. Or une maigreur « néo-Twiggy » est réapparue au milieu des années quatre-vingt-dix, en même temps que le retour à une mode inspirée du *peace and love* des années soixante. Des mannequins comme Kate Moss (1,72 m; 44,5 kg ou 5 pi 7 po; 98 lb) et Shalom Harlow (tour de hanches de 82 cm ou 32 po) représentent ce courant squelettique. Ainsi, alors qu'au début des années quatre-vingt-dix de nombreux magazines de mode annonçaient un prochain «retour des rondeurs», on a plutôt vu réapparaître l'ultra-maigreur. Depuis ce temps, les deux modèles, l'un musclé, l'autre décharné, coexistent allégrement dans les revues de mode.

Un autre changement esthétique s'est également produit dans les récentes années: l'avènement du «corps extrême», ce corps totalement reconstruit qu'on nous présente dans l'émission américaine *Extreme makeovers*. Aux États-Unis, le nombre de chirurgies esthétiques augmente d'année en année et on y a recours de plus en plus jeune. On n'en est donc plus seulement à l'idéalisation d'un corps maigre, mais à l'éloge du corps virtuel. Il est déjà difficile d'accepter son corps quand le modèle proposé est impossible à atteindre en raison de sa maigreur. Qu'arrive-t-il quand, en plus, il ne devient accessible qu'à travers des interventions chirurgicales coûteuses et dangereuses?

Finalement, un dernier changement qui provoque en moi un sérieux questionnement est celui-ci: en 1990, j'établissais un lien entre ce que j'appelais le corps pornographié et la recherche de la maigreur par les jeunes femmes. À cette époque, les courbes du corps féminin adulte ne se retrouvaient que dans des revues de type *Playboy* ou *Penthouse*. En soumettant mes étudiants de niveau collégial à de telles images, j'avais constaté une réaction négative très forte de la part des jeunes femmes interrogées, celles-ci associant ce corps à la soumission et au mépris. J'en concluais que les jeunes femmes adultes rejetaient les formes normales de leur corps parce que celles-ci étaient associées à un modèle pornographique méprisé. Or, en relisant cette analyse rédigée en 1990, je me suis dit: MAIS CE N'EST PLUS COMME ÇA! Depuis quelques années en effet, par le biais du monde de la chanson, un modèle féminin très érotisé est apparu. Ce modèle, représenté par des chanteuses comme Christina Aguilera ou Britney Spears, correspond tout à fait au corps qui, au moment où j'ai écrit mon livre, n'était représenté que dans des revues «pour hommes seulement». Aujourd'hui, un bon pourcentage d'adolescentes et de jeunes adultes semblent s'identifier à ce modèle. Je retrouve ainsi régulièrement, assises devant moi dans mes classes de cégep, des jeunes femmes savamment (dés)habillées pour mettre en évidence leurs courbes. L'association entre le corps féminin et le mépris et la soumission serait-elle disparue? Et si elle s'était plutôt transformée en une nouvelle norme où l'hypersexualisation est synonyme de libération? Si tel est le cas, quelles en sont les conséquences? Quel est l'impact de cette érotisation du corps chez des filles de plus en plus jeunes? (Aujourd'hui, les boutiques *Senza Girl* s'adressent à une clientèle de fillettes à partir de l'âge de six ans et leur offrent, entre autres, des strings…) Je n'ai aucune réponse aux questions soulevées par cette nouvelle réalité qui m'inquiète plus qu'elle ne me rassure.

Le bonheur n'a pas de poids?

Finalement, un dernier aspect que j'aimerais mentionner, c'est le malaise que j'ai souvent vécu depuis la parution de mon livre. Soudainement, il semble que je sois devenue un modèle pour plusieurs femmes: j'avais réglé le problème, il s'agissait de «s'accepter telle qu'on est et de ne plus suivre de régime». Plusieurs de celles que je rencontrais semblaient s'attendre à ce que je vive complètement et dans une constante sérénité tout ce que je présentais dans mon livre. En somme, je suis devenue la première victime de ce que j'appelle «la nouvelle norme». Mon livre semble en effet avoir fait émerger une nouvelle règle morale: il FAUT s'accepter tel qu'on est et IL NE FAUT PLUS VOULOIR MAIGRIR… Comme toute norme, celle-ci masque les contradictions inhérentes à la complexité de l'être humain et, de ce fait, elle empêche d'avancer sur son propre chemin. Je tiens donc à rappeler le message central de mon livre: le bonheur n'a pas de poids, il ne s'atteint pas grâce à une recette et il n'est jamais gagné une fois pour toutes; le meilleur moyen de se rendre malheureux, c'est d'essayer de correspondre à une norme plutôt que de tenter de vivre notre vie en trouvant par nous-même quelles sont nos faims et en cherchant nos propres façons d'y répondre.

Avant-propos

Il y a une vingtaine d'années, pendant les vacances de Noël, alors que tout le monde fêtait et ripaillait, je partais m'enfermer dans un centre spécialisé en jeûnes complets. Trois semaines plus tard, j'en ressortais avec 11 kg (25 lb) en moins et le sentiment d'avoir enfin réussi à repartir à zéro; deux mois après, j'avais repris 14 kg (30 lb) et j'étais en dépression.

C'était peut-être la technique d'amaigrissement la plus draconienne que j'essayais, mais ce n'était ni la première ni la dernière: aux œufs et aux pamplemousses, Atkins, Scarsdale, aux amphétamines avec 800 cal*, à 800 cal sans amphétamines, Weight Watchers… Ma très grande chance fut de ne jamais tomber sur un charlatan qui vendait des protéines liquides ou sur un défenseur du brochage de la mâchoire, car j'aurais essayé n'importe quoi pour atteindre *mon* poids. Comme toutes les obsédées de la minceur, je désirais un poids très précis, que je croyais mien par décret de la nature. Le jour où j'ai compris que je m'obstinais à répondre à un décret de ma culture, et cela, contre la nature de mon corps, j'ai commencé à dire adieu à mes slaloms diététiques.

J'ai donc lutté pendant 20 ans pour atteindre *mon* poids, ce poids capricieux qui se laissait approcher pendant un très bref instant, le temps que j'entrevoie le bonheur, et qui fuyait à nouveau, tel un amant séduisant mais infidèle. Ce poids, c'était beaucoup plus qu'une préoccupation superficielle pour mon apparence: c'était l'élément indispensable qui me manquait pour vivre vraiment. Quand je l'aurais atteint, pensais-je, je serais enfin assez sûre de moi pour jouer le jeu léger de la séduction ou pour établir des relations amoureuses durables; quand je l'aurais atteint, je saurais enfin que je valais quelque chose, que j'étais une femme capable d'entreprendre et de réussir un projet. Ce poids, c'était mon passeport pour l'existence et, malgré

---

*   Même si le terme *kilocalorie* (kcal) est plus courant dans les milieux spécialisés, j'ai choisi d'utiliser le mot *calorie* (cal), plus familier pour le grand public.

tous mes efforts, je ne parvenais jamais à le conserver assez long-temps pour enfin commencer à vivre.

Pendant 20 ans, j'ai été une de «ces femmes qui pèsent trop», projetant mon absence de bonheur et ma peur de vivre sur mon pèse-personne. Et pourtant… Et pourtant, j'aurais dû soupçonner le miroir aux alouettes quand, après ce jeûne, pendant les quelques semaines où je réussissais, grâce à ma rigidité et à mes obsessions, à maintenir ce poids tant désiré, je ne ressentais ni paix ni plaisir. Je vivais au contraire une frustration profonde à ne pas être physiquement parfaite : une fois *mon* poids atteint, je voulais plus, je voulais tout. Le bonheur était encore un peu plus loin devant moi, dans un corps absolument parfait… que je n'aurais jamais. L'illusion démasquée, la dépression est arrivée. Mais je n'ai pas compris cette fois-là ; j'ai continué pendant quelques années encore ma recherche fébrile du corps-statue, immobile et dur, en lutte contre la vie qui tente d'y laisser ses traces.

Malgré cette quête maladive, ou plutôt à cause d'elle, j'ai décidé de me spécialiser dans la psychothérapie des troubles de l'alimentation. Et un jour, j'ai dû choisir : lors d'une fin de semaine de formation, le spécialiste invité souligna la situation ambiguë dans laquelle se trouvaient plusieurs des intervenantes qui, comme moi, traitaient les anorexiques en essayant de les convaincre de manger plus, de chercher leur sentiment de valeur personnelle ailleurs que dans leur corps, alors qu'elles-mêmes étaient chroniquement au régime : «Plusieurs d'entre vous ressemblez beaucoup à vos clientes, nous dit-il ; entre elles et vous, il y a tout au plus une différence dans le degré d'intensité du problème. Par vos attitudes, vous véhiculez l'inverse de ce que vous tentez de leur inculquer. » Il avait tout à fait raison… Que devais-je faire ? Abandonner la psychothérapie des troubles de l'alimentation ou laisser définitivement tomber les régimes ?

Je choisis d'arrêter les régimes. Je dus, pour m'en convaincre, abattre l'une après l'autre toutes les illusions que j'avais accumulées au fil des années : je serais en meilleure forme physique si je perdais du poids ; je serais plus heureuse si je maigrissais ; si je réussissais un régime, je prouverais que j'avais de la volonté… À mesure que s'accumulaient les arguments en faveur de ma nouvelle décision, je prenais conscience du fait que mon problème n'était pas individuel. En élève docile, j'avais appris ce que ma culture m'avait enseigné. Elle m'avait affirmé que le bonheur et la santé passaient par la minceur et les régimes, et je l'avais crue. Pendant 20 ans, j'avais souffert d'une maladie sociale qui continuait à faire de nombreuses victimes, de plus en plus gravement atteintes : les parents obsédés par leur ligne avaient donné naissance à des enfants anorexiques.

Je pensais à toutes ces jeunes femmes au corps décharné, sourdes à leur colère, à leur peur, à leurs pleurs, incapables de dire leur besoin d'être reconnues autrement que par leur émaciation, qui venaient me demander de les aider ; et les perdantes de la lutte contre le plaisir qui m'arrivaient, submergées par la honte d'orgies alimentaires effacées par des séances de vomissements ; et toutes les autres, qui oscillaient du respect religieux de leur régime à la culpabilité du *banana split* dévoré en cachette, de l'euphorie de la ligne retrouvée au désespoir de la fermeture éclair éclatée... Comment les guérir d'une illusion que leur culture anorexique entretenait en elles ? À quoi bon s'acharner à soigner chaque cas individuel pour guérir une maladie *sociale* ? Ces femmes que je rencontrais avaient moins besoin de psychothérapie que d'un angle de vue différent. Elles avaient besoin d'une perspective qui leur permettrait de comprendre qu'elles n'avaient pas à se remettre en question si elles ne correspondaient pas au modèle de leur époque : c'était le modèle lui-même qui était trop petit pour elles.

Je décidai donc de sortir de mon bureau et de dénoncer, par des conférences, le discours qui était en train de nous rendre toutes malades de la minceur. Maintenant, les conférences ne me suffisent plus et j'ai décidé d'écrire pour nommer les multiples facettes de l'illusion.

Ce livre s'adresse à «l'obsédée ordinaire», à la personne qui oscille d'un régime à l'autre et reprend 10 kg entre chacun, qui traîne comme un boulet la honte de son corps et sa culpabilité face à la nourriture. En raison de ce choix, plusieurs personnes qui souffrent d'un désordre alimentaire plus aigu ne se retrouveront pas complètement dans l'analyse des causes de l'obsession de la minceur. Le problème de l'obsédée ordinaire et celui de l'anorexique ou de la boulimique sont pourtant du même ordre ; ils se situent sur un continuum. Les personnes qui souffrent de graves troubles de l'alimentation présentent simplement une plus grande vulnérabilité psychologique que les autres.

Les spécialistes proposent un modèle bio-psycho-social pour expliquer l'augmentation actuelle des troubles de l'alimentation. Ce modèle suggère que les pressions sociales qui incitent à la minceur font qu'un grand nombre de femmes cherchent à atteindre un poids qui ne correspond pas à leur réalité physiologique ; pour y arriver, elles mangent moins, perdent du poids, et se retrouvent dans un état physique qui entraîne obsession et perte de contrôle face à la nourriture. Elles subissent alors des fluctuations de poids qui accentuent le contrôle alimentaire, ce qui augmente en retour l'obsession et la perte de contrôle. Le cercle vicieux s'installe et peut se perpétuer ainsi pendant des années.

Les deux facteurs que je viens de mentionner, le modèle de minceur et le recours à la privation de nourriture pour l'atteindre, constituent les dimensions sociale et biologique des troubles de l'alimentation. L'étude de ces deux dimensions permet de comprendre pourquoi un nombre croissant de femmes souffrent de l'obsession de la minceur et pourquoi les troubles de l'alimentation ont augmenté de façon si dramatique au cours des 30 dernières années. Ce livre mettra essentiellement l'accent sur ces deux facettes du problème.

La dimension psychologique de l'obsession ne doit cependant pas être négligée. C'est elle en effet qui explique le «pourquoi moi?». C'est sous cet aspect que se différencieront l'obsédée ordinaire de l'anorexique ou de la boulimique, dont toute la vie a été envahie par la vision cauchemardesque d'un corps énorme et par la lutte à finir avec la nourriture.

Les troubles de l'alimentation ne se réduisent donc pas aux dimensions sociale et biologique développées ici. Chaque anorexique, chaque boulimique a sa propre histoire, ses propres angoisses, qui l'ont graduellement amenée à organiser toute sa vie autour du contrôle de son corps et de la nourriture. Pour s'en sortir, chacune doit fouiller ses motifs, et il est préférable pour cela qu'elle ait recours à une aide spécialisée.

Cependant, l'augmentation des troubles alimentaires ne s'explique pas uniquement par l'augmentation des cas graves, c'est-à-dire ceux associés à des perturbations psychologiques profondes. Une certaine proportion d'anorexiques et de boulimiques - environ 30 p. 100 des cas - le sont devenues parce qu'elles ont été happées par le courant de folie de la maigreur et sont ainsi devenues prisonnières du cercle vicieux. Les troubles de l'alimentation s'autoperpétuent grâce aux conditions physiologiques d'obsession et de perte de contrôle qu'ils créent; les personnes qui en souffrent doivent donc, si elles veulent s'en sortir, décider de rompre avec le modèle irréaliste de minceur afin de redonner à leur corps les conditions dont il a besoin pour que cesse l'obsession. Espérons que ce livre les aidera à faire la rupture nécessaire.

Finalement, une dernière mise au point: le poids d'une personne reflète une réalité physiologique qui n'a rien à voir avec la valeur personnelle de l'individu. J'aurais aimé trouver des termes pour exprimer cette position ; mais lors de la rédaction de ce livre, je me suis butée à la difficulté de trouver des termes neutres ou positifs pour parler des grosses personnes. Des termes comme «gros», «gras», quand on les emploie, amènent généralement des réactions de dégoût chez ceux qui les entendent. Le terme «obèse», quant à lui, est imprégné d'une connotation médicale et esthétique extrêmement négative. J'aurais aimé «embonpoint», qui a une origine positive et suggère l'image d'une personne bien enrobée, saine et forte*; mais la formule consacrée dans laquelle on utilise ce terme n'est-elle pas : «*souffrir* d'embonpoint»! J'ai finalement compris que peu importent les mots qu'on utilise, ils finissent toujours par avoir un sens négatif puisque cela même qu'ils décrivent est perçu négativement. On ne peut donner aux mots seuls le pouvoir de refaire la réalité ; j'espère tout de même que ce livre contribuera à diminuer l'«adipophobie» entretenue par le discours officiel.

---

* Le *Petit Robert* nous dit que le mot «embonpoint» vient de «en bon point, en bon état».

Lettre imaginaire
à Jane Fonda

Chère Jane,

J'ai écrit cette lettre cent fois dans ma tête, mais maintenant je ne sais par où commencer. Comment te dire ce que tu représentes pour moi, le symbole que tu es : la femme-combat, la femme-contrôle, la femme harnachée.

La femme-combat, on nous l'a montrée partout dans les revues, une actrice avec une tête et des idées, qui luttait pour de grandes causes, l'idole dont avaient besoin les femmes de ma génération en voie de libération. Puis la femme-contrôle semble avoir pris le pas sur la première, de plus en plus, jusqu'à la disparition presque totale de la voix, des luttes au poing levé. Et moi, dans ton sourire aux yeux d'angoisse, je ne vois plus que la femme harnachée ; tu as troqué toutes tes luttes pour une bataille contre toi, contre ton corps, contre la vie et sa complexité, contre le changement.

Réussis-tu encore à te faire croire que tu gagneras sur la vie, c'est-à-dire sur la mort ? Tu as un peu plus de 50 ans ; il t'en reste peut-être 30 à vivre. Combien de temps continueras-tu à mener ta guerre contre les kilos ?

Je viens d'aller voir des baleines dans la mer. (Elles sont grosses *et* belles, croirais-tu cela compatible ?) Une certaine espèce utilise une stratégie bien particulière pour se nourrir : quand elle aperçoit un banc de petits poissons, elle commence à nager en cercle autour d'eux, très rapidement, et cela crée un rideau de bulles d'air. Les petits poissons se laissent prendre à l'illusion du filet de bulles et ils s'immobilisent à l'intérieur ; alors la baleine plonge et remonte au centre du tourbillon qu'elle a créé, la gueule grande ouverte, et elle les avale tous. Chaque fois que je te vois à la télévision ou dans une revue, j'ai l'impression de t'entrevoir à travers ton mur de bulles : ton grand sourire, ton corps svelte, presque maigre, patiemment sculpté par un travail quotidien…

Mais tes yeux. Tes yeux restent toujours les mêmes, sur chaque photo, complètement étrangers au sourire qui te décore, des yeux de tristesse, affolés, aux aguets, environnés de bulles.

Derrière les bulles, il y a la vie. Elle n'a pas fondamentalement changé depuis que tu t'es enfermée dans le salut par le *work out* : il y a bien sûr les guerres, la faim, la pollution. Mais il y a aussi simplement vieillir, voir son corps changer, voir ses capacités diminuer, voir des gens de son âge mourir autrement que dans un accident. J'ai l'impression que c'est d'abord ça que tu fuis, probablement parce que c'est ça que j'essaie de fuir moi aussi.

Je sais bien que ce n'est pas toi qui l'as fabriqué, ce mur de bulles ; tu en es prisonnière comme nous tous. Mais ce que je n'aime pas actuellement, c'est que tu essaies d'enfermer plein de monde dans ta prison. Quand, il y a quelques années, tu as remplacé la boulimie dont tu souffrais par l'hyperactivité physique et le contrôle alimentaire, tu as voulu partager ta guérison. Et moi, je veux te dire que tu n'es pas guérie : tu as simplement changé de maladie. Mais celle que tu as adoptée est aujourd'hui considérée comme l'état d'équilibre souhaité par tous… l'équilibre par la sueur, le narcissisme et la privation. Tu dois pourtant savoir qu'on ne guérit pas de la vie, que c'est une maladie mortelle.

Chaque époque génère ses propres murs de bulles. Aujourd'hui, c'est le *fitness* - je ne trouve pas d'équivalent français qui rende cette idée de forme physique comme objectif en soi, indépendant de toute intention d'utiliser cette énergie pour autre chose que pour entretenir la forme acquise. Le temps précieux de la vie qui nous fuit par tous les pores, il faut l'utiliser, plusieurs heures par jour, pour sculpter muscle par muscle un corps qui nous donne une seule certitude : il vieillira, mourra et pourrira. Quelle lutte absurde ! À côté d'elle, celle de Don Quichotte constituait le comble de la poursuite réaliste.

Te voilà consacrée *Fitness Queen*. Il y avait déjà le roi de l'habit, la reine de la patate et voici la reine du *fitness*. Ce qui me surprend le plus, c'est que tu sembles aussi fière de ce titre que de tes exceptionnelles performances d'actrice ou de tes luttes des années soixante-dix. Personnellement, je te trouve ridicule dans ce rôle beaucoup trop petit pour toi (tu sembles avoir refusé l'expansion de ton image en même temps que celle de ton corps) ; devant ta photo triomphante, en page couverture d'un magazine de la secte des adorateurs de muscles, je me sens aussi gênée que si je voyais un ami cher réduit à un emploi de monstre de cirque. Gênée, triste et déçue ; gênée et triste pour toi, déçue pour moi : c'est étrange à quel point je m'associe à ton angoisse et ne vois toujours qu'elle dans ta course effrénée contre toi-même.

Comme le mur de bulles est épais ! Mais peut-être que non : peut-être en as-tu tellement besoin que même s'il était aussi mince que le corps décharné auquel tu aspires, tu y croirais encore. Je te comprends, car moi aussi, je trouve la vie tragique et absurde. Et le pire, c'est que le moyen qui t'a été suggéré pour éviter cette absurdité l'entretient de la façon la plus sûre : quoi de plus insécurisant que de miser toute son énergie vitale, tout son besoin d'exister et de se réaliser, dans la quête d'un corps sans graisse, sans rides ?…. Un corps-statue, un corps sans vie : la fuite de la mort par la mort du corps…

Chapitre 1
Le corps impossible

J'ai mis tout mon temps, toutes mes pensées, toutes mes préoccupations,
pour parvenir à ce corps parfait, le corps qui n'existe pas.

JOURNAL DE LILI, ANOREXIQUE

Aujourd'hui, on peut diviser la population féminine occidentale en trois groupes : les courageuses qui essaient de perdre du poids, les disciplinées qui réussissent à ne pas en gagner et les autres, rongées de remords, qui promettent de se mettre au régime demain.

Feuilletez quelques magazines féminins. Vous en trouverez difficilement un qui n'ait pas, noyé à travers les derniers régimes miracles et voisinant des photos de mannequins squelettiques, son petit article sur l'anorexie nerveuse ou la boulimie, ces deux maladies qui font aujourd'hui tant de ravages chez les jeunes femmes.

Interrogez un groupe de femmes choisies au hasard. Vous découvrirez que plus de la moitié d'entre elles suivent un régime, sans compter celles qui vous diront : « Je ne suis pas au régime, mais je fais attention » et dont l'alimentation s'apparente à celle du moine le plus vertueux en période de carême. Il y a une quinzaine d'années, 80 p. 100 des Américaines découvraient le monde des régimes amaigrissants dès l'âge de 14 ans ; en 1987, une étude californienne révélait que 80 p. 100 des fillettes de 9 ans en avaient déjà suivi un[1].

Ce comportement perturbé face à la nourriture semble directement lié à un problème d'image corporelle chez les femmes. Jusqu'à tout récemment, une perception déformée du corps faisait partie des symptômes de l'anorexie nerveuse. Aujourd'hui, ce problème constitue la règle plutôt que l'exception, à tel point qu'il ne peut plus être utilisé comme un critère pour distinguer l'anorexique de la femme normale[2]. Près de 80 p. 100 des femmes manifestent en effet une insatisfaction face à leur corps, qu'elles souhaitent plus mince : en 1984, la revue *Glamour* mena une enquête auprès de 33 000 lectrices; seulement le quart des répondantes avaient un poids au-dessus de la moyenne et pourtant, les trois quarts d'entre elles se considéraient trop grosses. De plus, près de la moitié de celles dont le poids se situait en bas de la moyenne se trouvaient encore trop grosses[3].

Nous connaissons tous une de ces femmes ultraminces qui, angoissée à la venue de l'été, affirme qu'elle doit perdre au moins 5 kg avant de se montrer en maillot de bain. Elle nous met en rage parce que bien souvent elle est plus mince que nous; or, quand avec humour ou humeur, selon le degré d'exaspération que nous avons atteint, nous le lui disons, elle répond invariablement d'un air candide: «Mais tu n'es pas grosse! De toute façon, toi, ce n'est pas pareil, tu le portes tellement bien!» Si les femmes étaient éduquées à manifester plus de violence, je crois bien qu'à ce moment précis, on entendrait retentir un coup de feu. Pourtant cette femme ne joue pas à la coquette; elle déteste son corps, elle en a honte, car le syndrome du miroir déformant affecte la perception qu'elle a de son propre corps mais n'altère pas sa perception de celui des autres... Mais comme les femmes souffrent presque toutes, à des degrés divers, de cette obésité mentale, elles risquent de manifester très peu de compassion envers les grandes inquiètes des kilos.

Je me souviens de cette collègue de travail qui me disait un jour combien elle enviait ma silhouette. Elle se trouvait tellement grosse qu'elle osait à peine porter un maillot de bain, seule dans sa cour. Le matin, avant de se rendre au travail, il lui arrivait de changer trois fois de vêtements avant de trouver ceux dans lesquels elle ne se sentait pas énorme. Nous étions de la même grandeur et, en comparant nos poids, nous avons constaté qu'elle pesait 7 kg (15 lb) de moins que moi... Elle était sincère et très malheureuse... Elle me rappelait cette étudiante que j'avais été, 20 ans plus tôt, qui promenait en pleurant son 1,58 m enrobé de 60 kg (5 pi 2 po, 135 lb) dans les corridors du collège en se disant: «Personne ne peut être intéressé à parler à une grosse dégoûtante comme moi.» Où avons-nous été chercher tant de haine pour notre corps?

On peut affirmer que la femme nord-américaine moyenne souffre aujourd'hui d'une perception déformée de son corps et qu'elle a un comportement perturbé face à la nourriture. Ainsi, connaissez-vous beaucoup de femmes capables de manger un vrai repas en public - pas une salade ou du fromage cottage - en manifestant ouvertement leur appétit et leur plaisir à le combler? Habituellement, elles se traitent de tous les noms: «Je n'ai aucune volonté», «Je ne suis qu'une goinfre». Parfois elles se sentent obligées de fournir des explications et des justifications: «Je n'avais pas encore mangé de la journée.» Ou bien elles promettent une expiation dans les jours prochains: «Demain, je me remets au régime.» Devant une telle litanie, on peut se demander si plusieurs femmes n'en sont pas arrivées à croire que la nourriture fait moins grossir quand elle est assaisonnée d'un peu de honte et de culpabilité.

Déjà dans les années cinquante, Kinsey et ses collaborateurs avaient noté, lors de leur enquête sur le comportement sexuel des Américains, que les femmes manifestaient plus de gêne si on les interrogeait sur leur poids que sur leurs activités masturbatoires ou homosexuelles[4]. De la même façon, les plaisirs de la table semblent aujourd'hui plus tabous que ceux liés à la sexualité: il est mieux vu de parler de ses orgasmes multiples que de confesser son goût pour les éclairs au chocolat...

Quand, dans un groupe de personnes, la majorité souffre d'un même problème, il faut chercher la cause ailleurs que dans une faiblesse individuelle quelconque. C'est malheureusement la tendance de notre culture, qui glorifie les forces de l'individu, s'apitoie sur ses faiblesses ou les méprise et, dans un cas comme dans l'autre, donne à la personne tout le crédit pour son comportement, mais néglige trop souvent de le replacer dans son cadre social.

Il y a quelques années, des féministes québécoises ont ainsi remis en question la conception psychologique traditionnelle de la dépression nerveuse, centrée uniquement sur les carences affectives individuelles; après avoir constaté que les deux tiers des victimes de la dépression étaient des femmes, elles ont analysé leur socialisation pour tenter d'y découvrir les raisons du malaise: elles ont réalisé que les femmes étaient éduquées à ne pas exprimer leurs besoins, à ne jamais se fâcher, à tout prendre en charge et à se préoccuper des autres plus que d'elles-mêmes; en présence de certaines difficultés, elles réagissaient ainsi, la dépression n'étant en fait que l'exagération des comportements appris[5].

Une telle analyse ne cherche pas à nier l'importance des facteurs individuels dans le développement de ce genre de problèmes; cependant, il faut bien souligner qu'en insistant sur la seule dimension psychologique, on néglige souvent de considérer le bouillon de culture d'où émergent les individus et qui modèle leurs réactions.

Si tant de femmes se croient aujourd'hui obèses, c'est que leur perception a été faussée d'une façon quelconque. En retraçant l'évolution du modèle esthétique féminin au cours du XXe siècle, nous pourrons comprendre comment elles en sont arrivées à regarder leur corps comme un ennemi qui envahit trop d'espace.

Mangeuse compulsive ou boulimique ?

Dans le langage courant, nous confondons souvent la personne boulimique et la mangeuse compulsive. La base de leur comportement alimentaire est effectivement la même : toutes deux ont tendance à perdre le contrôle face à la nourriture, c'est-à-dire qu'elles sont incapables d'arrêter de manger une fois qu'elles ont commencé ; elles peuvent alors consommer d'énormes quantités de nourriture (chez certaines boulimiques, on a noté des consommations allant jusqu'à 5 000 et même 8 000 calories en une seule fois). En fait, tout se passe comme si ces personnes avaient perdu toute sensation de satiété qui leur permettrait de reconnaître le moment où elles ont suffisamment mangé.

La différence entre ces deux troubles du comportement alimentaire se situe dans le fait que la personne boulimique, à la suite d'une orgie alimentaire, a recours au vomissement ou à l'abus de laxatifs - ou aux deux à la fois - comme moyen d'éviter le gain de poids. Les variations de poids seront donc beaucoup moins marquées chez la boulimique que chez la mangeuse compulsive ; la première passera ainsi le plus souvent inaperçue, et elle sera même parfois citée comme modèle pour sa silhouette exemplaire et son apparente discipline alimentaire - ses pertes de contrôle ne se produisant évidemment pas en public.

Il faut bien noter que le comportement boulimique est tout à fait inefficace comme méthode de contrôle du poids : comme une grande partie des calories est assimilée par l'organisme très tôt dans le processus de digestion, le vomissement n'expulse qu'une partie des calories ingérées ; souvent, le nombre de calories conservées par l'organisme est supérieur à ce qu'il serait si la personne mangeait trois repas équilibrés par jour. En dehors de ces pertes de contrôle, le comportement alimentaire de la boulimique se rapproche de celui de l'anorexique : bien souvent elle ne mangera pratiquement rien de la journée, et elle perdra le contrôle en soirée ; elle conservera ainsi sans le vouloir l'équivalent des calories d'une journée normale et vomira le reste.

Les laxatifs quant à eux sont encore plus inefficaces que le vomissement. Ceux-ci n'entraînent que l'expulsion plus rapide du contenu du gros intestin ; mais à ce stade, toutes les calories ont déjà été assimilées par l'organisme. Le seul effet réel du laxatif est la sensation de vide qu'il provoque, sensation que la boulimique associe à la minceur.

Mais le plus fondamental, c'est qu'en plus d'être inefficaces, *le vomissement et les laxatifs sont extrêmement dangereux.* Divers dangers ont été notés : risque d'hémorragie en cas de vomissement, développement de graves problèmes intestinaux en cas d'abus de laxatifs. Cependant, le pire danger est le suivant : le vomissement et les laxatifs provoquent la perte de fluides ; or ces fluides contiennent des électrolytes responsables de diverses fonctions organiques, dont la transmission de l'influx nerveux ; une baisse trop marquée des électrolytes entraîne de nombreux problèmes, comme la fatigue, les crampes musculaires... et peut même aller jusqu'à provoquer un arrêt cardiaque.

Les belles de Renoir chez les Weight Watchers

Il y a quelques années, en feuilletant un quotidien, je tombai sur une annonce qui me laissa songeuse : sous le titre «Volontaires obèses recherchés», une clinique illustrait élégamment son propos à l'aide d'une reproduction des *Grandes Baigneuses* de Renoir. Ces femmes au corps plein et sensuel - sensuel parce que plein - on les disait obèses. Aujourd'hui, on offre de soigner la femme au corps plantureux, celle-là même qui faisait tourner les têtes voilà moins d'un siècle. Combien sommes-nous à avoir dit en soupirant, suant et soufflant sur nos appareils de mise en forme : «Je suis née un siècle trop tard» ?

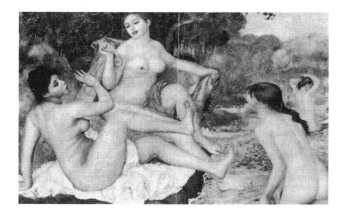

Les Grandes Baigneuses *de Renoir*
(Collection d'art, Unesco, coll. 10/18, 1967.)

La fin du XIXe siècle propose en effet une beauté féminine bien en chair. Lillian Russell, chanteuse et actrice américaine des années 1890, représente bien ce type de femme aux mensurations majestueuses. Même comprimée dans un corset, sa poitrine atteint un généreux tour de 107 cm (42 po); ses hanches, quant à elles, dont nous ignorons la dimension exacte, sont plus larges que son tour de poitrine. Comme il seyait à l'esthétique de l'époque, on mettait l'accent sur les aspects du corps traditionnellement associés à la fonction reproductrice des femmes : des hanches larges soulignent la facilité à enfanter, une poitrine lourde signale une bonne mère nourricière. Par extension, ce corps généreux rappelle tous les rôles traditionnellement dévolus aux femmes : don de soi, prise en charge des autres, abnégation... Tout ce qui peut accentuer la forme de sablier du corps féminin est alors utilisé. Ainsi, le corset comprime la taille jusqu'à l'étouffement et accentue par contraste l'ampleur de la poitrine et des hanches.

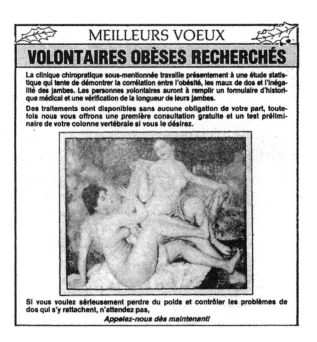

(Le Devoir, *28 décembre 1985.*)
En un siècle, un modèle de beauté est devenu un signe de maladie.

On raconte qu'une jeune fille est morte mystérieusement, deux jours après un bal où tous avaient pu admirer la délicatesse de sa taille; l'autopsie devait révéler que c'était son corset, trop serré, qui l'avait tuée: trois côtes lui avaient perforé le foie[6]... Dans certains cas, on avait même recours à la chirurgie pour enlever aux femmes leur dernière paire de côtes, ce qui affinait encore plus la taille[7].

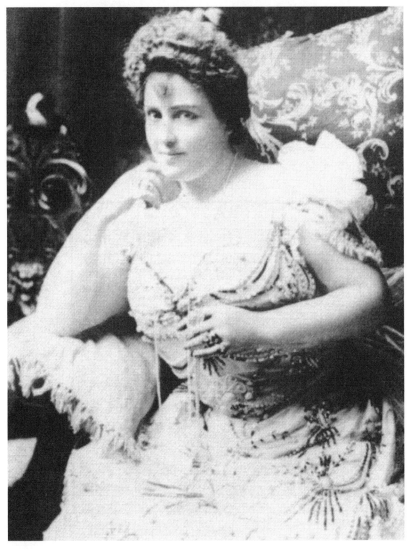

Lillian Russell, beauté de la fin du XIXe siècle.
(Photo: BBC Hulton Picture Library.)

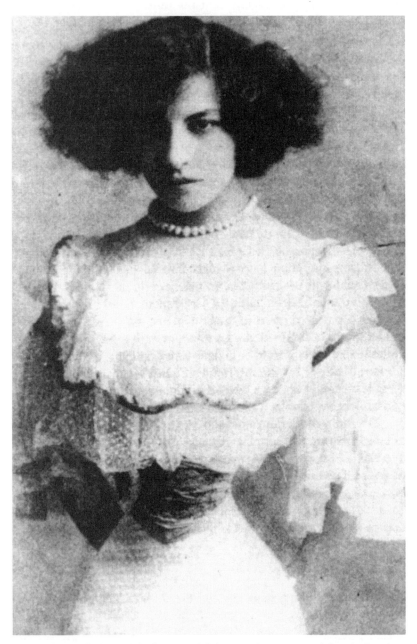

Autour de sa taille (42 cm), la chanteuse Polaire pouvait porter un col dur plutôt qu'une ceinture. (Photo tirée de Paris Match.*)*

Les premiers pas vers la minceur

Il existait cependant à cette époque, parallèlement à la beauté «abondante», une esthétique féminine marginale, issue du romantisme du XVIIIe siècle, qui prônait déjà une exquise minceur. Ce type de corps revêt deux significations diamétralement opposées: l'ascétisme puritain et la passion pécheresse.

D'une part, l'apparence gracile d'une femme reflète le rejet des nourritures terrestres. Il est bien vu que la jeune fille de la bourgeoisie victorienne refuse toutes les nourritures associées à cette époque à l'éveil de la sensualité: viande, mets épicés, chocolat, café, alcool. «Une femme ne devrait jamais être vue en train de manger[8]», aurait déclaré le grand poète romantique Byron. Étant lui-même porté à l'obésité, il avait adopté un comportement alimentaire très restrictif afin de conserver une silhouette dont la maigreur maladive correspondait à l'image qu'il se faisait du héros romantique. En se soumettant à un régime dont la sévérité s'apparentait à celui des anorexiques actuelles, en mâchant du tabac et en fumant le cigare pour masquer la faim qu'il ressentait constamment, il était parvenu à passer d'un corps massif à une silhouette qualifiée de squelettique à la fin de sa vie. La minceur et le rejet de la nourriture symbolisaient ici la pureté et la délicatesse de l'âme, le corps n'étant que le reflet de la beauté intérieure. Faut-il se surprendre que dans ce contexte soient apparus, chez des adolescentes de familles aisées, les premiers cas connus d'anorexie nerveuse?

D'autre part, la deuxième signification de la minceur féminine, également issue du courant romantique, contredit totalement la précédente. Ici, la femme maigre est perçue comme un être aux passions tellement dévorantes que son corps en est consumé. Nous ne sommes plus devant une femme fragile, mais face à une dangereuse séductrice, la fascinante femme fatale dont la silhouette a été adoptée et rendue célèbre par le monde de la haute couture.

Une femme libre

Dans les années vingt, la garçonne dévoile bras et jambes et exhibe un corps mince aux seins aplatis par un soutien-gorge en forme de bandeau; sa taille est camouflée par une robe droite et ses hanches sont atténuées grâce à la gaine qui, depuis la «révolution corporelle» amenée par le couturier Paul Poiret en 1908, a supplanté le corset. Le

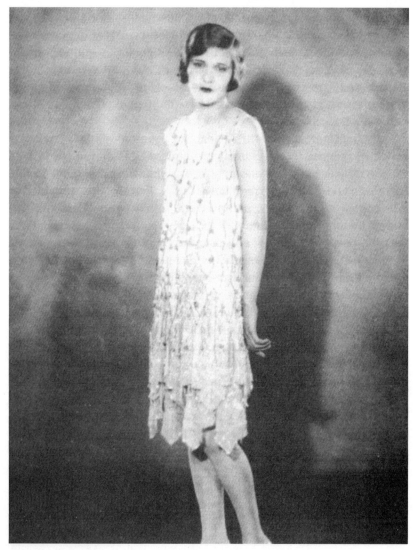

La garçonne des années vingt, symbole de la libération des femmes.
(Photo: BBC Hulton Library.)

corps féminin ne s'est pas seulement aminci ; de sablier, il est devenu tube. Associée au premier mouvement d'émancipation des femmes, cette silhouette représente leur libération des rôles féminins traditionnels. La garçonne offre ainsi cette contradiction d'un corps qui symbolise la libération sexuelle alors qu'il est dépourvu des attributs féminins. Joan Jacobs Brumberg souligne que ce phénomène ne peut se produire qu'à partir du moment où sexualité et reproduction peuvent être dissociées : « Une silhouette féminine svelte [devient ainsi] pour la première fois symbole d'intérêt hétérosexuel et de succès[9]. »

L'Australienne Annette Kellerman, championne de natation et actrice de cinéma muet, illustrait bien ce modèle de femme libérée qui n'avait pas honte de montrer son corps. Véritable Jane Fonda des années vingt, Kellerman associait libération des femmes et préoccupation pour son apparence ; elle luttait contre l'embonpoint féminin et préconisait l'activité physique pour le combattre. Pour elle, un corps mince et en mouvement constituait le meilleur symbole de cette liberté nouvellement revendiquée par les femmes. Compte tenu de son combat acharné, il est intéressant de comparer son poids à celui d'une beauté de notre époque : mesurant 1,64 m (5 pi 4 po), Kellerman pesait 62 kg (136 lb) et se vantait que ses proportions étaient presque parfaites. Nous pouvons constater que notre conception de la minceur a grandement changé lorsque nous apprenons qu'il y a quelques années, un magazine applaudissait le travail accompli par Madonna pour améliorer son apparence ; de même grandeur que madame Kellerman, la chanteuse était passée de 54,5 à 48,5 kg (de 120 à 107 lb) grâce à un régime rigoureux et à un entraînement physique intensif. L'article laissait sous-entendre qu'à 54,5 kg, elle pesait beaucoup trop pour pouvoir être considérée comme étant en parfaite forme physique.

Marilyn au régime

Au cours des années trente et quarante, le corps féminin perd l'aspect tubulaire proposé au cours des années vingt, sans toutefois retrouver l'abondance des formes de la fin du XIXe siècle. On recommença cependant à associer un corps enrobé à la séduction. On pouvait ainsi lire, dans les journaux de l'époque, des annonces publicitaires qui vantaient quelque produit miracle censé permettre à la femme trop maigre d'accéder rapidement à des formes plus généreuses.

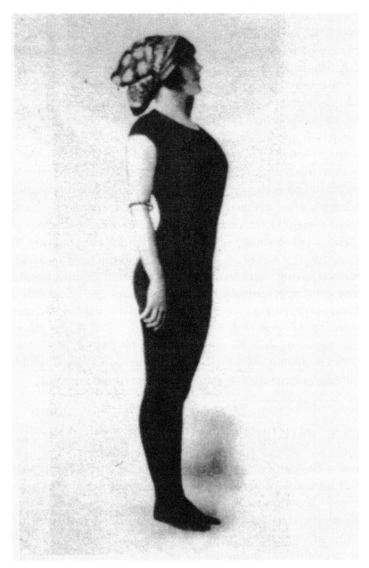

Annette Kellerman, beauté des années vingt: 1,64 m; 62 kg (5 pi 4 po; 136 lb). (In Joan Jacobs Brumberg, Fasting Girls, *Havard University Press, 1988.)*

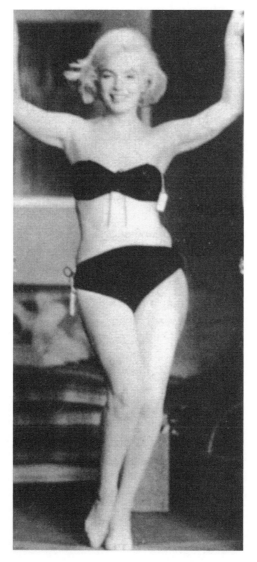

*Marilyn Monroe, sex-symbol des années cinquante: 1,70 m; 58 kg (5 pi 6 po; 128 lb).
(Photo: John Bryson, Camera Press.)*

Le modèle a beau changer, le message qu'on adresse aux femmes demeure toujours le même : modifiez votre corps, rendez-le conforme aux règles esthétiques et vous serez aimées... Et comme dans les années quarante, nous y croyons... Si elle vivait de nos jours Marilyn Monroe, sex-symbol des années cinquante, se soumettrait sans doute à de sévères restrictions alimentaires. Mesurant près de 1,70 m (5 pi 6 po) et pesant environ 58 kg (128 lb), elle n'était pourtant pas grosse. Mais il suffit de regarder sa photo pour se rendre compte qu'aucune agence ne l'engagerait aujourd'hui pour présenter une collection de maillots de bain. Son corps pourtant mince semble en effet beaucoup trop gros si on le compare à ceux des mannequins que l'on voit depuis la fin des années soixante-dix, lesquels mesurent généralement 1,80 m et pèsent 54,5 kg (5 pi 10 po, 120 lb). De plus, contrairement au modèle actuel, son corps présente cette différence naturelle fondamentale qui existe entre les silhouettes féminine et masculine : des lignes adoucies plutôt que des muscles durs au dessin apparent. Quand pour la dernière fois avez-vous vu, dans un magazine quelconque, la photographie d'une femme parée de petites rondeurs comme celles qui enrobent la taille et les cuisses de Marilyn ? Aujourd'hui, les lèvres pincées de dégoût, on parlerait de « bourrelets disgracieux » et on culpabiliserait leur propriétaire jusqu'à ce qu'elle se décide à faire fondre ces excroissances. En fait, l'endroit le plus plausible où l'on risquerait aujourd'hui de retrouver une telle photographie de Marilyn serait sous le titre « AVANT » d'une publicité pour produits amaigrissants ; la photo « APRÈS » nous la montrerait, l'air réjoui, pesant 5 kg (11 lb) de moins...

L'éloge de la maigreur

En même temps que la deuxième vague du mouvement de libération des femmes, les années soixante amenèrent le retour à la nature et la valorisation de la jeunesse, symbole de tous les changements qui marquèrent cette époque : une silhouette féminine jeune et dynamique apparut alors, libérée des contraintes de la gaine qui comprimait le corps de façon malsaine et en limitait les mouvements. Malheureusement, la disparition de la gaine n'eut pas l'effet libérateur attendu ; sans son action remodelante, « la femme moyenne fut forcée d'assumer la responsabilité directe de la forme de son corps[10] ». L'absence totale de graisse en arrive ainsi à tenir lieu de corset : le corps peut alors se promener nu ou dans les vêtements hypermoulants qu'exige la nouvelle liberté sexuelle ; rien ne bouge ni ne dépasse. C'est la min-ceur-corset, le corps râpé jusqu'à l'os, l'avènement de la maigreur. À partir de maintenant, je parlerai de *maigreur* et non de minceur pour mieux souligner le fait que le poids du modèle proposé depuis les années soixante se situe sous le poids naturel de la très grande majo-rité des femmes ; en effet, l'interminable maigreur dont je viens de parler ne constitue pas un cas d'exception : pour être acceptée comme mannequin, une femme doit mesurer au moins 1,74 m (5 pi 8 po) - les milieux de la haute couture préfèrent 1,85 m (6 pi) - et son poids doit se situer autour de 55 kg (120 lb).

Au cours des 25 dernières années, les apparentes modifications qu'on a pu observer dans l'esthétique du corps féminin n'ont été bien souvent que des réaménagements de cette maigreur.

La franche maigreur

C'est vers le milieu des années soixante qu'apparaissent pour la pre-mière fois des modèles carrément maigres. Celui qui retient le plus l'attention à l'époque est sûrement Twiggy, top-modèle anglais en 1967, qui mesure 1,72 m et pèse 42 kg (5 pi 7 po, 92 lb) ; avec son allure cada-vérique et son visage boudeur, elle fera la couverture des plus grands magazines de mode à travers le monde. La maigreur extrême de Twiggy comporte certains avantages par rapport au modèle actuel, son excès même nous empêchant de la rechercher : on peut en effet difficilement faire croire à une femme adulte qu'elle pourrait, en y mettant suffisam-ment de volonté et de discipline, atteindre d'aussi maigres proportions.

La maigreur mensonge

Le corps squelettique de Twiggy ne pouvait être perçu comme étant à la fois esthétique et en santé ; mais il n'en va pas ainsi pour la maigreur musclée du modèle apparu dans les années soixante-dix, maigreur qui devint rapidement synonyme de santé et de bonnes habitudes de vie. L'anorexique souriante et bronzée qui fixe la caméra, cheveux au vent, nous est présentée comme le prototype de cette nouvelle génération de femmes préoccupées par leur forme physique. Depuis cette époque, la religion californienne du *fitness* s'est répandue partout. Aujourd'hui, on ne trouve pas un film, pas une dramatique télévisée qui ne présente le héros ou l'héroïne pendant son cérémonial de jogging, de muscula-tion ou de danse aérobique, revêtu du vêtement sacerdotal, le *sweats-hirt*, lequel est gris pour que la sueur qui l'imprègne en soit plus visible: ceci est mon corps, ceci est ma sueur.

Les magazines féminins sont remplis de ces associations entre maigreur et santé. Dans un numéro de la revue *Madame Figaro*, on rapporte les résultats du concours international de mannequins «The Look of the Year». Voici comment sont décrites les représentantes de la beauté féminine actuelle:

> Sports de compétition, vie professionnelle équilibrée, ali-mentation différente, notion de temps libre, soleil apprivoisé, la nouvelle vie des femmes leur a sculpté un corps nouveau: la silhouette des jeunes générations devient synonyme non seulement de perfection esthétique, mais aussi *de santé et de longévité*[11].

Dans les faits, on note une incidence d'anorexie nerveuse de 7 p. 100 chez les mannequins[12]. Cette condition peut difficilement être associée à la santé, physique ou mentale, bien qu'elle conduise effec-tivement à la pratique effrénée de divers sports et à l'adoption d'habitudes alimentaires pour le moins «différentes». On considère de plus que le taux de boulimie est de deux à quatre fois plus élevé que celui de l'anorexie[13]; en d'autres mots, de 20 à 30 p. 100 des man-nequins qui nous sont présentés comme des modèles de santé souf-friraient de troubles graves de l'alimentation. Et encore ne s'agit-il que des cas dont les symptômes sont assez aigus pour qu'on les classe dans l'une des deux catégories précédentes; qu'en est-il des autres, constamment au régime, constamment affamées, obsédées par la nourriture, faibles, hargneuses ou dépressives?

Si les rédacteurs de tels articles ne tiennent pas compte de la fré-quence catastrophique des troubles de l'alimentation chez les manne-quins, ils font preuve d'une conception pour le moins étrange de la santé. On pourrait toujours les excuser en invoquant leur ignorance des privations auxquelles se soumettent ces jeunes filles; pourtant le reportage en question mentionnait qu'au cours de ses journées de travail très chargées, la représentante d'Israël «défaillait car, lorsqu'on s'impose un régime de 350 cal par jour, on n'est pas très résistant[14]». Pour bien prendre conscience du régime de famine auquel se soumettait cette jeune fille, rappelons-nous qu'une femme modérément active doit consommer environ 2 000 cal par jour pour combler ses besoins énergétiques et nutritifs.

Cet article ne constitue pas un cas d'exception. Pas un mois ne se passe sans qu'on retrouve, dans l'un ou l'autre magazine de mode, la description d'un de ces «régimes de maintien» des mannequins vedettes. Ainsi, le numéro de novembre 1987 de la revue *New Body* décrit les repas d'une journée type du mannequin Christie Brinkley, prototype de la *all-american girl*: son déjeuner est composé d'un morceau de fruit et d'une petite tranche de fromage; elle dîne d'un artichaut et pour son souper, elle a droit à une soupe maigre faite d'un demi-concombre et d'aneth haché: en comptant généreusement, on arrive à peine à 300 cal. Comment peut-on parler de santé chez quelqu'un qui ne s'alimente pas? La nourriture serait-elle donc devenue facultative chez ces «mutantes», comme les appelle *Madame Figaro*?

Nous voilà donc absorbées depuis une quinzaine d'années par deux obsessions, celles de la minceur et de la forme. Pour la première fois, nous dit Joan Jacobs Brumberg, les deux comportements typiques de l'anorexie nerveuse, la restriction alimentaire et l'hyperactivité physique, se trouvent également valorisés socialement.

Corps nature ou corps culture ?

Le problème central relié à un modèle esthétique aussi maigre c'est que, pour l'atteindre, un grand nombre de femmes mettent en péril leur équilibre hormonal. Cet équilibre dépend directement du pourcentage de tissus adipeux de l'organisme: à la puberté, le cycle menstruel s'installe lorsque le corps atteint une masse adipeuse qui correspond à 17 p. 100 du poids total; de plus, pour assurer le maintien des règles, cette proportion doit atteindre 22 p. 100[15].

On assiste ainsi depuis quelques années à une importante augmentation du nombre de femmes qui souffrent d'irrégularités menstruelles; ces troubles sont provoqués par de trop grandes restrictions alimentaires, un excès d'activité physique ou, le plus souvent, par une combinaison de ces deux comportements qui ont un impact négatif sur le maintien d'une masse adipeuse suffisante. Alors qu'on ne rencontrait auparavant un tel problème que chez les anorexiques et les danseuses de ballet - le poids exigé dans cette discipline ne correspondant qu'à 80 p. 100 du poids normal pour une femme -, il est aujourd'hui en augmentation dans le milieu des athlètes: aux Jeux olympiques de Tokyo, en 1964, 10 p. 100 des participantes souffraient de tels symptômes; en 1976, aux Jeux olympiques de Montréal, le pourcentage était monté à 59 p. 100. Il semble également qu'on retrouve ce problème chez 20 p. 100 des femmes qui font de l'exercice dans le seul but de maintenir leur forme physique[16]. On soupçonne d'ailleurs qu'actuellement le haut taux d'infertilité aux États-Unis dépendrait de ces irrégularités hormonales dues au maintien, par un grand nombre d'Américaines, d'un poids trop bas.

Si le cycle hormonal féminin ne mettait en cause que la fonction reproductrice, son arrêt serait un moindre mal : il suffirait de prévoir un petit gain de poids lors de la planification d'une grossesse pour «repartir la machine», et le tour serait joué. Mais il y a plus. Roberta Pollack Seid, dans son livre intitulé *Never Too Thin*, note que ces déséquilibres hormonaux peuvent stimuler le développement du cancer des ovaires et de l'endomètre.

Mais un autre problème, très grave, guette ces femmes. L'arrêt des règles n'est que le symptôme des carences en œstrogène et en progestérone provoquées par l'amaigrissement excessif. Or ces deux hormones jouent un rôle primordial dans l'assimilation et la rétention du calcium par les os. Les risques d'ostéoporose sont donc grands pour ces femmes, souvent obsédées par la santé et la bonne forme physique; ainsi chez certaines femmes on a observé, après seulement un an d'arrêt des menstruations, une perte de 10 à 15 p. 100 de la masse osseuse. Roberta Seid souligne l'ironie de cette recherche de l'éternelle jeunesse; pour atteindre le corps rêvé, de nombreuses femmes aboutissent à une condition physiologique similaire à celle de la ménopause, laquelle a le même impact sur le vieillissement de l'organisme : «Le corps mince qu'elles tentent de modeler pourrait bien se rapprocher de celui des vieilles femmes plutôt que de celui des filles prépubères[17].»

Voilà donc le mensonge fondamental de ce modèle : symbole de santé et de féminité, il propose un corps qui menace l'équilibre même des processus physiologiques propres à la femme adulte. Celles qui s'y comparent font face à un choix absurde : ou bien elles acceptent leur corps et on les considère alors comme peu féminines et en mauvaise santé; ou bien elles mettent en jeu leur équilibre hormonal afin de correspondre au modèle de la femme idéale.

En 1911, à l'époque où un corps féminin plantureux symbolisait encore la beauté, Heckel, un médecin français, s'inquiétait de ce que les femmes nuisaient à leur santé dans l'espoir d'atteindre une silhouette qui corresponde aux normes esthétiques. «Je dois souligner, disait-il, que certaines erreurs esthétiques auxquelles toutes les femmes se soumettent peuvent les amener à vouloir demeurer obèses pour avoir une apparence plus à la mode[18]. » Aujourd'hui, au contraire, c'est au nom de la santé qu'on justifie bien souvent la poursuite de la norme esthétique. L'illusion la plus propice au maintien actuel de l'obsession de la minceur réside justement dans cette confusion totale entre esthétique et santé. Dans les faits, tout comme les femmes du début du siècle, celles d'aujourd'hui mettent leur santé en péril; mais cette fois-ci, elles le font en se soumettant à «certaines erreurs esthétiques» qui les amènent à vouloir devenir maigres «pour avoir une apparence plus à la mode».

Notre époque valorise un corps maigre et sous-alimenté au nom de l'esthétique et de la santé, et nous tendons les bras vers ce mirage en étouffant les messages de détresse de nos corps affamés.

Nouvelles perspectives : la maigreur déguisée

Un article du numéro de juillet 1989 de la revue *Coup de Pouce* titre que «Tout le plaisir est pour les rondes[19]». Le même mois, la revue *Clin d'œil* annonce «Le retour des rondeurs[20]». Toute heureuse de la nouvelle, je me précipite sur les articles en question. Déception, mais surtout colère et amertume. L'article, par ailleurs très intéressant, de la revue *Coup de Pouce* est illustré par un mannequin qui, sans être maigre parmi les maigres, correspond tout à fait au format esthétique actuel: mesurant 1,77 m (5 pi 9 po), habillant du 8-10 ans, ses mensurations sont de 87-64-91 (34-25-35 ½). Comme la majorité des lectrices, je peux me poser la question suivante: «Si on dit de cette femme qu'elle est ronde, dans quelle catégorie puis-je me situer?»

Déjà en avril 1988, *Paris Match* annonçait triomphalement «Le retour des pulpeuses»; le magazine soulignait qu'on avait trop longtemps «oublié que les vraies femmes, plus proches de Renoir, sont avant tout des êtres généreux, épanouis[21]». Il semble cependant que les pulpeuses de *Match* soient des Renoir à l'abondance revue et fortement corrigée puisque l'article, après nous avoir mis en garde contre la confusion possible entre grosse et pulpeuse, précise ses critères: «Pas un soupçon de ventre, des cuisses longues et musclées, la cheville fine, le mollet galbé.» Madame la journaliste, retournez faire vos Renoir! L'article de *Clin d'œil* tombe quant à lui dans le délire total en présentant le mannequin américain d'origine suédoise Brigit Nielsen parmi ses modèles de femmes aux rondeurs bien placées. Ce choix me renverse d'autant plus que j'utilise une photographie de ce modèle depuis deux ans dans mes conférences afin d'illustrer la masculinisation actuelle du corps féminin. Et je découvre que pour certains, elle représente le prototype des femmes aux rondeurs pulpeuses! Le corps de Nielsen ressemble à celui d'un jeune éphèbe à qui on aurait greffé des seins; on peut parler de son allure sculpturale, de ses épaules naturellement carrées, de ses seins fermes - fort probablement gonflés à la silicone - mais parler dans son cas de rondeurs féminines relève d'une grande ignorance de l'anatomie et d'un dédain total pour le corps féminin réel. Les rondeurs féminines, ce sont les courbes d'un corps naturellement enrobé par les tissus adipeux; ceux-ci forment une couche souscutanée qui camoufle les muscles, leur enlevant ainsi ce dessin visible et précis que l'on retrouve chez les hommes. Or, le corps entier de Brigit Nielsen semble contenir aussi peu de gras qu'un litre de lait écrémé. Malheureusement, les mots refont à ce point la réalité qu'on en arrivera à croire aux rondeurs de Brigit Nielsen, la femme-homme.

On vient de franchir un pas de plus en nommant rondeur cette maigreur aménagée par la chirurgie esthétique: les rondes d'aujourd'hui sont les maigres d'hier qui poussent vers la caméra leur poitrine et leurs hanches bien serrées dans un tricot moulant, une illusion de rondeur réservée à de rares exceptions dont le poids se situe bien en bas du poids naturel de la majorité des femmes. En fait le grand leurre du moment, c'est que le sein se porte ces années-ci; toutes les vedettes et les mannequins y sont allées de leur petit implant à la silicone afin de regonfler leur féminité. Même Jane Fonda, la grande générale de la guerre contre la graisse, exhibe fièrement ses nouveaux seins-obus agressivement pointés contre la vieillesse et la mort[22]. Mais les autres rondeurs, les vraies courbes féminines, où sont-elles? Où sont les hanches élargies, les fesses et les cuisses enrobées, le ventre bombé? Ces rondeurs-là, vous les retrouverez toujours dans la section «Kilos superflus» de votre magazine de mode préféré, y compris celui qui salue haut et fort le retour des rondeurs.

Nous voici donc arrivées à l'ère du corps à options, sculpté muscle par muscle, découpé par le bistouri, succionné ici, regonflé là. Et si l'an prochain les seins ne se portaient plus? Se les fera-t-on extraire, refaire, dégonfler? A-t-on déjà inventé l'implant temporaire, la cicatrice-velcro? On est passé de la minceur des années vingt, qu'on qualifierait aujourd'hui d'embonpoint, à une maigreur qu'on appelle maintenant rondeur: la boucle est bouclée et les femmes vomissent leur propre corps.

Shlapee est anorexique

Jusqu'à présent nous avons analysé l'esthétique d'un corps féminin en chair et en os. Mais si nous nous penchons sur sa représentation dans le dessin de mode, nous comprenons mieux encore pourquoi tant de femmes ont une perception déformée de leur corps. Sur un croquis de mode, les proportions de la silhouette ne correspondent plus du tout à celles du corps humain réel. Un corps humain réel a une hauteur totale qui correspond à huit fois la hauteur de la tête ; dans le dessin de mode par contre, le corps équivaut à neuf fois cette hauteur, et parfois plus. L'ajout sert à allonger les jambes, mais on conserve les proportions normales du tronc.

Les mannequins de plâtre sans visage que l'on voit dans les vitrines des boutiques de vêtements possèdent cette même silhouette étirée, d'où le choc de la salle d'essayage. Un vêtement porté par un de ces squelettes nous plaît-il ? Nous allons l'essayer et, en nous regardant dans le miroir, le monde s'écroule : notre silhouette nous apparaît en effet lourde et écrasée.

La personne qui vit cette expérience ne sait généralement pas que les proportions du mannequin sont déformées ; elle évalue donc son propre corps en fonction de ce mannequin. Et comme elle ne se reconnaît aucun pouvoir sur l'élongation de ses jambes ou de l'ensemble de sa silhouette, elle reporte toute sa déception sur la seule dimension corporelle qu'elle *croit* contrôlable à volonté : son poids. Combien de régimes commencent ainsi, le lendemain d'une séance de magasinage ?

Est-ce pour compenser ce décalage entre les mannequins et le corps de leurs clientes que certaines boutiques utilisent des miroirs déformants, qui allongent la silhouette ? Combien ont déjà vécu ce coup de foudre pour la petite robe qui semble enlever 10 cm à leurs hanches et les redistribuer en hauteur ? La déception est grande quand, une fois l'achat effectué, ces femmes réessaient fébrilement la même robe devant leur propre miroir et qu'elles retrouvent leurs proportions réelles. Il est rare que l'une d'elles proteste et retourne le vêtement au magasin. Comment serait-ce possible d'ailleurs puisqu'elle ignore généralement qu'elle a été la victime d'une tactique de vente malhonnête qui se nourrit de sa haine pour son corps ? Sa colère et sa frustration se retournent donc plutôt contre ce corps qu'elle apprend à haïr encore davantage, si c'est possible.

La perception déformée de leur corps qu'ont les femmes dépend donc du point de comparaison qu'elles utilisent : une silhouette maigre

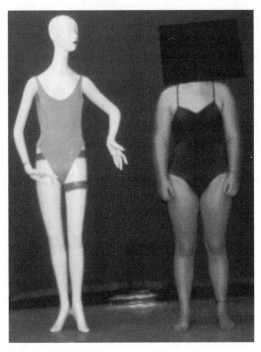

Cette femme a un corps typiquement féminin. C'est le mannequin auquel on la compare qui est maigre et difforme.

et difforme. Il suffit de comparer le corps d'une femme réelle à celui d'un de ces mannequins (voir ci-haut) pour se rendre compte de la disproportion : à 1,64 m et 59 kg (5 pi 4 po, 130 lb), cette femme a un poids normal et un corps typiquement féminin, avec des hanches plus larges que le haut du corps et des cuisses bien enrobées. Le mannequin utilisé, quant à lui, mesure 1,85 m (6 pi) et ses hanches ne font que 83 cm (32 po), des proportions impossibles pour un corps pourvu d'une charpente osseuse.

Il existe une nouvelle génération de mannequins de plâtre. On les appelle «Shlapee». Leur maigreur est telle qu'à leurs côtés, les proportions du dessin de mode paraissent à peu près normales : Shlapee mesure 1,97 m (6 pi 5 po), son tour de hanches est de 73 cm (29 po) et c'est elle maintenant qui porte les vêtements que nous aimons. Plus Shlapee fait partie de nos vies, plus nous associons inconsciemment sa silhouette à celle du corps féminin. Chaque fois que nos yeux croisent sa maigreur difforme, notre regard sur nous-mêmes se restructure imperceptiblement ; notre miroir nous renvoie ainsi une image de plus en plus faussée de notre propre corps.

La génération Barbie

Shlapee, c'est la poupée Barbie avec les seins en moins... Plusieurs petites filles ont découvert le corps féminin en jouant avec Barbie. Elle était le laboratoire de leur coquetterie : en grandissant, elles deviendraient comme elle, avec ses longues jambes, ses seins haut perchés, sa taille fine, ses hanches étroites.

Barbie serait-elle l'une des premières responsables du regard déformé des femmes sur leur corps ? Quelqu'un a eu l'idée de transposer les proportions de la poupée sur un corps aux dimensions humaines : la silhouette ainsi obtenue mesurait 1,77 m (5 pi 9 po), son tour de poitrine était de 85 cm (33 po), sa taille de 46 cm (18 po) et ses hanches, de 73 cm seulement (28 ½ po). Barbie, c'est l'illusion absolue : sa silhouette allongée à l'extrême et ses hanches effacées exagèrent le volume des seins, donnant à un corps aux dimensions incroyablement minces l'apparence de rondeurs généreuses. Barbie se serait-elle rendue coupable de l'extermination du corps féminin ?

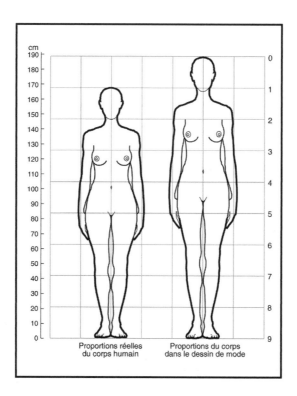

Proportions réelles du corps humain

Proportions du corps dans le dessin de mode

Un siècle de changements

En moins d'un siècle, les critères de beauté féminine se sont totalement transformés. L'illustration ci-dessous résume bien l'ensemble de ces changements : on y représente la silhouette de trois modèles qui ont servi à décorer une bouteille de boisson gazeuse ; la compagnie, pour suivre son époque, a dû refaire sa vignette originale de 1894, d'abord en 1947 puis une seconde fois en 1975. On peut remarquer que le modèle a maigri de 10 kg (22 lb), passant de 63,5 à 53,5 kg (de 140 à 118 lb), tout en grandissant de 10 cm (4 po), passant de 1,64 m à 1,74 m (de 5 pi 4 po à 5 pi 8 po). Mais un autre changement s'est également produit, plus fondamental encore que le simple amincissement de la silhouette : au cours de ce siècle, les proportions du

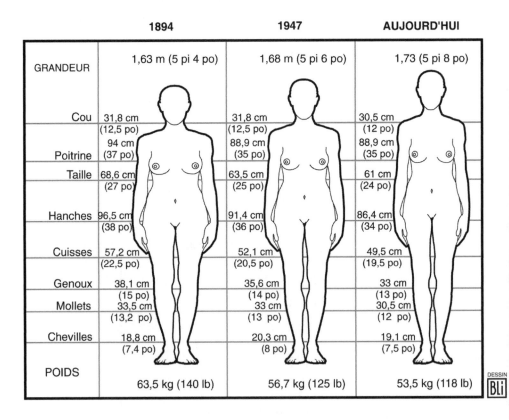

	1894	**1947**	**AUJOURD'HUI**
GRANDEUR	1,63 m (5 pi 4 po)	1,68 m (5 pi 6 po)	1,73 (5 pi 8 po)
Cou	31,8 cm (12,5 po)	31,8 cm (12,5 po)	30,5 cm (12 po)
Poitrine	94 cm (37 po)	88,9 cm (35 po)	88,9 cm (35 po)
Taille	68,6 cm (27 po)	63,5 cm (25 po)	61 cm (24 po)
Hanches	96,5 cm (38 po)	91,4 cm (36 po)	86,4 cm (34 po)
Cuisses	57,2 cm (22,5 po)	52,1 cm (20,5 po)	49,5 cm (19,5 po)
Genoux	38,1 cm (15 po)	35,6 cm (14 po)	33 cm (13 po)
Mollets	33,5 cm (13,2 po)	33 cm (13 po)	30,5 cm (12 po)
Chevilles	18,8 cm (7,4 po)	20,3 cm (8 po)	19,1 cm (7,5 po)
POIDS	63,5 kg (140 lb)	56,7 kg (125 lb)	53,5 kg (118 lb)

DESSIN BLi

Un siècle de changements.
(Illustration inspirée de Humankind de Peter Farb, publié chez Bantam Books, 1980.)

modèle esthétique féminin se sont complètement modifiées, amenant une diminution graduelle du tour de hanches par rapport au tour de poitrine. Les mensurations de 95-69-97 (37-27-38) de 1894 sont devenues, en 1975, 90-62-87 (35-24-34) ; la poitrine n'a donc diminué que de 5 cm (2 po) pendant que les hanches perdaient 10 cm (4 po). Or ces transformations remodèlent le corps féminin dans un sens qui l'éloigne de plus en plus de sa forme naturelle. À la puberté, en effet, les hormones sexuelles amènent une différenciation des silhouettes masculine et féminine, qui sont presque identiques durant l'enfance. Sous l'action des hormones androgènes, le volume musculaire de l'homme augmente, ses épaules et son torse s'élargissent et ses hanches, par contraste, apparaissent plutôt étroites. Chez la femme, par contre, les hormones sexuelles provoquent un élargissement du bassin et une augmentation du pourcentage des tissus adipeux ; ceux-ci enveloppent alors l'ensemble du corps, mais ils s'attardent un peu plus aux hanches et aux cuisses, qui prennent, de ce fait, une allure pleine et douce.

Dans les cours de biologie de mon adolescence, on illustrait la différence entre la silhouette de l'homme et celle de la femme par un triangle dont la base s'inversait selon le sexe, représentant les hanches chez la femme et les épaules chez l'homme :

Femme   Homme

Épaules   Épaules

Hanches   Hanches

Le modèle féminin actuel, avec son corps dépourvu de tissus adipeux, ses épaules carrées, ses hanches étroites et ses muscles dessinés, correspond donc beaucoup plus à la silhouette d'un homme qu'à celle d'une femme. Alors que l'esthétique de tous les temps a insisté sur ces différences, les rendant responsables de l'attrait sexuel des hommes pour les femmes, la silhouette féminine normale est aujourd'hui considérée comme difforme. Ainsi, il y a environ un an, un article sur la liposuccion paru dans le *Toronto Star* expliquait combien cette méthode était utile pour corriger une déformation «en forme de violon» du corps féminin; cette *déformation* consistait à avoir les hanches plus larges que les épaules et, selon l'auteur, elle affectait 75 p. 100 des femmes[23]. Roberta Seid rapporte les propos de la rédactrice de mode Eugenia Chandler, qui considère quant à elle que cet attribut féminin constitue un problème médical; le fait que des peintures et des sculptures de toutes les époques exposent à profusion des formes similaires ne la démonte nullement: selon elle, il s'agit simplement là de la preuve que ce problème dure depuis bien longtemps[24]. Cela revient donc à dire que la majorité des femmes sont naturellement affligées d'un corps difforme[25].

Cette tendance à définir la femme à partir de ce qui lui manque pour être un homme n'est pas nouvelle. Dans l'histoire récente, le personnage le plus connu qui ait adopté cette perspective est sans doute Freud, lequel expliquait toute la psychologie des femmes à partir du fait qu'il leur manquait cet outil suprême de la virilité, le pénis. De la même façon, les chantres de la beauté actuelle décrivent le corps féminin à partir de son manque de muscles, de son excès de tissus adipeux, de ses hanches trop larges: manque, excès... par comparaison à un corps qui n'est pas un corps de femme.

Et même quand, bons princes, on accorde aux femmes le droit aux rondeurs, celles-ci doivent passer le test ultime, celui de la fermeté. Ainsi, l'article de *Clin d'œil* précédemment cité nous révèle que le corps sculptural aux courbes sexy de la pulpeuse relève doit avoir un pourcentage de graisse réduit au minimum: «Muscles joliment développés, corps bien proportionné, la nouvelle silhouette, c'est celle de Marilyn et de Bardot, version Nautilus Plus[26].» Or les tissus adipeux, constituants de base des rondeurs féminines, peuvent être considérés comme doux, tendres, élastiques, confortables, mais leur fermeté n'atteindra jamais celle d'un muscle...

Le modèle proposé nécessite donc une reconstruction complète qui exige un contrôle alimentaire de tous les instants et un entraînement physique rigoureux. Dans une entrevue, Jane Fonda expliquait ainsi comment elle et beaucoup d'autres femmes s'y étaient prises pour corriger la forme naturelle de leur corps : « Comme la plupart des femmes sont plus lourdes de la taille en descendant, elles ont tendance à concentrer leur entraînement physique sur cette zone, mais en s'entraînant avec des poids, on peut travailler à développer le haut du corps de façon à ce que le bas paraisse plus petit. Je sais que ça marche car je l'ai moi-même expérimenté[27]. » Mais Jane Fonda oublie que la capacité à développer les muscles dépend directement des hormones androgènes dont le taux est de vingt à trente fois moins élevé chez les femmes que chez les hommes. De ce fait, les femmes doivent consacrer beaucoup plus de temps que les hommes pour développer une masse musculaire équivalente. Ainsi, une recherche a démontré que des femmes qui avaient participé à un entraînement intensif pendant six mois n'avaient augmenté leur masse musculaire que de 1 kg alors qu'un homme peut l'augmenter de 2 kg en quelques semaines d'entraînement seulement[28].

Honteuses des « excès de féminité » qu'elles ne parviennent pas à effacer malgré leurs efforts et leurs privations, les femmes concentrent leur dégoût sur leurs hanches, leur ventre, leurs fesses et leurs cuisses, attribuant à un surplus de poids la forme naturelle de leur corps. Faut-il se surprendre que pour corriger ces lignes « naturellement inesthétiques », de plus en plus de femmes aient recours à la liposuccion ?

Être une belle femme aujourd'hui correspond à ne pas avoir un corps de femme : seuls les seins, augmentés et durcis à la silicone, rappellent encore la féminité. Faut-il alors se surprendre que tant de femmes haïssent aussi profondément leur corps ?

NOTES

1. Susan C. Wooley, « A Woman's Body in a Man's World », *Shape*, octobre 1987.
2. J. Kevin Thompson, « Larger than Life », *Psychology Today*, avril 1986.
3. Joan Jacobs Brumberg, *Fasting girls*, Harvard University Press, 1988.
4. Hatfield et Sprecher, cité *in* Judith Rodin, Lisa Silberstein et Judith Striegel-Moore, « Women and Weight: A Normative Discontent », Nebraska Symposium on Motivation, 1984.
5. Roxanne Simard, Louise Guyon, Louise Nadeau, *Va te faire soigner, t'es malade !*, Stanké, 1981.

6. Marylène Delbourg-Delphis, *Le Chic et le Look, Histoire de la mode féminine et des mœurs de 1850 à nos jours*, Hachette, 1981.

7. Nancy Roberts, *Breaking All The Rules*, Penguin Books, 1985, p. 201.

8. Traduction libre, cité *in* Joan Jacobs Brumberg, *Fasting Girls*, Harvard University Press, 1988.

9. Traduction libre, Joan Jacobs Brumberg, *op. cit.*

10. Susan Brownmiller, *Femininity*, Ballantine Books, 1984.

11. *Madame Figaro*, n° 104, 27 juillet au 9 août 1985, p. 50 (*l'italique* est de moi).

12. Paul E. Garfinkel et David M. Garner, *Anorexia Nervosa, A Multidimensional Perspective*, Brunner/Mazel, New York, 1982.

13. Pour plus de précision sur la boulimie, *voir* l'encadré, p. 28.

14. *Madame Figaro, op. cit.*, p. 38.

15. Rose Frisch, « La maigreur, une cause de stérilité féminine », *Pour la Science*, mai 1988.

16. Roberta Pollack Seid, *Never Too Thin*, Prentice Hall Press, New York, 1989, p. 28-29.

17. Roberta Pollack Seid, *op. cit.*, p. 29.

18. Traduction libre. *In* Nancy Roberts, *op. cit.*

19. Carmen Strano, « Tout le plaisir est pour les rondes », *Coup de Pouce*, juillet 1989.

20. Normand Cayouette, « Le retour des rondeurs », *Clin d'œil*, juillet 1989.

21. *Paris Match*, 1er avril 1988.

22. *Paris Match*, 18 mai 1989.

23. Karin Jasper, « Body Image Dissatisfaction : A Personal or Political Problem ? », *Hersize*, vol. 1, n° 3.

24. Roberta Pollack Seid, *op. cit.*, p. 264.

25. Karin Jasper, *op. cit.*

26. Normand Cayouette, *op. cit.*

27. Traduction libre de *Shape*, novembre 1987.

28. Claude Forand, « Les divas du muscle », *Québec Science*, vol. 25, n° 1, sept. 1986.

Chapitre 2
La phobie des bourrelets

Mon père aimait les femmes. Il semblait éprouver beaucoup de plaisir à les regarder, à les complimenter, à se rendre intéressant auprès d'elles. Certaines ne trouvaient cependant pas grâce à ses yeux : il les appelait les «éteignoirs de concupiscence». Tout ce que je comprenais alors de ces mots trop compliqués pour moi, c'était que ces femmes ne lui plaisaient pas ; or, il ne disait cela qu'en parlant de femmes maigres.

Une amie dont la minceur naturelle en fait rêver plusieurs m'a raconté la réaction de son beau-père quand son fils lui annonça ses projets de mariage. Bien qu'il trouvait sa future bru très gentille, il se montra plutôt inquiet de voir son fils s'engager avec une femme dont la santé lui semblait des plus précaires, s'il en jugeait par son apparence délicate.

Nés au début du XXe siècle, ces deux hommes reflètent bien la conception du poids de leur époque. Pour eux, l'embonpoint constituait un critère esthétique fondamental en même temps qu'un excellent indicateur de l'état de santé d'une personne. De nombreux groupes humains partagent d'ailleurs encore ce point de vue : une étude anthropologique a ainsi démontré que 47 des 58 différentes cultures étudiées préféraient l'embonpoint à la minceur[1]. Comment, dans notre société, les choses ont-elles pu se transformer au point que les descendants de ces deux hommes soient arrivés en moins d'un siècle à une conception aussi opposée à la leur ?

Quand les riches étaient gros

Aussi loin que nous remontions dans l'histoire de l'humanité, et encore aujourd'hui dans la majorité des sociétés, il n'y a jamais eu assez de nourriture pour que tous puissent manger à leur faim. Dans de telles circonstances, seuls les riches et les puissants pouvaient développer un certain embonpoint. Ainsi, dans les sociétés féodales, le seigneur possédait des terres et percevait un impôt, sous forme de produits agricoles, que lui donnaient tous ceux qui cultivaient ses terres. Dans les périodes de vaches maigres, les serfs pouvaient avoir de la difficulté à nourrir leur famille mais il était rare que le seigneur sorte de table non rassasié. Dans un tel contexte, l'embonpoint, symbole de richesse et de pouvoir, était fortement prisé.

L'esthétique des sociétés humaines s'élabore à partir des caractéristiques physiques des personnes au pouvoir. Pourquoi, jusqu'à ces dernières années, le fait d'avoir un teint bronzé était-il si enviable? Tout simplement parce que dans les sociétés industrielles, seuls les riches avaient le loisir de s'étaler au soleil, et même d'aller le chercher là où il se trouvait. Les travailleurs, enfermés tout le jour dans leurs usines, restaient blêmes. Dans les sociétés agricoles, au contraire, ce sont les paysans qui sont brûlés par le soleil; les riches, eux, ont le teint clair de ceux qui se prélassent à l'ombre tout le jour. Un teint de porcelaine représente alors le sommet de la beauté alors qu'un teint bronzé est signe de laideur et de vulgarité.

Si vous feuilletez régulièrement les magazines de mode, vous avez sans doute noté que le teint des mannequins s'est éclairci depuis quelques années. Puisque Monsieur ou Madame Tout-le-monde peuvent avoir le teint basané grâce aux salons de bronzage et aux voyages économiques dans le Sud, son association à la richesse a graduellement disparu et, par le fait même, sa valeur esthétique aussi.

La crainte du cancer de la peau associé à l'exposition aux rayons solaires a également contribué à atténuer la valeur esthétique du bronzage. Tout au moins a-t-elle fourni une justification à la nouvelle norme de bronzage, qui est passé de brun foncé à doré: comme nous le verrons en parlant de l'embonpoint, la préoccupation pour la santé semble souvent suivre plutôt que précéder la préoccupation esthétique.

Quand l'embonpoint est un signe de prospérité, on tente par tous les moyens de grossir. Ainsi au début du siècle à New York, on voyait des femmes qui, récemment émigrées d'Europe centrale, suralimentaient leurs enfants; ces femmes disaient à leur famille qu'en Amérique, l'homme gras est le patron alors que le maigre n'est que l'employé. L'obésité de leurs enfants représentait pour elles la possibilité de réaliser tous les espoirs incarnés par l'Amérique, ces espoirs qui les avaient poussées à quitter la misère de leur pays[2].

Dans de telles conditions, les femmes grasses sont choisies de préférence aux maigres - mon père disait crûment que, de son temps, on évaluait la richesse d'un cultivateur d'après la grosseur de son cochon et celle... de son épouse. Dans certaines sociétés africaines, on va jusqu'à préparer les jeunes filles pubères au mariage en les envoyant dans une maison d'engraissement où leur principale tâche consiste à prendre du poids. On comprend mieux cette pratique quand on se souvient du lien qui existe entre la fonction reproductrice et le pourcentage de tissus adipeux chez les femmes ; dans une société à la merci des famines, plusieurs jeunes filles ne seraient jamais aptes à la reproduction sans cette période d'engraissement : prospérité, beauté et fécondité ne font alors qu'un[3].

Notre époque comporte une nouveauté pour l'humanité. Pour la première fois, des populations entières ont suffisamment de nourriture, et de façon assez constante, pour que la majorité de leurs membres puissent y avoir accès. Dans un tel contexte, l'embonpoint n'est plus le privilège des riches. Le contraire serait d'ailleurs plus près de la réalité : dans les sociétés industrielles, en effet, la nourriture la moins chère permet une plus grande accumulation de graisse en raison de sa haute teneur en gras. Alors que le riche peut se payer son bœuf extra-maigre, le pauvre devra choisir la coupe qui coûte deux fois moins cher... et contient deux fois plus de gras.

La minceur de consommation

La diminution de la dépense énergétique amenée par la mécanisation du travail a également contribué à la transformation des rapports entre embonpoint et prospérité : de contrainte liée aux emplois les moins bien payés, l'activité physique s'est graduellement transformée en loisir. Le manœuvre épuisé du siècle dernier, qui creusait le sol et déplaçait les blocs de pierre par la seule force de ses reins douloureux, a fait place au travailleur spécialisé qui actionne boutons et manettes, confortablement assis dans sa grue mécanique climatisée. Le patron trapu et rougeaud au gilet tendu par un ventre rebondi a été quant à lui remplacé par un gestionnaire dynamique, qui occupe son heure de dîner à prévenir l'embonpoint en s'activant sur les appareils de gymnastique installés dans son bureau.

Le monde des affaires, soupçonnant le potentiel économique de l'activité physique ainsi détachée du travail, en a fait un nouveau marché de consommation. Pour chaque activité différente, il a développé des collections de vêtements spécialisés qui évoluent avec la mode, et mis au point des équipements sophistiqués extrêmement coûteux, que l'on perfectionne d'une année à l'autre, ainsi que des endroits payants prévus pour leur usage.

Il devient ainsi de moins en moins pensable de simplement «aller jouer dehors». Il faut d'abord choisir les espadrilles appropriées à l'activité qu'on entend pratiquer, au talon ferme et légèrement élevé pour le jogging ou, au contraire, au talon plat et aux côtés renforcés pour la danse aérobique, ou encore souples et sans talon pour la bicyclette... et pour un sport de raquette, il en faudra une autre paire... Le vêtement quant à lui, en plus d'être fonctionnel, doit également correspondre aux couleurs et au design lancés cette saison. Et l'abonnement au club ou le billet de saison ne sont pas encore payés. Encore moins l'équipement sportif lui-même: la bicyclette pesant à peine 10 kg, les skis ultralongs, ultracourts, ultraminces ou ultra-épais, selon la toute dernière découverte en aérodynamique - qui a généralement la fâcheuse tendance à contredire celle de l'année précédente -, les bottes attachées, détachées ou semi-détachées, la super-raquette de tennis haute performance qui frappe au contact de l'ombre de la balle... L'activité physique est ainsi devenue le privilège des gens aisés; cela accentue encore l'association entre la minceur du corps et l'élévation sociale.

L'ensemble des transformations récentes quant à l'alimentation et à l'activité physique a ainsi modifié la distribution de l'obésité dans la population: on retrouve maintenant un plus grand pourcentage d'obèses dans les milieux pauvres, facteur fondamental qui contribue à sa disparition en tant que critère esthétique: on n'a jamais vu les traits des pauvres et des démunis devenir des caractéristiques désirables[4].

Quand les maigres étaient malades

Les romans écrits au XIXe siècle nous montrent souvent un tuberculeux pâle, décharné, les yeux cernés, secoué par une toux déchirante. À cette époque, cette maladie dont on ignorait la cause faisait des ravages dans la population. Comme une perte de poids rapide constituait le symptôme le plus apparent de cette affection mortelle, on en était arrivé à croire que la maigreur elle-même en était la cause. Les mères pratiquaient alors systématiquement la prévention par l'embonpoint: un enfant gras était un enfant en santé. De la même façon, la corpulence d'une jeune femme, en plus de contribuer au prestige social de son époux, rassurait bien des prétendants quant aux risques qu'ils couraient de se retrouver seuls avec quelques orphelins sur les bras.

Bien qu'on ne découvrit de traitement efficace à la tuberculose qu'au milieu du XXe siècle, la maladie commença tout de même à diminuer dès le début du siècle grâce à l'amélioration globale des conditions d'hygiène. Avec elle disparut graduellement la raison principale de l'association entre maigreur et maladie.

À la même époque, une relation entre l'embonpoint et la maladie totalement opposée à la précédente commença d'émerger. À son origine on trouve une étude statistique issue d'une compagnie d'assurances ; l'analyse de la clientèle assurée par cette compagnie indique un taux de mortalité beaucoup plus élevé chez les personnes très grosses. Cette découverte sera le point de départ de la campagne antigraisse qui dure depuis ce temps.

En fait, l'interprétation complète des données indiquait qu'on retrouvait un plus haut taux de mortalité chez les individus très gros… et chez les très minces. Toutefois, on ne retint que le rapport possible entre un excès de poids et une augmentation de la mortalité. Voilà un bon indice que la seule préoccupation médicale n'était pas en jeu, tout comme dans le cas du bronzage. La crainte du cancer de la peau n'a fait que diminuer la valeur esthétique du bronzage une fois que l'accès aux rayons solaires et à ses substituts s'était démocratisé ; de la même façon, le rejet de l'adiposité a été accentué par les liens entre embonpoint et maladie, mais ce rejet avait déjà commencé à se développer lorsqu'on a cessé d'associer embonpoint et prospérité. La relation minceur-santé a également fourni des arguments soi-disant objectifs aux préjugés antigraisse - et antigros - qui commençaient à voir le jour : il apparaît plus acceptable de refuser un emploi à un obèse, sous prétexte que son état de santé risque d'être moins bon que celui d'un candidat plus léger, plutôt que d'invoquer le fait qu'on trouve négatif pour l'image de l'entreprise d'embaucher un tel employé.

Le corps sacré

L'association entre minceur et santé, qui s'est graduellement accentuée au cours du siècle, a pris une dimension nouvelle avec l'avènement du culte du corps dans les années soixante-dix. La poursuite de la santé semble constituer le cœur de cette nouvelle religion; c'est le meilleur moyen de se sentir vertueux et d'être socialement perçu comme tel. Maigrir ne se pose alors plus comme un choix mais comme une obligation morale, dépassant de loin la simple préoccupation esthétique. On se met aujourd'hui au régime comme il y a 40 ans on entreprenait une retraite fermée, pour se purifier et se sentir meilleur, le degré de sainteté se mesurant au nombre de kilos perdus.

Avec la sacralisation du corps est apparue la nourriture sanctifiée, sans gras ni sucre, faite de produits non raffinés, sans préservatifs ni colorants artificiels: en la mangeant, on retrouve un sentiment de pureté originelle. À l'opposé, on trouve la nourriture impure, celle qui salit non seulement le corps mais toute la personne, car on nous a fermement inculqué le dogme «Tu es ce que tu manges». Être un yogourt léger, soit, mais un BigMac, jamais!.... La consommation d'aliments «impurs» entraîne chez plusieurs un sentiment de culpabilité difficile à contrôler. Certains en arrivent même à croire qu'il est préférable de ne rien manger du tout plutôt que de consommer des nourritures défendues par les canons de la religion santé.

La forme physique, au même titre que la minceur, est également un absolu. Plusieurs semblent la rechercher, moins pour l'amélioration de la condition physique qu'elle procure que pour la valeur qu'on s'attribue lorsqu'on en pratique les rituels. Comment comprendre autrement la culpabilité et l'angoisse de certains de ses adeptes quand ils se voient contraints, même pour des raisons majeures, de laisser tomber une séance d'entraînement?

On retrouve des comportements aussi perturbés chez les enragés de la bonne forme que chez les obsédés du régime; il s'agit en fait d'expressions différentes, souvent inextricablement liées chez une même personne, d'une confusion fondamentale entre le corps et l'identité. Tel Narcisse qui se noya en cherchant à rejoindre son image, ces personnes ont besoin, pour sentir qu'elles existent, du rappel constant du miroir. Elles n'estiment leur valeur personnelle qu'à travers les efforts consacrés à sculpter leur corps et les souffrances physiques que cela entraîne… Ces personnes ont l'identité à fleur de peau; sans miroir ni balance, sans entraînement physique intensif, elles ont l'impression de ne plus rien valoir, de n'être plus rien. Une de mes clientes anorexiques me disait: «Chaque fois que je croise mon image dans un miroir, je suis surprise et heureuse de voir que je n'ai pas disparu.»

L'amincissement du modèle esthétique touche les deux sexes: l'obèse, homme ou femme, est victime des jugements que tous se permettent de poser sur ses habitudes de vie et sur son état de santé. De plus, les hommes semblent de plus en plus affectés par le courant social qui associe la valeur de quelqu'un à son apparence physique. Le meilleur représentant de ce genre de personnes dont le miroir tient lieu de surmoi n'est-il d'ailleurs pas un homme? Michael Jackson, l'être de toutes les négations, âge, sexe et couleur... la beauté du vide.

La prolifération des clubs de musculation au cours des dernières années démontre bien elle aussi que les hommes sont de plus en plus préoccupés par leur image corporelle; tout comme la poursuite de la minceur, cette entreprise de sculpture du corps a bien plus à voir avec l'apparence qu'avec la santé.

Il faut cependant se rendre à l'évidence que l'obsession de la minceur affecte les femmes beaucoup plus que les hommes. Lorsqu'on étudie la fréquentation des cliniques d'amaigrissement, la population anorexique et boulimique et la clientèle qui a recours aux chirurgies amincissantes, on retrouve toujours une très grande majorité de femmes.

La femme-bouffe

Les raisons qui peuvent expliquer ce phénomène sont multiples. D'abord, parallèlement au développement de l'association entre embonpoint et maladie, au début du siècle est apparue une nouvelle conception scientifique de l'alimentation qui a introduit des notions de saine nutrition; celle-ci a été prise en charge par la profession de diététiste, occupée essentiellement par des femmes. Elles travaillaient alors activement à éduquer la ménagère nord-américaine: il ne s'agissait plus seulement de nourrir suffisamment ses enfants, mais de bien les nourrir en respectant les quatre groupes alimentaires et la valeur énergétique des aliments. Le corps, celui de la femme elle-même autant que celui des membres de sa famille, devint la preuve visible de sa compétence en tant que ménagère.

Jusqu'à la Deuxième Guerre mondiale cependant, la maigreur autant que l'obésité étaient perçues comme un signe de mauvaise gestion alimentaire de la part de la ménagère. Jusque-là, en effet, un enfant maigre était encore mal vu en raison de la tuberculose, qui ne fut définitivement contrôlée qu'après le conflit. Depuis la fin des années quarante, toutefois, l'obésité est devenue la seule préoccupation de la ménagère quant à l'alimentation de sa famille.

C'est également durant cette période que la préoccupation pour le poids s'est transportée de la femme adulte à l'adolescente, par le biais de magazines qui s'adressaient spécifiquement à elle. La revue *Seventeen* illustre bien cette intégration de la question du poids dans les magazines qui s'adressaient aux adolescentes : parue pour la première fois en 1944, la revue s'est limitée jusqu'en 1948 à des articles sur une saine nutrition ; mais cette année-là, *Seventeen* présenta l'obésité comme un problème médical et commença alors à parler de calories, de régimes, de psychologie du poids[5]. Parallèlement à l'amaigrissement du modèle esthétique, l'éducation des filles au contrôle de leur poids par la privation de nourriture s'est accentuée au cours des années soixante. On a en effet trouvé, dans six magazines féminins, 70 p. 100 plus d'articles sur les régimes entre 1969 et 1978 que durant les 10 années précédentes[6]. Il serait intéressant de refaire l'étude aujourd'hui afin de comparer cette même époque aux 10 années qui viennent de s'écouler.

Cette pression à la minceur, par le biais de magazines qui mélangent les modèles décharnés aux dernières trouvailles amaigrissantes, est loin d'être un phénomène anodin. On considère même qu'il s'agit là d'un des facteurs responsables de l'augmentation actuelle de l'anorexie nerveuse et de la boulimie chez les adolescentes.

Le prêt-à-porter ou le corps chiffré

Un deuxième facteur nous permet de comprendre pourquoi les femmes plus que les hommes évaluent leur corps en fonction d'une norme. Il s'agit de la conception différente des corps masculin et féminin véhiculée par l'industrie du vêtement depuis plus d'un siècle.

Le développement de la haute couture en France dans la deuxième moitié du XIXe siècle a transformé complètement le rapport du vêtement au corps féminin. Auparavant, l'habileté d'un couturier - plus souvent d'ailleurs une couturière - se mesurait à sa capacité d'ajuster le vêtement au corps de sa cliente. La haute couture innovait en proposant des collections de vêtements déjà fabriqués parmi lesquelles la cliente pouvait choisir un modèle. La valeur du couturier se mesurait alors à sa capacité de créer un style. Or un style, c'est un corps autant qu'un vêtement, le corps que le couturier a choisi d'habiller en dessinant sa collection : cette tendance introduisit graduellement l'idée que le corps devait se conformer au vêtement. Comme nous l'avons souligné précédemment, le style développé dans le monde de la haute couture correspondait au corps mince de la femme fatale.

Mais plus encore que la haute couture, c'est le développement de l'industrie du prêt-à-porter, dans les années vingt, qui a eu l'impact le plus important sur la normalisation du corps féminin. L'objectif de cette industrie était de rendre les modèles des grands couturiers accessibles aux femmes à revenu moyen. Pour l'atteindre, elle proposa des tailles standardisées qui permettaient une production massive, et donc plus économique, de collections de vêtements. L'idée que le corps devait s'adapter au vêtement et non l'inverse trouva alors sa plus sûre consécration.

Bien que cette industrie s'adresse aux hommes autant qu'aux femmes, il existe une différence significative dans le traitement qu'elle réserve à ces deux clientèles : depuis ses tout débuts en effet, les retouches qu'un vêtement peut nécessiter pour s'ajuster aux consommateurs sont gratuites pour les hommes alors que les femmes doivent généralement les payer. Le message que l'homme reçoit du fabricant pourrait se formuler ainsi : « Nous assumons le fait que nous n'avons pas su manufacturer un vêtement qui s'adapte à votre corps. » L'industrie de la mode affirme par contre implicitement à la femme qu'il ne lui revient pas de payer si son corps ne correspond pas à ce qu'il devrait « normalement » être. En d'autres mots, le monde de la mode admet la diversité du corps masculin, mais exige du corps féminin qu'il corresponde à des normes strictes… et ajoutons : de plus en plus irréalistes.

L'obligation esthétique

Si les femmes se préoccupent plus que les hommes de leur apparence, c'est aussi parce qu'on les juge bien souvent en fonction de leur valeur décorative. Encore aujourd'hui, un homme est d'abord reconnu pour le pouvoir qu'il possède sur les plans politique, économique ou social. Les articles qui traitent des réalisations d'un tel homme parlent rarement de son apparence physique justement parce que c'est tout à fait hors de propos ; cependant, parmi les articles qui parlent des femmes de prestige, on pourrait compter sur les doigts d'une seule main ceux qui font totalement abstraction de leur apparence. Subtilement, on y notera la joliesse des traits, l'élégance de la tenue ou la sveltesse de la silhouette. Chez les hommes, l'apparence physique ne paraît jamais essentielle alors que pour une femme, il semble que ce soit encore un préalable.

Il y a quelques années, un article sur Sarah Ferguson, qui n'était encore que la fiancée du prince Andrew, soulignait le charme de la jeune femme puis ajoutait : « Devant cette avalanche de qualités, il fallait bien lui pardonner… son incapacité à faire cuire des œufs, et sa tendance à l'obésité… Une fois duchesse d'York, elle devra faire ses preuves. Sourire sans cesse. Maigrir. Mieux s'habiller… [7] » Évidemment, l'article ne mentionne pas une seule fois le léger enrobage du prince Andrew lui-même ; non pas qu'on doive le faire, mais il faut bien remarquer que les commentaires sur le poids, comme tous les autres jugements sur l'apparence physique, concernent beaucoup plus souvent les femmes que les hommes. La conformité d'une femme aux critères esthétiques semble être une condition qui permet de l'excuser ou de la condamner pour la place qu'elle prend : malgré ses journées tellement remplies, telle ministre continue de se préoccuper de l'élégance de ses tenues ; telle autre, par contre, devrait bien consacrer un peu plus de temps à sa mise en forme…

Ce qui se rapproche le plus, dans le monde masculin, de l'évaluation de la personnalité par le biais d'une caractéristique physique, c'est le crédit de virilité que l'on accorde à un homme au corps musclé. Pour cette raison, bien des hommes aimeraient prendre du poids plutôt que d'en perdre, comme je l'ai vérifié en soumettant un questionnaire à des jeunes adultes des deux sexes : dans le groupe de personnes de poids moyen, 25 p. 100 des filles voulaient maigrir alors que le même pourcentage de garçons désiraient grossir. Évidemment, c'était leur masse musculaire qu'ils désiraient augmenter et non leurs tissus adipeux ; cela ne change cependant rien au fait qu'ils risquent moins que les femmes de tomber dans le cycle infernal des régimes amaigrissants puisqu'ils ne sont pas soumis à un modèle de minceur irréaliste. (Le modèle de Monsieur Muscle doit quand même être dénoncé puisqu'il en conduit plusieurs à mettre leur santé en péril par l'usage de substances mieux conçues pour les chevaux que pour les humains.)

Ce qui rend le problème de l'obsession de la minceur moins aigu pour la majorité des hommes, c'est aussi le fait que les modèles esthétiques qu'on leur propose sont beaucoup moins uniformes que les modèles féminins ; on y retrouve une variété de silhouettes allant de minces à massives, et certains modèles dépassent même carrément un poids moyen. Les auteurs Herman et Polivy expriment bien cette différence entre les hommes et les femmes sur la question du poids : socialement, il existe des pressions « antigraisse » qui touchent les hommes autant que les femmes ; il faut cependant les distinguer des pressions « pro-maigreur » qui, elles, ne touchent que les femmes[8]. Or, nous verrons plus loin qu'un grand nombre des problèmes liés à la perte de poids provient des réactions physiques et psychologiques consécutives à un trop grand amaigrissement.

Depuis le début du siècle, esthétique et santé se sont donc donné la main pour créer l'idée d'un corps qui doit se conformer à des critères de minceur inscrits dans des « chartes de poids désirables ». Affectant les femmes plus que les hommes, ces normes rigides ont graduellement conduit celles-ci à chiffrer leur corps ; une énumération de données - poids, tour de taille, de hanches, de poitrine, taille des vêtements portés… - où la valeur personnelle semble inversement proportionnelle à la valeur des chiffres qui dessinent la silhouette.

Au-delà de la beauté ou de la santé qu'il présente, le corps est le véhicule d'un ensemble d'attributions sociales. La personne dont le corps correspond aux normes esthétiques d'une société sera perçue comme meilleure ; c'est d'autant plus vrai dans une culture aussi axée sur les apparences que la nôtre. La recherche active de la maigreur par un si grand nombre de femmes prend donc un tout autre sens que la simple quête superficielle d'un corps esthétiquement beau. Pour comprendre cette obsession et ainsi pour pouvoir la combattre efficacement, il devient donc fondamental de comprendre la symbolique associée par notre culture à la maigreur féminine.

Le mouvement de réduction des femmes[9]

> *Le studio de danse était entouré de miroirs… Francesca reporta son regard des filles qui dansaient vers son propre reflet. Sous les leg warmers, ses cuisses n'étaient que bourrelets grotesques. Ses fesses saillaient de manière indécente… Ses seins tombaient, inutiles, masquant la ligne droite qui aurait dû s'élever au-dessus des côtes. Elle était grosse. Pire, elle était monstrueuse. Un monstre de 1,64 m pesant 45 kg (5 pi 4 po, 99 lb)* [10].

Plusieurs de mes clientes anorexiques ou boulimiques parlent de leur corps avec le même dégoût. Mais bien des femmes de mon entourage, au corps à peine enrobé, tiennent également un discours qui ne s'éloigne pas tellement de la description précédente. Pourquoi ? Pourquoi maintenant ? Quelle est la signification de cette course frénétique vers la maigreur? Depuis deux décennies, les femmes ont connu un malaise grandissant face à leur corps; ce dernier s'est manifesté par l'augmentation des troubles de l'alimentation et le recours massif aux régimes amaigrissants et à l'entraînement physique. Dans tous les cas, le but était le même: faire fondre la graisse et transformer en muscles ce qui pouvait en rester.

Selon certains auteurs, la poursuite actuelle de cette «maigreur musclée» est le symbole de la crise d'identité profonde vécue par les femmes de notre époque. Cette crise a été amenée par la remise en question des rôles traditionnels qui s'est produite au cours des 30 dernières années.

La peur de la puissance des femmes

Un jour que je lisais un vieux numéro du magazine *Time*[11], je tombai sur un article qui retint mon attention: on y racontait que Diane Tatum, 1,74 m (5 pi 8 po), mannequin vedette du célèbre couturier américain Galanos, devait se mettre au régime avant le lancement de la collection de ce dernier afin d'abaisser de 5 kg son poids habituel de 53 kg (elle devait donc passer de 117 lb à 106 lb). Galanos ne choisissait en effet que des mannequins dont le tour de hanches était de 82 cm (32 po). Certains modèles parvenaient de peine et de misère à atteindre les dimensions exigées en enserrant leurs hanches dans des bandages, en se fabriquant une gaine à l'aide de la moitié d'une gaine complète ou en s'étouffant sous plusieurs paires de bas-culottes de soutien - certaines devaient avoir recours aux trois procédés à la fois. Mais la plupart d'entre elles ne pouvaient se réduire autant. Même chez des femmes délicates, l'ossature du bassin correspond généralement au moins à ces dimensions et on n'a pas encore inventé de technique d'amaigrissement des os... Pour le plus grand malheur de Galanos, les femmes ont des hanches.

Frappée par cette émergence de l'ultramaigreur dans le monde de la maigreur, je conservai l'article en question. Puis un jour une amie trouva une photographie du couturier et je pus enfin savoir à quoi ressemblait ce personnage qui exigeait des femmes qu'elles habitent un corps d'enfant. En le voyant, chétif, malingre, la question qui me vint à l'esprit et qui persiste à ce jour est: «Existerait-il une relation entre ce corps d'oiseau déplumé et la restriction que l'homme impose à celui de ses mannequins? Galanos aurait-il besoin, pour ressentir sa puissance, de ne rencontrer que des femmes au corps prépubère ? »

Cette anecdote illustre de façon presque caricaturale la thèse de l'écrivain Kim Chernin[12]. Pour elle, l'obsession de la minceur est née de la réaction d'une société patriarcale où les femmes revendiquent du pouvoir dans les sphères traditionnellement réservées aux hommes. Chernin met en parallèle l'apparition, dans les années soixante, du mouvement féministe et celle des organisations de contrôle du poids du type Weight Watchers ; elle affirme que le «Mouvement de réduction des femmes» est apparu en réaction au mouvement de libération des femmes.

Pour cette thérapeute d'orientation analytique, la peur de la puissance des femmes prend nécessairement le chemin de la peur de leur corps. Selon elle, tout être humain prend conscience de la puissance féminine à partir du contact qu'il établit, enfant, avec le corps de sa mère ; quelles qu'en soient les dimensions réelles, ce corps lui semble en effet immense, autant par contraste avec son propre corps minuscule qui s'y love qu'en raison de l'état de dépendance dans lequel il se trouve par rapport à cette femme. Un corps féminin imposant rappelle à l'homme adulte l'état d'impuissance de son enfance. Or cet état s'oppose aux valeurs d'autonomie et de contrôle total de soi qu'on lui a inculquées. Selon Chernin, l'homme qui rejette un tel corps cherche par cela à éviter l'angoisse provoquée par le souvenir de la dépendance de l'enfance.

Étant très peu portée sur les interprétations de style analytique, j'ai longtemps eu tendance à trouver cette explication assez séduisante, tout en la jugeant plus poétique que réaliste. Un jour, pourtant, comme je voulais connaître la réaction de quelques hommes à la vue de femmes plantureuses, je montrai des photos de ce genre à un ami. Il se montra fort impressionné par ces femmes qu'il trouvait très belles, mais il m'avoua qu'il serait trop effrayé pour établir un contact sexuel avec l'une d'elles, parce qu'il se sentirait trop petit. Or se sentir petit devant une femme lui rappelait la relation qu'il avait, enfant, avec sa mère, une relation d'où il sortait régulièrement perdant, se sentant manipulé. «Devant une telle femme, me dit-il, je ne serais plus capable d'agir en homme.» Sa réaction me sembla une application parfaite de la thèse de Chernin.

Je me souvins alors de ma dernière aventure dans le monde merveilleux des régimes amaigrissants. Chaque fois que je rencontrais ma nouvelle silhouette dans un miroir, un serrement de cœur ternissait le sentiment de victoire que je ressentais sur la balance. Pourtant, mon corps correspondait à celui que je désirais depuis 15 ans. Malgré cela je restais aux prises avec le sentiment d'avoir perdu quelque chose. Cette impression vague se précisa le jour où, dans un vestiaire sportif, je vis une femme dont le corps ressemblait à ma silhouette «d'avant-régime»: il dégageait à mes yeux une puissance que ne possédait plus le mien, aminci et conforme à la beauté de son époque. Cette impression de force me manquait...

Se pourrait-il que cette croisade contre un corps enveloppé, un corps féminin aux courbes non équivoques, soit une réaction phobique déguisée en préoccupation médicale et esthétique?

Le corps pornographié

Pour illustrer la peur de la puissance des femmes, Kim Chernin nous plonge dans le monde de la pornographie. Selon elle, l'augmentation de la violence et l'utilisation des enfants dans la pornographie, deux phénomènes parallèles à la montée du mouvement des femmes, ne sont pas le fruit du hasard; elle y retrouve la même réaction que dans le «mouvement de réduction des femmes». Dans la pornographie, la femme adulte est maîtrisée, attachée, muselée; l'enfant quant à lui devient l'objet par excellence des fantasmes de ceux qui sentent leur pouvoir menacé par des rapports égalitaires. Aux États-Unis, on dénombre ainsi 264 périodiques pornographiques spécialisés dans l'utilisation des enfants[13, 14].

Il serait naïf de croire que tout ce dégoût, ce «manque de respect socialement entretenu pour le corps féminin normal[15]», n'a pas d'impact sur la perception qu'ont les femmes de leur propre corps. Dans un cours sur l'image corporelle que je donnais à de jeunes adultes, je présentais des photographies de différents modèles féminins. Je demandais à mes étudiants et étudiantes de noter les qualités, les défauts, la personnalité globale qu'ils attribuaient à chaque modèle. Il y avait là les photographies d'un mannequin célèbre, d'une jeune fille à l'apparence à peine pubère, typique des goûts du photographe David Hamilton, d'une femme au corps plein, tirée d'une reproduction de Renoir, d'une culturiste et enfin, d'un modèle de la revue *Playboy*.

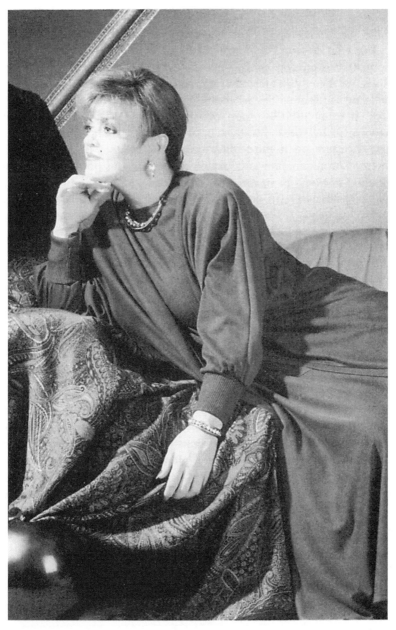

Un corps plantureux nous effraie-t-il en raison de la puissance qu'il dégage ?
(Photo : Agence de Mannequins Plus.)

La présentation du modèle de *Playboy* provoqua de fortes réactions dans la classe. Les rires grivois et excités des jeunes hommes formaient la toile de fond, mais l'agressivité semblait être l'émotion dominante chez eux autant que chez les filles. Dans leurs descriptions, les garçons utilisaient des termes comme «agaçante, cochonne, exhibitionniste». Les filles semblaient quant à elles submergées par des émotions qui les rendaient muettes et les poussaient à fuir ces images plutôt qu'à essayer de nommer leur bouleversement. Quand elles parvenaient enfin à parler, c'était pour exprimer une violente colère - «Je la hais, je hais l'image» - qui s'incarnait dans le rejet du corps présenté - «Même si elle a un beau corps, je trouve ça laid». À partir de leurs réactions aux divers corps féminins présentés, je commençai à entrevoir sous un angle nouveau le dégoût manifesté par un grand nombre d'entre elles pour les caractéristiques féminines de leur corps : plusieurs d'entre elles, minuscules dans leurs jeans serrés, disaient notamment trouver leurs hanches beaucoup trop larges.

Les filles réagissaient très positivement au modèle de corps à la Hamilton. Elles le disaient «beau, non suggestif, sensuel et non sexuel, l'air naïf». Cette opposition entre sensuel et sexuel paraissait fondamentale : être sensuel, c'était beau et bien alors qu'être sexuel semblait dégoûtant.

Je réalisai alors que dans notre culture, la seule représentation d'un corps pourvu des attributs féminins se faisait à travers la pornographie. Bien que celle-ci ait été influencée par l'amincissement de la silhouette féminine[16], elle continue tout de même à présenter des femmes aux seins, à la taille et aux hanches bien marqués, surtout si on les compare aux mannequins des revues de mode. C'est donc par le biais de ce type de corps que dans notre culture on représente la sexualité. Or, en langage pornographique, «sexualité féminine» se traduit par «ne penser qu'à ça, être prête à n'importe quoi, l'avoir cherché», termes également utilisés par les agresseurs et les bien-pensants lorsqu'une femme se fait agresser sexuellement. À travers la pornographie, le corps féminin adulte devient ainsi associé à un comportement de soumission masochiste aux fantasmes sexuels les plus violents.

Deux modèles s'opposent donc ici. Le modèle prépubère, au long corps effilé, peuple les revues de mode qui s'adressent aux adolescentes ; ces dernières l'associent à la pureté, à la naïveté de l'enfance et elles lui comparent leur corps transformé par la puberté. Quant au modèle de la femme adulte, qu'on retrouve essentiellement dans les revues «pour hommes seulement», il transporte toute la haine de la sexualité, tout le mépris des femmes de notre culture judéo-chrétienne : en effet la pornographie, loin d'exprimer une quelconque libération sexuelle, ne fait que répéter sous une autre forme le discours des pères de l'Église sur la femme, Ève provocatrice, démon tentateur par qui le péché arrive dans le monde. L'homme, à travers la pornographie - la seule «éducation sexuelle» que lui offre sa société hypocrite -, apprend ainsi à transformer son désir en accusation : «C'est une cochonne, une salope» et la litanie recommence, se terminant invariablement par «Elle l'a cherché, elle m'a provoqué».

Les femmes associeront facilement le corps féminin au mépris puisque nulle part ailleurs notre culture ne leur offre une représentation de la sexualité et du corps féminin pouvant faire contrepoids à ce que propose la pornographie. De ce fait, le corps féminin adulte est le corps pornographique. Et quand l'adolescente, se regardant dans le miroir, voit apparaître l'élargissement normal du bassin déclenché par la puberté, elle reconnaît en elle la forme méprisée : son corps est celui d'une «cochonne», d'une «maudite salope».

Dès que la puberté dessine ses hanches, l'adolescente dit en avoir trop. Elle se regarde à travers le souvenir de son allure prépubère, reproduite à l'infini dans les magazines de mode où elle se cherche à corps perdu.

Je revois la panique de Jacinthe, une de mes clientes de 15 ans, devant sa silhouette qui en un an avait pris une apparence féminine ; elle essayait de contrôler cette croissance - qu'elle appelait «engraisser» - mais son organisme se défendait, elle avait faim. Elle devint ainsi une mangeuse compulsive et développa une aversion encore plus grande pour ce corps qui la trahissait de toute part…

Comment se surprendre du grand nombre d'adolescentes malades de la maigreur ? Plus la pornographie dévoile et exhibe, plus se développe en parallèle un corps maigre, non sensuel, à la nudité de l'os, le corps *impénétrable*, protégé contre l'agression pornographique, contre l'accusation de provocation. L'anorexique ne porterait-elle pas sa maigreur comme un vêtement, pour couvrir son corps pornographié ?

Depuis les années soixante, les femmes ont rejeté les limites de leurs rôles, elles ont revendiqué leur place partout. La réaction de la culture patriarcale, ébranlée par ce bouleversement des rôles établis, a été forte ; elle a sommé les femmes de se réduire, de se faire toutes petites, sinon elles seraient écrasées par la violence et le mépris.

À cette réaction de survie d'une culture menacée s'est ajoutée la quête de nouveaux modèles par les femmes: le mouvement de libération des femmes, comme tout mouvement d'émancipation, rejette en effet les anciens modèles sans immédiatement en offrir d'autres pour les remplacer. Dans tout processus de changement, il existe nécessairement une période de flottement, de recherche, d'essai. Comment faire alors, quand on est une femme, pour accéder au monde traditionnellement réservé aux hommes?

Pour réussir, revêtez l'habit du pouvoir

Les psychologues américains Susan et Wayne Wooley travaillent auprès d'une clientèle composée essentiellement de boulimiques. Il s'agit presque exclusivement de femmes, comme c'est le cas chaque fois qu'il est question de troubles de l'alimentation. À partir de leur expérience, les Wooley ont tracé le portrait type de la boulimique adulte qu'ils rencontrent. Bien que les troubles de l'alimentation touchent surtout des adolescentes et de jeunes adultes (15 à 25 ans), on identifie en effet une nouvelle clientèle chez les femmes adultes. Selon Wooley et Wooley, il s'agit de jeunes femmes de carrière hautement performantes, provenant d'un milieu familial traditionnel où la mère restait à la maison et adoptait un comportement soumis face à un époux conformiste et peu émotif[17].

Comme toutes les boulimiques, c'est en cherchant à trop maigrir que ces femmes ont perdu la maîtrise de leur comportement alimentaire. Le motif le plus fréquent qui les a poussées à rechercher la maigreur se situe dans le lien qu'elles établissent entre un corps enrobé et l'image maternelle, qu'elles associent à la faiblesse et à la soumission. Devenir minces signifie pour elles «surtout ne pas devenir comme ma mère». Par le biais d'une identification à leur père, ces femmes tentent de trouver un modèle qui leur permette de se sentir à leur place dans le monde qu'elles ont choisi. Et cette identification va jusqu'à l'adoption d'un corps masculin.

Le monde de la consommation qui s'adresse au marché nouveau et lucratif de la femme de carrière utilise largement cette identification au masculin. Il la lui propose systématiquement comme moyen de se sentir forte, en sécurité et acceptée dans le monde des hommes. Le langage utilisé par la publicité en dit long sur le message qui mousse la vente d'un produit: l'objet de consommation masculin que la femme se sera approprié l'aidera à se sentir «aussi forte qu'un

homme». À ce propos, le message d'une publicité télévisée du déso-
dorisant Secret est très clair : on nous présente Mme X, *vendeuse d'acier*,
profession qu'on peut certainement qualifier de non traditionnelle ;
on la retrouve dans une salle de conférence prestigieuse, entourée
d'hommes qu'elle doit convaincre de la valeur de son produit (de sa
valeur ?). Et elle y réussit... grâce à Secret, qui lui a permis tout au
long de cette rencontre de cacher l'odeur de sa nervosité. Le sourire
qu'elle affiche lors de la poignée de main finale semble contenir presque autant de surprise que de triomphe. Je crois entendre ses pensées : «Comment ? Moi ? J'ai vraiment obtenu le contrat ? C'est impossible ! C'est parce qu'ils ne s'en sont pas aperçus. J'ai enfin réussi à
leur cacher... que j'étais une femme !»

De la même façon, telle autre publicité nous dit qu'en adoptant
un vêtement de coupe masculine, on découvrira un pouvoir nouveau. Et pour que ce sentiment de pouvoir soit total, le déguisement
devra être complet, jusqu'au slip et à la camisole d'inspiration masculine... Ainsi, la publicité des sous-vêtements Jockey «juste pour
elle» illustre une travailleuse de la construction en pleine action.
«Pour travailler dans un emploi non traditionnel, ça prend des couilles»,
pourrait-on en déduire, «avec Jockey, vous croirez vraiment en avoir.»

Le corps aussi devra abandonner toute trace de féminité, comme
le suggère telle publicité de poudre alimentaire pour culturistes.

Le gavage et le vomissement de la boulimique svelte, active et
énergique constituent la face cachée de cette femme en apparence
parfaite : ils représentent tout ce qu'elle déteste en elle, tout ce dont
elle a honte et qu'elle cache soigneusement aux autres, tout ce qu'elle
vomit littéralement d'elle-même. En tentant de rejeter le rôle féminin
traditionnel, la jeune femme boulimique en vient à rejeter la silhouette féminine et tous les aspects de sa personnalité qui s'opposent
au modèle masculin auquel elle s'identifie.

La superfemme

J'affirmais précédemment que les femmes se trouvaient aujourd'hui
confrontées à une absence de modèle qui leur permettrait d'intégrer
les nouveaux rôles amenés par le mouvement de libération des
femmes. Il serait plus juste de dire qu'il existe un modèle, omnipré-
sent ; mais celui-ci est tout aussi impossible à atteindre que le corps
qui le représente. Ce modèle, c'est celui de la superfemme.

La femme nouvelle doit être capable de remplir à la perfection tous les rôles qui lui étaient autrefois dévolus, en y ajoutant ceux qui étaient traditionnellement réservés aux hommes. Sans rien avoir perdu de ses qualités féminines, elle doit donc aujourd'hui posséder des traits de personnalité considérés auparavant comme masculins : agressivité, besoin minime de sécurité, indépendance, indifférence à l'approbation des autres. L'article de *Paris Match* sur « Le retour des pulpeuses » dont j'ai déjà fait mention fournit une description typique de cette superfemme, qui doit être tout et son contraire, au bon moment et sans menacer l'ordre établi :

> « ...[ces femmes] ont réussi à faire la synthèse de tous les grands mythes féminins du xxᵉ siècle. Elles sont tout à la fois. La savoureuse cocotte 1900. La femme fatale hollywoodienne, experte à damner les hommes, d'un genou subitement découvert, d'un simple bras dénudé de son gant. La femme émancipée des années soixante-dix, volontaire, active et indépendante. La femme sportive des années quatre-vingt. Toutes ces images se confondent en elles, débarrassées de leurs excès, notamment ceux de la dernière décennie, avec son féminisme enragé ou son côté Marie-couche-toi-là. Redoutables et allègres, elles semblent prêtes à tout jouer, le mystère puis la transparence, la princesse lointaine ou l'amante volcanique, la douceur comme le piment, le soufre, le diable et l'interdit. Elles concilient toutes les valeurs qu'on disait inconciliables, la liberté et la féminité, la volonté et la tendresse, elles sont brûlantes et gaies, gourmandes et toniques, impertinentes et sages, femmes-objets quand elles le veulent, et farouchement indépendantes quand ça les arrange[18]... »

Et n'oublions pas que cette femme, dont la profusion des rôles aurait mieux sa place dans un catalogue que chez une seule personne, doit afficher un corps tout aussi paradoxal que sa personnalité, joignant le voluptueux d'un Renoir à une fermeté toute aérobique.

Je me demande souvent combien d'heures contiennent les journées de ces femmes idéales, qui trouvent le temps de faire l'épicerie et de cuisiner des repas équilibrés à leur petite famille, de garder propre et de redécorer régulièrement leur maison design, de prévoir de fréquents tête-à-tête amoureux avec leur conjoint et des échanges égalitaires avec chacun de leurs enfants, de garder le contact avec leurs amies, de fournir une performance exceptionnelle dans un travail à plein temps sans pour autant laisser tomber leurs trois ou quatre séances de *workout* hebdomadaires. (Il faudrait peut-être trouver un moyen pour éliminer le sommeil de nos vies : autant d'heures de gagnées…)

La grève de la faim[19]

Les adolescentes qui risquent le plus de développer un trouble de l'alimentation sont celles qui adhèrent au modèle de la superfemme. Elles n'ont aucun recul critique, elles n'établissent aucune priorité dans les multiples rôles qu'elles veulent jouer comme adultes : c'est tout ou rien, et elles jugeront leur valeur personnelle sur la base de la perfection avec laquelle elles parviendront à accomplir cette tâche surhumaine[20].

La lutte actuelle pour un corps impossible semble donc correspondre à la recherche d'une identité inaccessible. La bonne jeune fille de notre époque rêve de devenir une superfemme avec autant d'ardeur que l'adolescente du XIXe siècle désirait être une épouse et une mère vertueuse. La tâche d'accéder à la vie adulte peut alors apparaître impossible et l'anorexie devient le moyen de réduire l'anxiété amenée par des conflits insolubles.

Prenons l'exemple d'une jeune fille au seuil de l'âge adulte, qui travaille d'arrache-pied pour obtenir les premières places dans ses activités scolaires, sportives et artistiques. Elle rêve également d'atteindre la perfection dans sa vie professionnelle et familiale, tout en continuant à exceller en tout. Malheureusement, son horaire chargé rend en général très difficile une vie sociale et amoureuse normale ; et quand elle trouve enfin un peu de temps pour explorer ce territoire mal connu, tout ce monde des relations, de l'échange et de l'émotion lui semble bien difficile à maîtriser : la vie affective ne semble pas répondre aux règles de «discipline - performance - succès» qui constituent la base de son comportement gagnant habituel…

En orientant toutes ses préoccupations sur son corps et sur la nourriture, elle parvient à réduire la réalité à une dimension sur laquelle elle a le sentiment d'avoir un certain pouvoir. La préoccupation constante pour son corps offre en effet un terrain de déplacement idéal. D'une part, il s'agit là d'un comportement socialement valorisé pour lequel toute réussite sera abondamment soulignée : « *The thinner is the winner* » (La plus mince est la gagnante), se répète Kessa, l'héroïne anorexique du roman de Steven Levenkron[21]. Annie, une de mes clientes, parle elle aussi de ce besoin de succès exprimé à travers son anorexie ; en maigrissant, elle retrouve ce sentiment de perfection - elle parle de « réussite à 150 p. 100 » - que de douloureux échecs professionnels lui ont fait perdre.

Tenter de dominer un besoin aussi fondamental que celui de s'alimenter comporte également l'avantage de chasser toute autre préoccupation ; en effet, pour se défendre, le corps provoque un état d'obsession constante face à la nourriture, ce qui élimine toutes les sources d'angoisse réelles. Notre héroïne passe donc chaque minute de chaque journée à penser à la nourriture et aux moyens d'éviter de succomber à la tentation, à calculer les calories qu'elle ingérera, celles qu'elle évitera et les kilos qu'elle perdra, à organiser dans sa tête des horaires qui lui permettront de sauter les repas en famille... Elle n'a plus le temps de penser à cette terrible sensation, qu'elle a éprouvée il y a quelque temps, de ne pas avoir le contrôle total sur tous les aspects de sa vie.

Finalement, l'amaigrissement excessif entraîne une conséquence qui, sans avoir été consciemment recherchée, n'en est pas moins la bienvenue pour l'adolescente effrayée par l'âge adulte : en bloquant le processus hormonal normal, il empêche son corps de se développer. L'arrêt des menstruations est d'ailleurs la manifestation de cette tentative pour éviter la vie adulte et les tâches insurmontables que l'adolescente y entrevoit.

Une identité anorexique

Selon plusieurs professionnels qui travaillent dans ce domaine, l'encouragement à l'anorexie que notre culture véhicule est la cause de l'augmentation des troubles de l'alimentation. À la jeune adulte animée du désir de réussir, on propose de travailler à modeler son corps selon les standards actuels. Son énergie créatrice, on lui suggère de l'utiliser à se « créer un corps idéal » comme le dit si bien une réclame d'appareils de musculation. Le message global proposé à la jeune adulte actuelle pourrait en fait se résumer ainsi : *ton identité, c'est ton corps.*

L'idéal de la superfemme se confond étrangement avec cette identité anorexique. On y retrouve le lien entre la valeur de la personne et un corps dominé, sculpté grâce à l'hyperactivité physique et à la privation de nourriture. Mais le message actuel va beaucoup plus loin que la simple valorisation de la maigreur ; toutes les caractéristiques de la personnalité à la base de l'anorexie nerveuse sont celles-là même qu'on idéalise chez la superfemme : le perfectionnisme, rebaptisé aujourd'hui « recherche de l'excellence » ; la maîtrise de soi allant jusqu'à la négation de ses besoins physiques et de ses émotions ; et enfin, l'indépendance, poussée à une telle limite qu'elle confine à l'autosuffisance - avoir besoin de quelqu'un rend la nouvelle femme susceptible d'être accusée du deuxième péché le plus grave : la dépendance affective ! (Le premier péché consiste évidemment à éprouver du plaisir à manger autre chose que du fromage cottage et des radis.)

On trouve d'éloquentes illustrations de ce modèle dans un magazine de promotion des boutiques de vêtements du groupe San Francisco[22]. Pour chaque type de boutique, le groupe propose un style de femme. L'adolescente qui s'habille dans les boutiques San Francisco Maillot est présentée comme *La Dynamique* : « Nager. Marcher. Ramer. Courir. Performer. Dépasser ses limites. Voir son corps se transformer, s'affirmer en douceur, se renforcer. Se sentir bien dans sa peau. Voilà ce qui intéresse La Dynamique. »

Quant à la femme adulte, celle qui s'habille dans les boutiques L'Officiel, on lui propose le modèle achevé de *La Superfemme* :

> « Brillante, audacieuse, très élégante, elle fait tourner les têtes. Affairée, elle court partout, excelle dans tous les domaines. Elle sait où investir, fréquente les endroits à la mode. Elle s'épanouit à un travail qu'elle adore, aussi bien qu'auprès de sa petite famille. Elle est performante et douée, et ses affaires marchent rondement... Elle prend jalousement soin de sa forme, de son alimentation... Malgré ses nombreuses activités, elle sait gérer son temps. Elle s'épanouit quand le travail est bien fait, quand les journées sont mouvementées. En affaires comme en amour, ses coups de foudre sont maîtrisés... »

Performance, excellence, maîtrise de sa vie, de ses émotions et de son corps... Qui dit mieux ?

« La femme d'aujourd'hui fait face à une tâche impossible », nous dit Susan Wooley : « réussir aussi bien qu'un homme dans une société qui lui a enseigné qu'elle n'était pas aussi bonne qu'un homme ; tenir son foyer, être une supermaman, prouver que son travail ne perturbe pas ses enfants ; être mince, bien mise et attrayante - et faire tout cela en étant affamée[23]. »

L'anorexique est devenue l'héroïne de notre époque[24], la Jeanne d'Arc des calories. Les articles publiés dans les magazines féminins sur ce sujet cachent à peine, sous une mince couche de désolation pour la pauvre victime, leur admiration pour sa victoire contre la graisse et pour la force de caractère qu'elle a manifestée dans cette lutte. Toujours, avant de décrire l'enfer de sa maladie, on exalte sa beauté, son intelligence, son extraordinaire besoin de se dépasser. Et comme d'habitude, ces mêmes revues sont remplies à ras bord de mannequins décharnés, de recettes dont la teneur en calories est plus importante que la saveur, et d'activités physiques qui visent la fonte des graisses et le raffermissement musculaire plutôt que le plaisir du jeu. Hilde Bruch, une psychothérapeute qui a travaillé pendant des années auprès des anorexiques, a été la première à comprendre le récent phénomène de l'augmentation des troubles de l'alimentation. Elle a parlé de la « *me too generation* », littéralement, « la génération du moi aussi » ; il s'agit de ces jeunes filles qui deviennent anorexiques non pas parce qu'elles vivent une crise psychologique aiguë, mais parce que dans leur recherche d'identité, elles adhèrent au modèle proposé par leur société et que ce modèle est anorexique.

Imaginez cette adolescente mal dans sa peau, inconfortable dans ce corps qu'elle ne parvient pas encore à habiter tout à fait tellement sa transformation a été subite. Ce corps qui s'éloigne, à mesure qu'il change, de tout ce qu'on lui présente comme beau, féminin, bien. Et cette jeune fille se pose la grande question du « Qui suis-je ? ». Elle est mal dans son corps, mal dans sa tête : ce n'est pas un problème psychologique, c'est le malaise qui accompagne les grands changements de la vie.

Un jour, elle répond au courant, à la vague d'amaigrissement qui déferle sur son école : les filles à la mode sont minces, elles compétitionnent entre elles, c'est à qui mangera le moins. Alors elle aussi elle se met au régime. Et voilà qu'elle existe enfin ! À mesure qu'elle contraint son corps, on la regarde, on lui parle, on lui demande conseil, on l'admire : « T'as maigri, ça te fait bien, comment t'as fait ? T'es bonne, moi je n'y arrive pas. Si je pouvais avoir ta volonté !» Comme je l'ai mentionné en avant-propos, certains estiment qu'au moins 30 p. 100 des anorexiques actuelles le sont devenues en adhérant à l'identité anorexique proposée. Faut-il se surprendre que les adolescentes, qui sont, par définition, en quête d'identité, adhèrent à celle qu'on leur propose avec tant d'insistance ?

À l'époque victorienne, la minceur d'une femme reflétait la délicatesse de son âme dégoûtée par les appétits charnels. Aujourd'hui, elle représente la discipline, le courage et la maîtrise de soi, une volonté ferme qui harnache le corps. Si éloignées mais si semblables : dans les deux cas, on se base sur la capacité des femmes à limiter leurs appétits pour définir leur valeur en tant qu'êtres humains.

Susan Wooley trace un parallèle intéressant entre deux troubles psychologiques qui ont prévalu à un siècle d'intervalle et qui touchaient en majorité des jeunes filles de milieu bourgeois ; il s'agit de l'hystérie, à la fin du XIXe siècle, et de l'anorexie, de nos jours :

> « Les troubles de l'alimentation sont d'abord et avant tout un phénomène culturel qui, comme l'hystérie, est le résultat d'un conflit insoluble entre des exigences culturelles et des pulsions biologiques. Et comme l'hystérie, les troubles de l'alimentation semblent faire partie d'une rupture dans le passage de l'immaturité sexuelle et sociale vers l'âge adulte qui se produit chez des jeunes filles bien éduquées, lesquelles sont particulièrement sensibilisées et réceptives aux attentes culturelles. Si les changements sociaux responsables de l'augmentation de l'hystérie sont maintenant terminés, ceux qui expliquent l'augmentation des troubles de l'alimentation sont à leur sommet[25]. »

La seule différence que l'on puisse noter entre l'hystérie et l'anorexie, c'est qu'en raison de l'influence des médias, le modèle anorexique semble aujourd'hui se démocratiser à un point tel que la distinction de classe apparaît de moins en moins évidente ; alors qu'il y a quelques années, les anorexiques se retrouvaient essentiellement dans les milieux socio-économiques favorisés, on en retrouve maintenant dans tous les milieux.

« *You've come a long way, baby*[26] »

La femme de la fin des années quatre-vingt a donc droit au désir et au plaisir sexuel, grandes manifestations de sa libération par rapport à la femme victorienne, mais elle n'a pas droit à la rondeur enveloppante spécifique à son sexe, et encore moins à la faim. Cette canalisation du désir «côté sexe» comporte d'ailleurs l'avantage inestimable d'exiger, pour sa satisfaction, une dépense de calories, contrairement à l'autre, ce désir indécent de l'estomac et des papilles gustatives, qui en redemande pour s'apaiser. Je n'ai pas encore compris comment il se fait qu'aucune de nos apôtres de la forme n'ait à ce jour mis sur le marché une vidéocassette qui nous proposerait les contorsions érotiques les plus calorivores: «Comment avoir un orgasme tout en raffermissant vos abdominaux et vos fessiers...» Je rêve du jour où une de ces grandes prêtresses m'enseignera le sexe aérobique en bougeant en cadence ses seins de pierre, son ventre-trou, ses cuisses d'acier...

La volonté de fer du modèle actuel a remplacé la délicatesse d'âme du modèle victorien. Les deux véhiculent cependant la même idée de base de la civilisation occidentale: le corps humain est suspect; ses débordements, au propre comme au figuré, sont inexcusables, surtout chez une femme. Le plaisir de manger a tout simplement remplacé le plaisir sexuel en tant qu'objet de stigmatisation; ainsi, alors qu'en général on estime que l'abstinence sexuelle exigée par certains groupes religieux est contre-nature, on semble trouver normal que des êtres humains passent la plus grande partie de leur vie à se priver de manger. Nos normes sexuelles intègrent maintenant un ensemble de comportements qui étaient autrefois considérés comme des perversions ou comme des péchés graves, à l'époque où seule la relation hétérosexuelle qui visait la reproduction était acceptée. Quel soulagement pour l'amour, la tendresse, le confort du lit... ou tout simplement pour une bonne relaxation à portée de la main. Par contre, la norme alimentaire s'est rétrécie au point que tout désir pour un aliment décrété «non-santé» déclenche une crise de culpabilité et une interrogation sans fin sur les motifs inconscients qui nous portent vers «la chose» - entendez ici la portion de frites, de chocolat ou de fromage double crème.

L'amazone actuelle se bat avant tout contre son corps, contre son appétit. Pour se conformer à l'idéal de sa culture, elle s'est mise au régime d'elle-même.

En soulignant le rapport entre l'obsession de la minceur et la transformation des rôles féminins, j'ai voulu parler d'une crise de croissance ; je ne voudrais surtout pas laisser planer l'idée d'un quelconque regret pour un passé pas si lointain, dont rêvent certains nostalgiques, où «les femmes étaient à leur place», c'est-à-dire dans la maison et en particulier dans la cuisine et dans la chambre à coucher. Pour partager ce rêve, je devrais considérer que cette époque était plus épanouissante pour les femmes que celle d'aujourd'hui. En réalité, les conflits y étaient simplement différents. Les rôles précis et limités établis depuis des générations provoquaient des problèmes d'enfermement dans une identité étriquée plutôt que des problèmes de fuite devant une identité impossible. Il faut relire Betty Friedan[27], la première à nommer la mystification de la femme au foyer entourée de tous ses gadgets électroménagers, pour reprendre contact avec le malaise profond que vivaient alors les femmes.

Mais il est urgent pour les femmes de bien nommer le malaise actuel vécu par un grand nombre d'entre elles afin d'y apporter une solution réelle au lieu de ces fausses réponses qui, poussées par le monde de la consommation, accentuent et perpétuent le problème : à la femme qui s'interroge sur la direction de sa vie, on suggère aujourd'hui une nouvelle recette d'amaigrissement de la même façon qu'on proposait à celle des années cinquante de combler son vide existentiel en changeant son vieux réfrigérateur pour un modèle plus récent.

À ce propos, il est intéressant de mettre en parallèle deux réflexions, l'une nous venant de Jane Fonda, qui parle de l'entraînement physique à l'aide de poids, l'autre de Kim Chernin, à propos de l'illusion véhiculée par la poursuite de la minceur. Fonda nous dit : «La chose qui est devenue la plus claire [...] pour les femmes qui participaient à l'activité, c'est l'incroyable sentiment de *puissance* et de *confiance* obtenu par la maîtrise des poids[28].» (Par la maîtrise du poids ?)

Chernin, quant à elle, nous dit :

«Une femme [...] qui entre dans le mouvement de réduction des femmes a laissé sa culture la persuader qu'elle trouvera un soulagement significatif à ses conflits personnels et culturels en réduisant son corps [...] on nous demande de croire que si chaque femme perdait 10 à 15 kg, elle pourrait passer par-dessus la misogynie de notre société, ses problèmes sociaux seraient réglés et le monde des affaires lui ouvrirait grand ses portes[29].»

La solution réelle à l'obsession de la minceur doit s'appuyer sur un slogan qui ressemblerait dans son essence au « Black is beautiful » du mouvement noir américain des années soixante : une affirmation par les femmes de leur droit à prendre leur place dans leur spécificité. À quoi sert-il de se libérer si on en vient à perdre son corps ?

NOTES

1. Carol-Jane Rand, « Body Image in Contrast », *Shape,* octobre 1987.

2. Hilde Bruch, *Eating Disorders, Obesity, Anorexia Nervosa and the Person Within,* Basic Books Inc., 1973, p. 16.

3. Hilde Bruch, *op. cit.,* p. 14-15.

4. Certains disent que la présence d'une plus grande proportion d'obèses dans les milieux pauvres ne s'explique pas seulement par des facteurs liés à l'alimentation et à l'activité physique. Ils affirment que l'obésité constitue, dans notre société, un facteur de mobilité sociale descendante. En d'autres mots, en raison des préjugés dont elle est victime, la personne obèse se verrait fréquemment refuser l'accès à des positions sociales et économiques élevées ; elle risquerait ainsi, plus qu'une personne de poids moyen, de se retrouver confinée dans des emplois inférieurs en statut et en salaire.

5. L'information de cette section provient de Joan Jacobs Brumberg, *Fasting Girls,* Harvard University Press, 1988.

6. David M. Garner, Wendi Rockert, Marion P. Olmsted, Craig Johnson, Donald V. Coscina, « Psychoeducational Principles in the Treatment of Bulimia and Anorexia Nervosa », *in Handbook of Psychotherapy for Anorexia Nervosa and Bulimia,* David M. Garner and Paul E. Garfinkel Editors, Guilford Press, New York, London, p. 518.

7. *T.V. Hebdo,* 19-25 juillet 1986.

8. Janet Polivy et C. Peter Herman, *Breaking the Diet Habit,* Basic Books, 1983, p. 108.

9. Traduction libre d'une expression de Kim Chernin dans *The Obsession, Reflections on the Tyranny of Slenderness,* Harper & Row, 1981.

10. Traduction libre de Steven Levenkron, *The Best Little Girl In The World,* Warner Books, 1978.

11. *Time,* 13 mai 1985.

12. Kim Chernin, *The Obsession, Reflections on the Tyranny of Slenderness,* Harper & Row, 1981.

13. Kim Chernin, *op. cit.,* p. 108.

14. Les photos dites « artistiques » publiées dans des revues non pornographiques soulignent la tolérance de notre société face à l'érotisation du corps des enfants et à la violence faite aux femmes.

15. Michael P. Levine, *How Schools Can Help Combat Student Eating Disorders : Anorexia Nervosa and Bulimia, op. cit.,* p. 168.

16. En comparant les mensurations des modèles qui occupaient la page centrale de la revue *Playboy* entre 1959 et 1978, Garner *et al.* ont constaté que le tour de poitrine et de hanches de ces modèles avait diminué alors que celui de leur taille avait augmenté, entraînant une tubularisation relative de leur silhouette. Paul E. Garfinkel et David M. Garner, *Anorexia Nervosa, A Multi-dimensional Perspective,* Brunner/Mazel, New York, 1982, p. 110.

17. Susan Wooley, Wayne O. Wooley, «Thinness Mania», *American Health,* octobre 1986, p. 68-74.

18. Irène Frain, «Le retour des pulpeuses», *Paris Match, op. cit.*

19. Terme utilisé par Susie Orbach comme titre d'un livre portant sur l'anorexie: Susie Orbach, *Hunger Strike, The Anorectic's Struggle as a Metaphor for Our Age,* W. W. Norton & Company, New York, 1986.

20. C. Timko, R. H. Striegel-Moore, L.R. Silberstein, J. Rodin, «Femini-nity/Masculinity and Disordered Eating in Women: How are They Related?», *The International Journal of Eating Disorders,* vol. 6, n° 6, novembre 1987, p. 701-712.

21. Steven Levenkron, *op. cit.*

22. *Les ailes de la mode,* vol. 1, n° 2.

23. Susan C. Wooley, «A Woman's Body in a Man's World», *Shape,* octobre 1987.

24. Kim Chernin, *op. cit.,* p. 47.

25. Susan et Wayne Wooley, «Intensive Outpatient and Residential Treatment for Bulimia», *in Handbook of Psychotherapy for Anorexia Nervosa and Bulimia,* David M. Garner and Paul E. Garfinkel Editors, Guilford Press, New York, 1985, chap. 17.

26. Publicité de la cigarette Virginia Slims.

27. Betty Friedan, *La Femme mystifiée,* Éditions Gonthier, 1964.

28. *Shape,* novembre 1987. Les *italiques* sont de moi.

29. Kim Chernin, *op. cit.*

Chapitre 3
Une histoire de poids

Si vous lisez ce livre, vous comptez probablement parmi les malheureuses pour qui le poids constitue le principal suspense de la vie. Il vous faudra donc faire un effort, dans ce chapitre, afin de plonger dans un monde extraordinaire qui s'apparentera sans doute pour vous à de la science-fiction. Nous parlerons en effet d'un monde où il semble presque aussi difficile de grossir que de maigrir; un monde où les dodus ne sont pas considérés comme des gloutons mais comme de fantastiques machines à économiser l'énergie, d'excellents poêles à combustion lente...

Une histoire comme les autres

Françoise a 34 ans. À 17 ans, le harcèlement constant de sa famille l'ayant convaincue qu'elle était trop grosse, elle décida de «se prendre en main». Au fil des années, elle essaya tous les régimes et tous les médicaments sur le marché. À un certain moment, le médecin qui lui prescrivait des amphétamines l'accusa de mentir, de manger plus qu'elle ne le disait, puisqu'elle ne maigrissait pas malgré son régime à 500 cal. Elle réussit alors à se procurer aux États-Unis des médicaments plus forts, plus dangereux, impossibles à obtenir au Canada. Continuant à suivre les conseils de son médecin, elle les compléta par ces médicaments et parvint ainsi à perdre du poids et à éviter les foudres de son bon docteur. Plus tard, elle essaya le jeûne modifié d'épargne protéique (régime aux protéines liquides). Mais comme elle ne perdait pas de poids avec la ration habituelle, son médecin la réduisit à 350 cal par jour. Elle souffrit alors d'horribles maux d'estomac, mais son médecin lui affirma qu'il s'agissait là du fruit de son imagination. Pour la «motiver» davantage, il lui déclara que personne ne souffrait d'embonpoint en Éthiopie; elle pouvait donc se rassurer en pensant que ses «réserves» lui permettraient de vivre très longtemps sans ressentir de malaises réels...

Françoise sait très bien comment maigrir, c'est une spécialiste de la question; encore aujourd'hui, elle pourrait probablement vous énumérer par cœur le contenu de la vingtaine de régimes différents qu'elle a essayés; elle pourrait aussi vous réciter la table des calories de tous les aliments, de A à Z, dans l'ordre ou dans le désordre. Françoise sait donc comment maigrir, mais il semble toujours lui manquer une information fondamentale: comment faire pour ne pas reprendre le poids perdu? Chaque fois, après les longs mois d'efforts au cours desquels elle est parvenue à maîtriser son corps et sa faim, elle voit avec désespoir les kilos s'accumuler à nouveau sur sa balance. Pire, quelques kilos de plus se sont ajoutés à chaque reprise de poids. Et à chaque nouvelle tentative d'amaigrissement, l'aiguille de la balance prend de plus en plus de temps à descendre... et de moins en moins de temps à remonter... de plus en plus haut. Françoise pesait 80 kg (176 lb) avant d'entreprendre son premier régime; elle en pèse aujourd'hui 150 (330) Dans sa courte vie, elle a perdu et repris plus de 200 kg (440 lb).

Et vous, savez-vous aussi parfaitement que Françoise comment maigrir? Beaucoup de femmes semblent expertes en ce domaine, mais toutes rencontrent le même problème: plus elles acquièrent de l'expérience en perte de poids, moins elles y deviennent habiles. Tout comme Françoise, elles ont de plus en plus besoin de temps et de privations pour perdre toujours les mêmes kilos.

Si nous voulons comprendre ce phénomène étrange, il nous faut plonger dans la mythologie médicale. Celle-ci repose sur trois erreurs fondamentales:

Les différences de poids que l'on retrouve d'une personne à l'autre dépendent d'abord de la quantité de nourriture ingérée. Ainsi, selon cette affirmation, s'il existe un écart de 20 kg (44 lb) entre deux personnes de même sexe, de même grandeur, de même charpente osseuse et de même niveau d'activité physique, cela signifie que la plus grosse des deux mange nécessairement plus.

Pour maigrir, il suffit de manger moins. Il s'agirait donc simplement d'absorber moins de calories qu'on n'en dépense pendant un certain temps, puis de reprendre une alimentation suffisante quand nous avons perdu le poids désiré. Si on en croit cette conception, l'échec des régimes dépendrait donc de la personne qui s'y soumet, de son manque de volonté à perdre du poids ou à maintenir la perte de poids, ou d'un problème psychologique qui l'empêche de maîtriser sa consommation de nourriture.

Toute personne dont le poids dépasse celui qui est prévu dans la charte des poids désirables compromet gravement sa santé. D'après cette croyance, dès que le poids d'une personne dépasse celui qui est indiqué dans ces chartes, elle court inévitablement le risque de contracter l'une des maladies associées à un surplus de poids, en particulier une maladie cardio-vasculaire ou le diabète.

C'est sur ces idées que s'appuient lourdement les grands inquisiteurs de l'adiposité, dans leur profonde conviction que plus les gens auront peur et se sentiront coupables de leur poids, plus ils se repentiront et maigriront : alors fleurira enfin l'ère bénie des squelettes en santé.

Je vous présente ici une autre histoire, ou plutôt une autre version de la même histoire, celle des rondeurs de l'humanité ; elle a l'âge de nos premiers parents, mais ce n'est pas une histoire de péché originel ni de honte, c'en est une de famines et de survie. Dans cette version, nous apprenons qu'il existe une relation très faible entre la quantité de nourriture ingérée et les différences interindividuelles de poids ; nous voyons aussi que non seulement les régimes sont des méthodes inefficaces pour maigrir, mais encore qu'ils constituent des moyens pour accentuer le gain de poids. Finalement nous plongeons dans un monde surprenant où obésité ne rime pas nécessairement avec maladie et où l'obèse n'est pas considéré comme un grand frustré qui cherche dans la nourriture la compensation pour tous ses désirs insatisfaits. Un monde où le poids n'est que ce qu'il est : une caractéristique physiologique qui varie d'une personne à l'autre.

Il n'est pas donné à tous de peser 100 kg

La personne qui a suivi des régimes amaigrissants au cours de sa vie considère son poids comme une réalité totalement anarchique, qui ne répond à aucune règle sauf à celle de la montée en flèche dès que, l'espace d'une bouchée de chocolat, elle détourne son attention de la balance. Pourtant, des chercheurs très sérieux tendent de plus en plus à croire que le poids constitue une caractéristique extrêmement stable face à laquelle l'organisme humain ne viserait qu'un but : le maintien de cette stabilité.

Jusqu'au milieu des années soixante, les chercheurs avaient étudié le poids à partir d'expériences d'amaigrissement. À cette époque, un chercheur américain du nom de Ethan Allen Sims[1] eut l'idée d'observer ce qui se passerait s'il essayait de faire grossir des gens au lieu de les faire maigrir. Il n'y réussit qu'à grand-peine et de façon toute temporaire; il s'avéra en effet que grossir et maintenir un poids élevé était une entreprise aussi difficile que tenter de maigrir.

L'objectif de l'expérience était de faire prendre aux sujets de 20 à 25 p. 100 de leur poids initial, soit environ 10 à 15 kg (20 à 30 lb). Il fallut près de sept mois d'efforts pour que les sujets atteignent l'objectif visé. Mais quelques-uns d'entre eux n'y parvinrent tout simplement pas: manquaient-ils donc de volonté, comme on se plaît à le dire de ceux qui ne perdent pas de poids malgré leurs efforts? Peut-être se privaient-ils de manger quand on ne les surveillait pas, comme on dit des gros qu'ils mangent en cachette, quand leur consommation de nourriture ne ressemble pas aux orgies alimentaires qu'on soupçonne chez eux...

Pour atteindre le poids désiré, les sujets durent en fait manger d'énormes quantités de nourriture. L'un d'eux dut ainsi consommer 7 000 cal par jour, non seulement pour grossir, mais simplement pour maintenir le poids ainsi gagné. Les sujets soumis à un tel traitement vécurent un grand inconfort; ils se sentaient apathiques et ressentaient beaucoup de dégoût à manger, ce qui pouvait aller jusqu'à la nausée et au vomissement.

Le plus intéressant dans cette recherche, c'est que tous les sujets - sauf deux sur lesquels nous reviendrons plus loin - perdirent rapidement le poids gagné, sans régime ni effort de leur part, dès la fin de l'expérience: leur organisme sembla tout simplement ajuster spontanément son apport alimentaire et son niveau d'activité physique de façon à retrouver le poids initial.

Quelle histoire étrange, n'est-ce pas? Je vous imagine un peu jalouse de ces sujets d'expérimentation. Vous connaissez d'ailleurs sans doute une ou deux personnes de ce genre, qui mangent tout ce qu'elles veulent sans prendre un gramme; certaines poussent même l'indécence jusqu'à vous dire combien elles sont malheureuses parce qu'elles sont incapables de gagner quelques kilos... de quoi faire damner un membre à vie des Weight Watchers!

Habituellement, lorsqu'on rencontre un de ces chanceux, on considère qu'il s'agit là d'un cas d'exception, la règle étant de surveiller chaque bouchée de nourriture sinon on perd la maîtrise de son poids. Mais essayons quelques instants de nous imaginer que c'est nous qui sommes les cas d'exception lorsque nous nous battons contre l'inflation des kilos, et que la norme consisterait au contraire à conserver un poids stable.

L'expérience de Sims semble en tout cas confirmer cette hypothèse : plutôt que de stocker immédiatement le surplus de nourriture sous forme de graisse, un processus physiologique semble se déclencher afin d'en gaspiller une grande partie, de la «brûler» ; résultat : le gain de poids exige alors une consommation énorme de nourriture. C'est un peu comme si nous possédions un poids fixe que notre corps connaissait, et qu'il savait en plus quoi faire pour s'y maintenir...

Mais si le maintien d'un poids stable est un phénomène naturel, cela ne veut-il pas dire que des mécanismes seraient également prévus pour éviter les pertes de poids ? En 1944, un chercheur américain du nom de Ancel Keys mit au point une expérience dont les résultats vont dans ce sens. Comme il s'agit d'une expérience où on a fait maigrir les sujets, elle se rapproche de ce que vivent les personnes au régime ; ces résultats nous aideront donc à comprendre plusieurs phénomènes fréquemment expérimentés par ces dernières.

Les soldats du régime

Il y a plus de 45 ans donc, Ancel Keys s'intéressa aux effets de la privation de nourriture sur le comportement humain. Trente-six soldats de l'armée américaine se portèrent volontaires pour participer à son expérience. Tous les sujets furent testés et trouvés en parfaite santé physique et mentale : il était important de vérifier ces aspects sinon certains des effets négatifs de la privation de nourriture auraient pu être attribués à leur état de santé initial.

Après une période de trois mois au cours de laquelle on chercha à améliorer la condition physique des sujets, on passa au cœur de l'expérience : il s'agissait de restreindre l'alimentation des sujets afin de provoquer une perte de 25 p. 100 du poids initial. Pendant les 24 semaines de cette étape, ils furent donc soumis à un régime de 1 750 cal, soit la moitié de ce qu'ils consommaient normalement.

Alors qu'ils avaient entrepris cette étape avec énormément de motivation et d'énergie, les sujets virent leur comportement changer graduellement. L'état constant de fatigue et d'apathie qu'ils ressentaient les poussa à abandonner toutes les activités non obligatoires. Ils devinrent à ce point irritables qu'on dut mettre fin aux réunions de groupe qui avaient été initiées au début de la recherche ; cette irritabilité s'accompagnait de fluctuations de l'humeur des sujets, qui passaient régulièrement de l'euphorie à la dépression. Deux d'entre eux durent d'ailleurs être retirés de l'expérience en cours de route tant ils connurent un état dépressif grave ; pourtant, aucun des résultats aux tests psychologiques ne laissait présager un tel effondrement chez ces sujets particuliers.

C'est cependant du côté du comportement alimentaire qu'on nota les perturbations les plus frappantes. Les sujets souffrirent d'une faim constante. La nourriture devint leur obsession, leur préoccupation de tous les instants ; ils développèrent toutes sortes de stratagèmes qui leur permettaient de prolonger la durée des repas, par exemple, couper leur nourriture en bouchées minuscules et mâcher interminablement la même bouchée...

Après la période de privation vinrent les étapes de réalimentation et de reprise de poids. Pendant une période, on continua à soumettre les sujets à certaines restrictions alimentaires ; les quantités fournies étaient cependant suffisantes pour permettre un gain de poids graduel. Mais la tension nerveuse des sujets devint tellement forte qu'au bout de 12 semaines, Keys décida de mettre fin sans délai à toute restriction en disant que « le désir pressant de liberté alimentaire exprimé par les hommes était extrême ; retarder d'une autre semaine [l'arrêt de toute restriction] aurait pu produire de sérieuses crises émotionnelles et possiblement une rébellion ouverte[2]. »

On passa donc à une étape de liberté totale face à la nourriture. Alors qu'ils croyaient enfin arrivée la fin de leurs tourments, tous les hommes vécurent à cette étape une situation extrêmement désagréable : dès qu'ils commençaient à manger, ils étaient incapables de se maîtriser, incapables de s'arrêter... Ils étaient *tous* devenus des mangeurs compulsifs.

Ce comportement ne se rapproche-t-il pas des pertes de maîtrise « après-régime » que vous connaissez ? On donne généralement une explication d'ordre psychologique à ce phénomène en affirmant qu'il s'agit là d'une tentative pour compenser la privation précédente. Mais si les orgies après-régime n'étaient dues qu'à une réaction psychologique à la privation, ne disparaîtraient-elles pas dès que la personne peut manger ce qu'elle veut ? Évidemment, nous pouvons difficilement vérifier cette hypothèse puisqu'il est rare qu'une personne recommence à manger ce qu'elle veut après un régime amaigrissant. Sa situation s'apparente plutôt à la période de réalimentation contrôlée vécue par les sujets de Keys, mais en pire : ces derniers avaient en effet droit à une reprise graduelle de poids alors que la personne ordinaire continue à lutter afin de ne pas gagner un gramme.

L'expérience de Keys nous permet de comprendre ces orgies alimentaires très fréquentes après les régimes amaigrissants. Malgré le fait qu'ils étaient en parfaite santé mentale, qu'ils ne cherchaient aucunement à rester minces et qu'ils pouvaient manger tout ce qu'ils voulaient sans restriction, les sujets de l'expérience continuèrent à être tenaillés par la faim - et à manger sans fin - *jusqu'au moment où ils retrouvèrent leur poids initial.* Les observations de Keys vont dans le même sens que celles de Sims : dans les deux cas, le corps humain semble réagir aux fluctuations de poids qu'on lui fait subir en enclenchant des mécanismes qui visent à rétablir rapidement son poids de départ. Essayons de voir quels sont ces mécanismes et comment ils fonctionnent.

La théorie du poids d'équilibre

L'hypothèse d'un poids d'équilibre - certains emploient plutôt le terme «poids naturel» et dans les milieux scientifiques on parle de «pondérostat» - est de plus en plus admise dans les milieux qui travaillent sur le contrôle du poids[3] : il s'agirait d'un poids propre à chaque individu, dont le maintien serait régi par l'hypothalamus, une partie du cerveau responsable de plusieurs fonctions organiques involontaires.

Le fonctionnement de ces mécanismes d'autorégulation s'apparente à celui d'un thermostat : quand la température de la pièce tombe en bas de celle fixée sur le curseur, le thermostat envoie un signal de départ à la fournaise ; de la même façon, il envoie un signal d'arrêt quand la température voulue est atteinte.

Dans le cas de la régulation du poids d'équilibre, on croit que ce que l'hypothalamus a enregistré, c'est un pourcentage de tissus adipeux. Quand ce pourcentage varie, l'hypothalamus déclenche un processus qui vise à rétablir la quantité de tissus adipeux. On peut ainsi comprendre les variations de l'appétit selon les fluctuations de poids d'une personne : dans l'expérience de Sims, par exemple, quand le poids des sujets tend à s'élever, ils perdent le goût pour la nourriture et ils souffrent de nausées et de vomissements s'ils persistent à manger. Par contre, dans l'expérience de Keys, comme le pourcentage de graisse a trop baissé, les sujets deviennent obsédés par la nourriture et sont incapables de contrôler la quantité qu'ils consomment. Et dans les deux cas la situation se rétablit seulement quand les sujets retrouvent leur poids initial ; cela confirme la théorie du poids d'équilibre selon laquelle ces réactions sont contrôlées par le poids de la personne - ou par son pourcentage de tissus adipeux - et non par la quantité de nourriture qu'elle mange. Le premier mécanisme d'autorégulation du poids consiste donc en un contrôle de la motivation face à la nourriture ; cela entraînera une augmentation ou une diminution du plaisir à manger selon que le poids de la personne se situe plus haut ou plus bas que son poids d'équilibre.

Le deuxième mécanisme d'autorégulation qui a été observé consiste, chez la personne qui mange moins, à diminuer son activité physique. Ce mécanisme sera généralement entraîné par un état de fatigue qui portera la personne à limiter ses déplacements et à économiser ses efforts. Il est difficile de se rendre compte d'un tel changement sans recourir à des observations minutieuses ; cependant, en filmant des gens avant et pendant une période de restriction alimentaire, on a pu constater que leur niveau d'activité physique avait diminué pendant la seconde période : pour une activité similaire, les mouvements de ces sujets étaient sensiblement plus lents.

Bien qu'ils soient très efficaces dans la défense du poids naturel, les deux mécanismes précédents peuvent à la limite être contrecarrés par le contrôle volontaire de la personne. Il suffit d'observer des anorexiques pour constater combien la lutte contre le poids peut conduire quelqu'un à se faire violence ; les anorexiques, malgré une faim dévorante de tous les instants, persistent le plus souvent à manger moins de 300 cal par jour tout en pratiquant des activités physiques pendant plusieurs heures.

Le principal mécanisme de régulation de l'énergie, par contre, est encore plus subtil que les précédents, et notre volonté ne peut en aucune façon le contrarier. Il s'agit d'un ralentissement du métabolisme basal. Le métabolisme basal, c'est la quantité d'énergie, exprimée en calories, dont notre organisme a besoin pour accomplir toutes les fonctions internes comme la digestion, la circulation sanguine, le fonctionnement du cerveau, la restauration des muscles, etc.

Keys, et après lui plusieurs autres chercheurs, a constaté que les personnes qui ne mangent pas suffisamment pour maintenir un poids stable voient leur métabolisme basal ralentir de manière significative en quelques semaines. Il nota ainsi que le métabolisme de base de ses sujets avait baissé de 40 p. 100 à la fin de l'expérience ; en d'autres mots, leur organisme prenait 40 p. 100 moins de calories pour accomplir les mêmes fonctions. Si par exemple une personne avait besoin de 2 000 cal, avant la période de privation, pour répondre à ses besoins vitaux, il lui suffisait, après quelques semaines de privation, de 1 200 cal pour remplir les mêmes fonctions organiques.

Ce phénomène s'explique de la façon suivante : quand on maigrit en mangeant moins - plutôt qu'en faisant de l'activité physique - l'organisme perd de la graisse, bien sûr ; mais malheureusement, il perd aussi des tissus qui composent les organes vitaux ainsi que les muscles. On évalue qu'en moyenne 30 p. 100 de la perte de poids qui s'effectue au cours des régimes amaigrissants est due à la diminution de la masse maigre de l'organisme. Or, ces tissus maigres étant extrêmement actifs, l'organisme a besoin d'une grande quantité d'énergie (calories) pour les conserver et les restaurer ; lorsqu'une personne perd des tissus maigres, son besoin en calories diminue donc d'autant[4]. Le seul moyen de perdre du poids sans diminuer son besoin en énergie consiste à perdre de la graisse et non des muscles. Contrairement aux muscles, la graisse est une substance « économique », car très peu de calories sont nécessaires pour la conserver. Le métabolisme de la personne qui maigrit réellement, c'est-à-dire qui diminue la quantité de graisse contenue dans son corps, sera donc à peine affecté. Mais aucune perte de poids par restriction alimentaire ne peut produire un tel résultat ; seuls une activité physique régulière et des changements dans la *qualité* plutôt que dans la *quantité* de nourriture le peuvent.

À l'inverse de son mouvement d'économie d'énergie, l'organisme peut, si son pourcentage de graisse s'élève trop par rapport à celui que l'hypothalamus a enregistré, enclencher un mécanisme de « gaspillage d'énergie ». C'est ce qui se passait chez les sujets de Sims, qui devaient manger d'énormes quantités de nourriture simplement pour maintenir un poids plus élevé que leur poids d'équilibre. Leur organisme travaillait dans le sens contraire de leurs efforts conscients en brûlant la plus grande partie des surplus consommés plutôt que de les stocker. Ce mécanisme complexe, appelé « thermogénèse », nous permet d'augmenter ou de diminuer nos besoins en énergie selon nos fluctuations de poids ; même s'il reçoit des quantités variables de calories, notre corps conserve toujours le même objectif, celui de maintenir un poids le plus stable possible.

Certains faits que je rapporte ici ne se rapprochent-ils pas des expériences que vous avez vécues pendant vos régimes, ou peu de temps après avoir atteint *votre* poids ? Les semaines de privation qui ne mènent à aucune perte de poids ne correspondraient-elles pas à ce ralentissement du métabolisme décrit par les chercheurs ? Ne vous est-il pas arrivé, à mesure que vous maigrissiez, de devenir de plus en plus préoccupée par la nourriture, de ne penser qu'à cela, d'en voir partout ? Vous avez sûrement aussi connu l'angoisse de l'orgie alimentaire, ces moments où vous n'étiez plus qu'une bouche et un estomac immenses. S'agissait-il seulement d'un « manque de volonté », comme vous vous le disiez et vous le faisiez dire ? N'avez-vous pas remarqué que ces moments de perte de contrôle diminuaient à mesure que vous vous rapprochiez du poids que vous aviez avant de vous mettre au régime ?

Ces orgies alimentaires, qui se produisent à un moment où le métabolisme fonctionne au ralenti, provoquent une reprise accélérée du poids perdu ; cela nous porte à faire l'erreur de croire que si nous ne mangions pas autant, nous maintiendrions à jamais le poids obtenu de haute lutte par les régimes. Nous pensons généralement que notre vrai poids est celui que la restriction alimentaire nous a permis d'atteindre.

Mais se pourrait-il que nous ne parvenions pas à maintenir *notre* poids parce que celui-ci n'est qu'un leurre, une image empruntée à la mode ou tirée d'une norme médicale trop rigide, et qui nous serre de partout comme un vêtement trop petit ? Ne tentons-nous pas d'enfermer notre corps dans une taille 10 alors que par tous les moyens à sa disposition il revendique du 12 ou du 14 ? *Notre* poids ne se situerait-il pas à 10 kg au-dessus de celui que nous idéalisons ? En nous soumettant constamment à des régimes amaigrissants, ne sommes-nous pas en train d'essayer de décaper notre corps d'une de ses dimensions vitales ?

Mais pourquoi notre corps cherche-t-il par des moyens aussi sophistiqués à nous empêcher de fondre ? Pour comprendre de tels mécanismes, il faut revenir très loin en arrière, remonter à la faim première.

Nos ancêtres les dodus

> L'histoire de l'humanité a été appelée
> « la chronique de sa quête de nourriture[5] ».
> HILDE BRUCH

À travers les âges, la peur de mourir de faim a représenté l'une des angoisses fondamentales de l'être humain. Celui-ci était à la merci des sécheresses ou des saisons trop pluvieuses, des insectes qui ravageaient les récoltes... Même aujourd'hui la société occidentale, avec son abondance de nourriture, constitue l'exception. La plus grande partie de la population de la planète continue de lutter contre la faim.

Dans cette bataille, qui dure depuis des milliers et des milliers d'années, les plus résistants ont survécu. Mais que signifie *résister* quand l'ennemi, c'est le manque de nourriture ? La résistance se définit alors comme la capacité de ménager ce que l'on a en périodes de privation et d'accumuler des réserves en périodes d'abondance. Mais attention : il ne s'agit pas ici de comportements conscients mais bien de mécanismes qui se sont structurés biologiquement, avant que l'être humain puisse même envisager faire des réserves de nourriture.

Concrètement, la personne capable de résister aux famines est celle dont l'organisme diminuera ses besoins énergétiques pendant les périodes où son environnement lui en fournira moins. Biologiquement, cela se produit de la façon que j'ai mentionnée précédemment, c'est-à-dire par un ralentissement du métabolisme : plus le métabolisme d'une personne ralentit en période de famine, plus cette personne survivra longtemps. En structurant ce mécanisme d'adaptation, le corps ne pouvait pas prévoir la durée des famines ; les mammouths que nos ancêtres mangeaient ne sont pas comme les MacDonald, on ne pouvait pas savoir exactement où ils étaient ni à quel moment on en croiserait un sur sa route.

Le deuxième pôle de l'adaptation biologique aux famines, c'est la capacité de faire des réserves d'énergie en périodes d'abondance. L'organisme des personnes qui possèdent ce potentiel accumulera facilement des graisses. Ces personnes développeront ainsi un physique bien enrobé, sauf après de longues périodes de restriction alimentaire ; il suffira cependant d'un peu de nourriture pour qu'elles retrouvent leur embonpoint protecteur. Il y a 50 000 ans, si «Statistiques Cro-Magnon» avaient existé, elles auraient fort probablement clamé : «La maigreur est le problème de santé numéro un chez nous.» Les dodus, bien équipés pour résister aux famines, vivaient en effet probablement plus longtemps que les maigres. Comme ils parvenaient ainsi en plus grand nombre à l'âge de la reproduction, leur capacité génétique d'adaptation à la rareté de nourriture se transmit généreusement dans l'espèce humaine ; on la retrouve aujourd'hui dans la prédisposition à l'obésité des individus. Cette protection du poids ne s'est cependant pas développée également d'un groupe humain à l'autre : les populations soumises à l'environnement le plus rude, où les famines étaient fréquentes, ont développé une meilleure résistance que les populations ayant vécu dans un environnement où la nourriture était abondante et régulière. (Remarquez le paradoxe : les populations qui ont une plus grande prédisposition à l'embonpoint sont celles qui ont le plus souffert des famines.)

De nos jours, les multiples migrations humaines et les croisements de divers groupes entre eux ont entraîné de grandes différences de poids entre les individus d'une même population ; cela nous empêche de voir le lien qui existe entre un type physique et un environnement donné. On peut cependant observer ce phénomène dans des populations plus homogènes. Un des meilleurs exemples que nous ayons est celui des Indiens Pima qui habitent le sud de l'Arizona depuis 2 000 ans. Soumis à un environnement extrêmement aride, ils ont appris à survivre avec une alimentation très limitée. Depuis quelques dizaines d'années cependant, ils ont dû abandonner leur mode de vie traditionnel et adopter l'alimentation nord-américaine ; l'ensemble de la population est ainsi devenu obèse, malgré un apport alimentaire généralement plus réduit que celui de l'Américain moyen.

Le modèle mathématique traditionnel dans lequel la calorie constitue l'unité de mesure absolue nous empêche malheureusement de considérer le poids dans sa complexité et nous conduit ainsi à des interprétations à la fois erronées et cruelles : alors qu'il serait plus exact de définir les obèses comme des personnes dont l'organisme « fait beaucoup avec peu », on va parfois jusqu'à les juger responsables de la faim dans le monde.

Un préjugé de taille

Quand, dans un restaurant, nous voyons un obèse attablé devant un hamburger et des frites, nous nous disons : « Il peut bien être gros ! » sans remarquer autour de lui tous les autres, maigres ou de poids moyen, qui mangent exactement les mêmes aliments. Quand, dans un restaurant, nous voyons un obèse attablé devant une salade, nous nous disons, avec un sourire en coin : « Il joue les vertueux en public, mais il s'empiffre sûrement en cachette. » Nous voici donc au cœur du problème : nous avons appris, et nous le croyons maintenant fermement, que la cause des différences de poids réside essentiellement dans la quantité de nourriture ingérée : un événement en ce sens nous le confirme, et un événement en sens inverse nous le confirme aussi… puisque nous n'avons besoin d'aucune preuve, étant convaincus à l'avance.

Mais voilà, les observations scientifiques démontrent le contraire : en 1974, un chercheur du nom de Garrow[6] a fait l'inventaire de 13 études qui avaient tenté d'établir un lien entre le poids d'une personne et la quantité de nourriture ingérée ; or, 12 de ces 13 études n'ont pu établir de relation significative entre les deux facteurs. En d'autres mots, 80 p. 100 des obèses ne mangent pas plus et plusieurs d'entre eux mangent même moins que les personnes minces ou de poids moyen. Dans une de ces expériences, on trouva des personnes qui maintenaient un poids stable en mangeant seulement 1 600 cal par jour ; d'autres pouvaient manger jusqu'à 7 400 cal sans prendre de poids. En comparant deux sujets de même sexe, de même âge, de même poids et de même niveau d'activité physique, on découvrit qu'un des deux pouvait manger jusqu'à deux fois plus que l'autre, alors que tous deux maintenaient un poids stable[7]. Cela ne veut pas dire que tous les obèses mangent moins que tous les gens de poids moyen ; cela signifie qu'on retrouve chez les gens maigres, obèses et de poids moyen la même proportion de personnes qui mangent peu, moyennement ou beaucoup.

La treizième recherche recensée par Garrow arrivait à la conclusion que les obèses mangeaient plus que les autres. Il est très intéressant de noter ici la méthode utilisée par ces chercheurs, car elle constitue un bon exemple de confirmation d'un préjugé. L'étude en question visait à découvrir un moyen efficace pour mesurer la quantité exacte de nourriture consommée par des personnes ; dans ce but, on expérimenta deux méthodes différentes. Avec la première, on ne découvrit pas de différence entre la quantité de nourriture ingérée par les obèses et celle consommée par les autres sujets ; on conclut donc que cette méthode n'était pas efficace. Avec la deuxième par contre, on constatait que les obèses mangeaient plus que les autres ; de ce fait les expérimentateurs conclurent qu'il s'agissait dune bonne méthode pour calculer la quantité de nourriture ingérée. Comme vous pouvez le constater, cette étude s'appuyait sur la même croyance que celle qui soutient tout le discours actuel sur le contrôle du poids ; ce préjugé était posé comme donnée de base et la validité de la recherche était mesurée à partir du fait que les résultats le confirmaient.

Difficile à avaler n'est-ce pas ? Nous sommes tellement convaincus du contraire. Les obèses eux-mêmes subissent d'ailleurs l'influence d'une telle croyance. Ainsi, Susan et Wayne Wooley[8] racontent le cas de certaines femmes obèses qui ne parvenaient pas à maigrir malgré un régime très sévère; celles-ci en vinrent à se demander si elles ne vivaient pas des épisodes de somnambulisme au cours desquels elles mangeaient sans en être conscientes...

L'héritage

Les obèses d'aujourd'hui comptent parmi les êtres les mieux adaptés à la privation de nourriture. En présence d'un surplus de nourriture, leur organisme est capable d'accumuler des réserves de graisse; celui des maigres a, quant à lui, tendance à «brûler» les surplus en accélérant son métabolisme. Comme je l'ai mentionné précédemment, cette tendance à la conservation de l'énergie serait héréditaire. Jusqu'à tout récemment toutefois, cette affirmation ne pouvait être considérée que comme une hypothèse. L'observation démontrait bien qu'on retrouvait plus d'enfants obèses lorsque les parents eux-mêmes l'étaient; ainsi, alors qu'on trouve seulement 7 p. 100 d'enfants obèses lorsque les parents ne le sont pas, on en trouve 40 p. 100 quand un des deux parents l'est, et ce pourcentage monte à 80 p. 100 quand les deux parents le sont[9]. Plusieurs soulignaient cependant que si les gros parents avaient de gros enfants, cela pouvait tout aussi bien dépendre des habitudes alimentaires familiales que de l'hérédité. Plusieurs recherches ont donc tenté de dissocier ces deux facteurs et ont confirmé l'hypothèse que la tendance à l'embonpoint est héréditaire.

Ainsi, rappelez-vous les deux sujets de l'expérience de Sims qui avaient eu le plus de difficulté à retrouver leur poids initial après avoir mis fin à leur période de suralimentation; c'étaient aussi les sujets qui avaient eu le plus de facilité à grossir: on découvrit par la suite que tous deux avaient des antécédents familiaux d'obésité. Stunkard et Macdonald quant à eux ont comparé le poids de divers groupes de jumeaux, identiques et non identiques. Constatant plus de ressemblance entre les jumeaux identiques, même si ceux-ci avaient été élevés séparément, qu'entre les jumeaux non identiques, les chercheurs conclurent que «les influences génétiques étaient responsables de 70 p. 100 des différences dans l'indice de masse corporelle ultérieur des sujets et que l'environnement durant l'enfance avait peu ou pas d'influence[10]».

Plus récemment, Bouchard et ses collaborateurs[11] ont repris l'expérience que Sims avait faite il y a plus de 20 ans, mais cette fois en suralimentant 12 paires de jumeaux identiques: à cause de leur similarité génétique, ce sont les sujets idéaux pour étudier l'héritabilité d'une caractéristique donnée. Surveillés 24 heures sur 24, pesés, mesurés, examinés, ils étaient soumis à une activité physique contrôlée et à une consommation alimentaire préalablement calculée. Tous mangèrent ainsi un surplus de 1 000 cal par jour, 6 jours par semaine, pendant 100 jours. Tous prirent du poids, mais on nota des variations très importantes entre les sujets : le gain moyen fut de 8 kg (18 lb) mais certains gagnèrent moins de 5 kg (11 lb) alors que d'autres grossirent de plus de 13 kg (29 lb). Cela confirme une fois de plus que la quantité de nourriture nécessaire à un gain de poids varie énormément d'un individu à l'autre. Mais le fait le plus intéressant de l'expérience de Bouchard et de ses collaborateurs réside dans la comparaison des paires de jumeaux : on note, chez les jumeaux d'une même paire, une nette ressemblance non seulement dans la quantité de poids gagné, mais également dans la proportion entre les tissus adipeux et les muscles ainsi gagnés et dans la répartition du surplus de graisse sur le corps. À la suite de leur étude, les chercheurs conclurent que, face à l'obésité, il existe des tendances individuelles différentes et ils soulignèrent que ces tendances sont déterminées au moins partiellement par des caractéristiques génétiques.

Le fait de souligner l'influence prépondérante de l'hérédité dans le développement de l'embonpoint ne signifie évidemment pas que les habitudes alimentaires n'ont aucun rapport avec celui-ci : le développement de la masse corporelle est toujours relié à une consommation d'énergie supérieure à celle qui est dépensée. Mais ce que ces recherches permettent de relativiser, c'est le sens de l'expression « trop manger » : la personne qui maintient son poids en consommant 1 600 cal par jour sera jugée « goinfre » si elle mange 2 000 cal puisque cette quantité la fera grossir ; pourtant il s'agit là de l'apport calorique moyen proposé pour une femme modérément active. Celle qui a besoin de 3 000 cal par jour pour maintenir son poids sera vue comme raisonnable et disciplinée si elle en consomme 2 000, car alors elle maigrira.

La tendance à l'embonpoint, c'est l'héritage de l'humanité qui a connu suffisamment de périodes de famine pour en arriver à développer, sur des milliers d'années d'évolution, des mécanismes biologiques de protection contre la privation. La sélection naturelle a permis aux mieux adaptés à leur environnement de survivre, et donc de se reproduire, transmettant ainsi cette capacité d'adaptation. De ce fait, une bonne proportion des êtres humains actuels a au moins un certain potentiel pour accumuler des réserves de graisse dans un contexte où il y a suffisamment de nourriture. Les obèses sont ceux qui possèdent le mieux ces mécanismes d'adaptation.

Mais nous voilà confrontés à une situation toute nouvelle car notre environnement s'est subitement transformé, beaucoup trop rapidement pour modifier des mécanismes biologiques qui ont pris des milliers d'années à se structurer: «Construits pour la rareté, nous vivons maintenant dans l'abondance[12].» En présence d'une alimentation régulière, et tout particulièrement de la nourriture nord-américaine, riche en gras, l'embonpoint peut se développer chez les personnes qui en ont le potentiel génétique. Ce phénomène n'entraînerait pas tant de problèmes s'il était reconnu, étudié et traité pour ce qu'il est, c'est-à-dire une caractéristique biologique de l'être humain sur laquelle nous n'avons qu'un contrôle partiel et qui n'a pas de rapport avec une quelconque perversion de la personnalité ou avec la valeur morale de l'individu. Mais arriva le rejet social de tout surplus de graisse et son association avec des traits de personnalité négatifs; puis commença la croisade médicale qui visait, au nom de la santé, à coincer tout le monde dans la charte de la compagnie d'assurances Métropolitaine. Alors une simple différence naturelle entre les individus devint source de honte et de haine de soi pour tous les gros, d'angoisse et de rejet des gros pour tous ceux qui avaient peur de le devenir, de bonne conscience et de profits faramineux pour tous ceux qui s'engagèrent religieusement dans la guerre sainte contre la graisse. Et alors commença la valse des kilos.

Les famines artificielles

Notre organisme est vieux et sage; il est vieux de quelques millions d'années et a une bonne mémoire physiologique: il se souvient... Mais sa mémoire est globale: quand il s'agit de privation de nourriture, par exemple, elle ne fait pas de distinction entre les divers types de restrictions auxquelles nous soumettons notre organisme. Pour la mémoire physiologique, une période de privation, qu'elle soit déclenchée par une maigre récolte, par une situation expérimentale comme celle mise en place par Ancel Keys ou par le désir de porter un microbikini lors de nos prochaines vacances, la privation, dis-je, est toujours comprise de la même façon: il s'agit d'une famine et si elle persiste trop longtemps, le corps risque de mourir. Comme notre organisme n'a aucune possibilité d'anticiper la durée d'une famine, il prévoit le pire en mettant en branle ses mécanismes de survie le plus tôt possible. Dès les premières semaines de restriction alimentaire, les besoins en énergie de l'organisme sont réduits de façon significative afin de permettre à l'organisme de maigrir le plus lentement possible. Des observations ont ainsi démontré que les régimes amaigrissants pouvaient «réduire le métabolisme de base de 15 à 30 p. 100, provoquer une diminution de l'activité spontanée et réduire la quantité d'énergie nécessaire pour une tâche spécifique[13]». Par conséquent, la perte de poids se fait beaucoup plus lentement que ce qui est annoncé par la majorité des régimes. De plus, après cette période de restriction, la plus petite augmentation de nourriture a tendance à provoquer un gain de poids. La raison est ici exactement la même que celle qui poussait nos ancêtres à se préparer, en période d'abondance, pour la prochaine famine. Prévenu des dangers de réapparition de périodes de famine par sa mémoire génétique, l'organisme de la personne qui a suivi un régime se prépare en conséquence en faisant tout ce qu'il peut pour accumuler le plus de réserves possible. Après le régime, il maintient le métabolisme basal au ralenti, ce qui lui permet de prendre du poids, même avec une quantité de nourriture inférieure à ce que la personne mangeait avant son régime.

Cette adaptation métabolique à la restriction alimentaire semble de plus se perfectionner avec la durée et le nombre des régimes suivis. En effet, plus la personne fait des régimes, plus son métabolisme ralentit rapidement et plus il prend de temps à se rétablir au niveau initial. Résultat: la perte de poids est de plus en plus lente et la reprise de poids, de plus en plus rapide.

Un autre fait essentiel à noter au sujet de cette capacité d'adaptation métabolique à la privation, c'est qu'elle est plus développée chez les personnes qui ont naturellement un métabolisme de base lent, celles qui ont déjà la capacité de faire des réserves, les rondes: probablement est-ce justement cette aptitude à réagir rapidement et efficacement à la privation qui constitue leur «héritage». Ces personnes, en se mettant au régime, tombent donc dans le cercle vicieux le plus complet: ayant une facilité à prendre du poids en raison d'un métabolisme économe, elles adoptent comme solution un moyen qui accentue cette tendance. Elles reprennent alors très rapidement le poids perdu et se remettent au régime; cela ralentit encore un peu plus leur métabolisme et les rend encore plus aptes à gagner du poids avec une quantité de plus en plus limitée de nourriture.

Or, de façon générale, les femmes ont un métabolisme plus lent que les hommes[14]. On croit que cette différence a d'abord eu comme fonction d'assurer la survie de l'espèce humaine : la reproduction exige des femmes une quantité d'énergie énorme, et cela était encore plus vrai voilà des milliers d'année, alors que l'enfant était allaité très longtemps. De plus, dans des sociétés comme celles des chasseurs-cueilleurs, la mère transportait son enfant avec elle partout où elle allait - on estime qu'une mère pouvait transporter son enfant sur une distance totale de 8 000 km durant les trois ou quatre années que durait la période de maternage. Pour que cela soit possible, il fallait que la femme ait des réserves d'énergie suffisantes qui lui permettaient de se reproduire et de passer à travers des périodes de restriction alimentaire sans mettre en danger sa survie ni celle de l'enfant. Cette nécessité explique la différence de proportion des tissus adipeux qui existe entre les hommes et les femmes : les femmes ont, naturellement, au moins deux fois plus de tissus adipeux que les hommes. Comme nous l'avons vu précédemment, la graisse est un tissu plus économe en énergie que les muscles ; une femme de même taille et de même poids qu'un homme aura un métabolisme basal plus lent.

Cette réalité physiologique rend donc le processus enclenché par les régimes encore plus pénible pour les femmes. Elles sont prises de tous côtés : socialement, on leur dit que ce corps féminin aux tissus adipeux enveloppants est dégoûtant. Or, pour les en « guérir », on leur propose une méthode qui garantit le maintien et même l'accentuation de ces tissus. Après 10 ou 15 ans de régimes répétés, le métabolisme de plusieurs d'entre elles s'est adapté à la restriction alimentaire, ce qui les rend incapables de consommer plus de 1 000 cal par jour sans prendre de poids.

Il est important de souligner ici la différence entre un métabolisme plus lent qu'un autre et un métabolisme « malade », notre tendance à tout normaliser nous poussant trop souvent à concevoir toute différence comme un handicap. Les êtres humains possèdent des différences métaboliques héréditaires qui entraînent des différences de poids ; ils possèdent de la même façon des différences héréditaires qui les amènent à être de grandeur différente sans qu'on songe à qualifier de « malade » quelqu'un qui ne mesure que 1,51 m (4 pi 11 po), même si la grandeur moyenne des gens qui l'entourent est de 1,70 m (5 pi 6 po). On ne parlera de handicap que si la personne a souffert d'un dysfonctionnement dans le processus hormonal de la croissance. Notre regard sur le poids est probablement trop entaché de préjugés, autant moraux que médicaux, pour que nous parvenions à voir que là aussi, « différence » n'implique pas *déficience*.

Les régimes font grossir

[...] la plupart des obèses regagnent la plus grande partie du poids qu'ils ont perdu dans la plupart des traitements pour l'obésité.

ALBERT STUNKARD[15]

La conséquence extrême des régimes amaigrissants, c'est qu'après chacun, la reprise de poids est souvent supérieure à ce qui avait été perdu. De plus, le poids est repris sous forme de graisse et non de muscles : la personne-accordéon devient ainsi plus pesante, mais aussi plus grasse. Cette transformation de la masse grasse par rapport à la masse maigre influe à son tour sur la silhouette ; comme la graisse occupe un volume supérieur à celui des muscles, la personne voit en effet s'accentuer les rondeurs qu'elle cherche tant à faire disparaître... Le remplacement des muscles par de la graisse constitue probablement aussi un mécanisme de protection contre les futures famines, comme le proposent certains observateurs. Mais quel qu'en soit le motif d'ordre physiologique, les faits sont là : pour chaque kilo perdu, dont 30 p. 100 en muscles, l'organisme a tendance à en reprendre un - et souvent un peu plus - en graisse... Des études sur les animaux confirment ce phénomène : on a observé que des rats soumis à des jeûnes périodiques étaient 15 p. 100 plus pesants et deux fois plus gras qu'un groupe équivalent de rats non soumis au jeûne ; pourtant, la consommation globale de nourriture des rats du premier groupe n'était pas supérieure à celle des rats du second groupe[16].

Les régimes amaigrissants, qu'on utilise comme solution à l'obésité, sont actuellement considérés comme un facteur qui a contribué à l'augmentation de l'obésité en Amérique du Nord.

NOTES

1. Expérience rapportée par Bennett et Gurin, *in The Dieter's Dilemma,* Basic Books, New York, 1982.
2. Traduction libre de: William Bennett et Joel Gurin, *The Dieter's Dilemma,* Basic Books, New York, 1982.
3. Bennett et Gurin, *The Dieter's Dilemma, op. cit.,* chapitre 3.
4. Geoffrey Cannon et Hetty Einzig, *Le Bluff des régimes,* Éditions Ramsay, Paris, 1984. (Traduction de *Dieting Makes You Fat,* 1983.)
5. Hilde Bruch, *Eating Disorders, Obesity, Anorexia Nervosa and the Person Within,* Basic Books, New York, 1973.
6. Rapporté par Susan et Wayne Wooley, *in Obesity and Women,* I, p. 70.
7. Expérience de Rose et Williams (1961), citée in Judith Rodin, Lisa Silverstein et Ruth Striegel-Moore, *Women and Weight: A Normative Discontent,* Nebraska Symposium on Motivation, 1984.
8. Susan et Wayne Wooley, *Obesity and Women,* I, p. 70.
9. Mayer, Jean, «Obesity: Causes and Treatment», *American Journal of Nursing,* 1959, p. 1732-1736.
10. Ethan A. H. Sims, «Destiny rides again as twins overeat», *The New England Journal of Medicine,* n° 322, 24 mai 1990, p. 1522.
11. Bouchard, Claude *et al.,* «The Response To Long-Term Overfeeding In Identical Twins», *The New England Journal of Medicine,* vol. 322, n° 21.
12. Janet Polivy et C. Peter Herman, *Breaking the Diet Habit, The Natural Weight Alternative,* Basic Books, New York, 1983.
13. Traduction libre de Susan et Wayne Wooley, «Obesity and Women I, A closer look at the facts», *Women's Studies Int. Quart.,* 1979, vol. 2, p. 72.
14. Rodin *et al., op. cit.,* p. 285.
15. Stunkard et Penick (1979), cités *in Women and Psychotherapy,* Brodsky *et al.,* p. 142.
16. Ernsberger and Haskew, «Rethinking Obesity, An Alternative View on its Health Implications», *The Journal of Obesity and Weight Regulation,* été 1987, p. 39.

Chapitre 4
Mon régime me fait mourir

Les régimes nous font grossir. Si nous nous basons sur les données du chapitre précédent, nous constatons en effet qu'ils créent les conditions physiologiques idéales pour gagner autant de poids, et parfois plus, qu'on n'en a perdu. Mais il semble également que les régimes amaigrissants accentuent certains des problèmes de santé qu'ils sont censés guérir.

Ainsi, l'observation des animaux obèses nous fournit des informations plutôt surprenantes sur les rapports entre un surplus de poids et la santé. Ces derniers ressemblent beaucoup aux êtres humains obèses sur le plan des caractéristiques physiologiques générales. On a pourtant remarqué chez eux un phénomène très particulier : les rats obèses ont en général une tension artérielle moins élevée que celle de leurs compagnons minces... exactement le contraire de ce qu'on observe chez l'être humain.

Les chercheurs qui se sont penchés sur ce phénomène étrange ont évidemment tenté d'y trouver une explication. «Quelle est la principale différence entre un animal et un être humain obèses ?» se sont-ils demandé. À cela ils ont répondu : l'animal obèse, contrairement à l'être humain de poids élevé, ne se met pas régulièrement au régime. Se pourrait-il donc que le remède proposé aggrave la «maladie» qu'il est censé traiter ? Afin de le vérifier, on a observé chez des animaux les conséquences d'une privation répétée de nourriture suivie de la reprise du poids perdu. Ces conditions se rapprochent de ce que vivent les personnes dont le poids oscille régulièrement à cause des régimes qu'elles suivent.

Voici comment les auteurs Ernsberger et Haskew résument les résultats des diverses recherches qu'ils ont recensées sur le sujet :

«Lorsque des chiens, des porcs, des rats ou des souris sont privés de nourriture de façon répétée jusqu'à ce qu'ils perdent 20 p. 100

ou plus de leur poids initial, puis qu'on les laisse reprendre le poids perdu, ils développent de l'hypertension artérielle, leurs vaisseaux sanguins subissent des dommages et ils développent des maladies cardiaques similaires à celles observées chez les humains obèses[1]. »

La situation expérimentale que l'on a fait subir à ces animaux correspond en fait à celle que vit la très grande majorité des personnes qui suivent un régime amaigrissant : « Les recherches médicales à long terme sur le poids indiquent que 90 à 95 p. 100 de ceux qui perdent du poids le reprennent complètement à l'intérieur de cinq ans[2]. » Et il faut surtout arrêter d'imputer l'échec des régimes au manque de contrôle et de discipline personnelle des personnes qui s'y soumettent. Comme nous l'avons expliqué au chapitre précédent, en raison du ralentissement métabolique provoqué par la privation, il est impossible de maintenir le poids perdu par la restriction alimentaire autrement qu'en continuant à ne pas manger assez.

On qualifie de « maladies iatrogéniques » les problèmes de santé provoqués ou accentués par leur traitement. De plus en plus de chercheurs croient que non seulement l'hypertension artérielle, mais également l'hyperlipidémie et les troubles cardio-vasculaires conséquents – et peut-être même le diabète – pourraient être attribuables aux brusques reprises de poids consécutives aux régimes qu'un grand nombre de personnes peuvent suivre plusieurs fois dans leur vie. L'observation de 200 hommes obèses qui avaient été soumis à un jeûne sous supervision médicale et ont ensuite repris le poids perdu confirme cette hypothèse : 80 p. 100 de ces hommes développèrent du diabète au cours de la reprise de poids, et la moitié de ces cas étaient graves ; 25 p. 100 d'entre eux moururent, principalement de maladies cardiaques, *ce qui représente un taux de mortalité treize fois supérieur à celui d'hommes aussi gros mais qui ne suivent pas de régimes*[3].

Pour compléter le tableau des facteurs iatrogéniques associés aux régimes, nous devons également considérer les techniques d'amaigrissement elles-mêmes. Il est inutile de tenter d'en faire un inventaire complet, car de nouvelles méthodes apparaissent chaque semaine. Voici donc un regroupement sommaire qui tente de couvrir à peu près toute la panoplie des bizarreries proposées pour venir à bout de ce dont la nature nous a si généreusement dotés.

La restriction calorique

Il s'agit ici du régime typique qu'on suit en calculant ses calories ou en suivant un plan alimentaire préétabli. La restriction alimentaire y est généralement modérée, c'est-à-dire qu'elle ne coupe pas l'apport calorique en bas de 1 000 à 1 300 cal pour les femmes et 1 500 à 1 800 cal pour les hommes. La démarche peut être entreprise individuellement ou en groupe supervisé. Dans ce dernier cas, à la restriction alimentaire s'ajoute le «support» du groupe: chaque perte de poids y est chaleureusement applaudie; par contre, tout gain est suivi d'un silence froid ou d'une réprimande «maternelle» de la part de la monitrice. Cette attitude entretient l'idée, tellement ancrée dans la tête de tous, y compris dans celle de la personne qui veut perdre du poids, qu'elle est incapable de se comporter de façon autonome et responsable face à la nourriture.

En général, quand dans mes conférences je critique les régimes, il se trouve toujours quelqu'un pour me dire que tel groupe ou tel autre est excellent puisqu'il suit le *Guide alimentaire canadien* et qu'il propose donc de meilleures habitudes alimentaires que celles précédemment utilisées par la majorité de ses membres. Dans les cas où le régime préétabli respecte les règles alimentaires de base, le problème se situe sur un autre plan; il est effectivement excellent que des gens préoccupés par leur santé apprennent à développer de meilleures habitudes alimentaires. Le problème se situe plutôt dans le fait de contrôler la *quantité* autant que la *qualité* de la nourriture: en limitant la quantité, on induit un ralentissement métabolique qui prépare le terrain à la reprise de poids, et celle-ci se produira inévitablement, à moins que la personne ne demeure au régime toute sa vie; mais alors elle aura beau manger une nourriture de qualité, la quantité ne sera pas suffisante pour lui assurer tous les apports nutritifs dont elle a besoin.

Le principal reproche que l'on puisse faire à toutes ces méthodes, c'est donc de développer chez leurs adhérents une association entre «bien manger» et «ne pas prendre de poids»; or, après avoir suivi ces régimes, «ne pas prendre de poids» correspond plutôt à «ne pas manger assez». Il est incroyable de voir la quantité de femmes qui croient sincèrement qu'il est bon pour la santé de ne manger que 1 000 ou 1 200 cal par jour.

Le principal effet de la restriction de calories, c'est donc de favoriser le gain de poids alors qu'elle est censée le combattre. Mais d'autres problèmes existent également : certains « clubs d'amaigrissement » naissent de la victoire d'une personne sur son poids ; celle-ci décide alors, moyennant rémunération et sans supervision diététique, d'accompagner d'autres individus dans leur démarche d'amaigrissement ; comme elle n'a en général aucune formation en diététique, elle est incapable d'adapter un plan alimentaire de base, souvent déjà inadéquat, aux besoins spécifiques de chaque individu : combien d'adolescentes en pleine croissance, de personnes malades, de femmes enceintes, suivent ainsi de tels groupes sans que l'animatrice ne s'inquiète le moindrement de leurs besoins alimentaires ?

> Un manuel américain paru récemment fournit une liste exhaustive des aliments avec leur valeur énergétique ; il va jusqu'à indiquer le nombre de calories contenues dans un timbre-poste qu'on lèche, spécifiant même la différence entre un petit timbre (0,007 cal) et un grand timbre (0,014 cal)*. J'admire cette culture ! Elle met une telle énergie à s'occuper des choses fondamentales. Ce livre sauvera sûrement la vie de milliers de personnes qui, sans cette information précieuse, seraient mortes d'une crise cardiaque à la suite d'une obésité provoquée par un abus de correspondance.
>
> * (Chiffres tirés de la revue *Vogue,* novembre 1989.)

Les régimes à la mode

Il y a eu le régime Mayo, puis celui du Dr Atkins ; il y a eu celui de Scarsdale, le Hollywood, le Fit for Life... Ma liste est bien incomplète, mais j'ai un peu perdu le fil ces dernières années ; il a bien dû se publier une vingtaine de nouvelles méthodes depuis que ma vie m'intéresse plus que mon poids.

Tous ces régimes s'annoncent comme étant « le dernier que vous aurez à entreprendre ». Ils vous promettent le miracle grâce à une formule nouvelle, frisant souvent la magie alimentaire, découverte par l'auteur ou adaptée par lui à partir d'une très ancienne méthode longtemps éprouvée. Parfois, comme dans le cas de Marilyn et Harvey Diamond, les auteurs de *Fit for Life,* les auteurs se présentent comme de grands spécialistes formés aux meilleures écoles (en fait les Diamond ont obtenu un diplôme à la suite d'un cours par correspondance qu'ils ont suivi dans une école américaine non accréditée). Dans d'autres cas, l'auteur nous permet de nous identifier à lui en se présentant comme quelqu'un qui a lutté toute sa vie pour maigrir et a finalement trouvé par lui-même sa propre méthode. Judy Mazel, auteur du *Régime Hollywood,* correspond à ce portrait de la victime du poids qui est enfin parvenue à remporter la bataille.

Chacune de ces méthodes comporte ses dangers spécifiques. Ainsi, les régimes du style «Dr Atkins», caractérisés par une grande proportion de protéines et de gras et une faible proportion d'hydrates de carbone (fruits, légumes, pains, céréales), peuvent entraîner notamment une augmentation du taux de cholestérol, des problèmes rénaux et une perte de calcium, de la déshydratation, de la fatigue, des nausées et une irrégularité du rythme cardiaque. De plus ces régimes produisent un état de fatigue qui amène souvent la personne à diminuer son activité physique, ce qui s'oppose à tout ce qui est préconisé pour le maintien d'une bonne forme physique. On croit aussi que la faible quantité de fibres alimentaires ingérées dans un tel régime risque d'augmenter les risques de maladies cardio-vasculaires et de cancer du côlon[4].

Les régimes comme Fit for life et Hollywood tombent exactement dans les exagérations inverses des précédents. Dans ces derniers, en effet, la mauvaise nourriture, celle par laquelle toute la graisse arrive, ce sont les protéines; la bonne nourriture, celle qui purifie, qui ne peut pas faire grossir même si on en mange des tonnes, ce sont les fruits et les légumes. Ces méthodes s'appuient en outre sur l'idée que si on limite la prise de nourriture à un seul type d'aliments à la fois, on ne peut prendre de poids quelle que soit la quantité ingérée. Évidemment, autour de ces quelques conceptions magiques centrales, on retrouve des différences, des aménagements, des variations sur le thème de l'impureté de certains aliments comme cause de l'embonpoint: il le faut bien, sinon comment réussirait-on à publier une multitude de techniques qui se ressemblent autant?

Les conséquences négatives des régimes du type Fit for Life et Hollywood proviennent avant tout de cette surconsommation de fruits qui provoque des diarrhées et entraîne la perte de fluides et d'électrolytes; quant à la sous-consommation de protéines qui y est encouragée, elle peut aller jusqu'à provoquer un arrêt cardiaque[5].

Mais le régime Hollywood entraîne une autre conséquence, plus grave peut-être que les précédentes. Susan et Wayne Wooley notent que la folie antigraisse a franchi un pas de plus avec la publication du livre de Judy Mazel. Le régime Hollywood n'est pas, selon eux, une technique d'amaigrissement comme une autre, mais bien «une forme d'entraînement direct aux comportements et aux attitudes anorexiques[6]»; ils jugent cette technique à ce point dangereuse qu'ils y ont consacré un article entier dont le titre à lui seul donne le ton: «Le trouble de l'alimentation Hollywood: le marketing de masse de l'anorexie nerveuse[7].» Dans cet article, les Wooley utilisent leurs connaissances approfondies des troubles de l'alimentation pour analyser le régime proposé par Judy Mazel: ils y retrouvent une structure similaire à celle des anorexiques et des boulimiques[8] sur le plan du comportement alimentaire, de l'attitude face au poids et des pseudo-rationalisations qui permettent à la personne de justifier ses comportements perturbés.

L'ensemble du plan alimentaire du régime Hollywood est ainsi organisé en fonction des pertes de contrôle face à la nourriture: la personne ne mange que des fruits et, une fois de temps à autre, on lui permet... de perdre le contrôle; ainsi, au sixième jour de la troisième semaine, elle a droit à autant de poulet qu'elle le désire pendant toute la journée, tandis qu'au souper du troisième jour de la quatrième semaine, elle peut manger toutes les pâtes ou tous les desserts dont elle a envie. Grâce à sa méthode, Judy Mazel se vante, à 1,62 m (5 pi 3 po), de maintenir depuis des années un poids de 46 kg (101 lb). Comme elle a été en lutte contre son poids depuis l'âge de 8 ans et qu'elle a déjà pesé 66 kg (145 lb), on peut supposer que son poids naturel est beaucoup plus élevé que celui qu'elle maintient; de ce fait, son comportement alimentaire est nécessairement motivé par l'ensemble des réactions reliées à la perte de poids qu'Ancel Keys avait observées.

Comme ces hommes, Mazel passe son temps à ne penser qu'à la nourriture, car son corps est littéralement affamé. Elle a donc dû développer une stratégie qui lui donne l'impression de satisfaire son appétit tout en prévenant la reprise de poids; cette stratégie consiste à orienter ses abus vers les fruits, qui constituent la presque totalité de son apport alimentaire. Elle les consomme avec excès parce qu'elle sait qu'ils provoqueront des diarrhées: Mazel utilise les fruits comme laxatifs et fait ainsi d'une pierre deux coups: elle satisfait ses orgies alimentaires tout en déclenchant l'expulsion de la plus grande partie de ce qu'elle a mangé. Mazel ne se gêne d'ailleurs pas pour exposer son point de vue sur l'effet laxatif de sa technique: «Si vous avez souvent envie d'aller à la selle, c'est parfait. N'oubliez pas que les kilos vous quittent surtout par deux voies: les intestins et la vessie. Plus vous passez de temps aux toilettes, mieux cela vaut[9].»

Nous voici devant un bel exemple de la pseudo-rationalité qui sous-tend le comportement alimentaire des anorexiques et des boulimiques: la perte de poids n'a en effet rien à voir avec l'élimination du contenu de l'intestin ou de la vessie; cependant, les personnes qui souffrent de troubles de l'alimentation confondent généralement la sensation que donne un corps déshydraté ou un système digestif vide avec le fait d'être mince...

Au lieu de porter le sous-titre aberrant de *Santé et minceur en six semaines*, le livre de Judy Mazel pourrait s'intituler *Comment devenir boulimique en six semaines*. Ce qu'il y a de plus inquiétant avec ce livre, ce n'est pas tant l'étalage qu'il fait du problème alimentaire de Mazel, mais bien le fait qu'une méthode permettant à quiconque de devenir aussi perturbé que l'auteur se soit vendue à plusieurs centaines de milliers d'exemplaires.

Il faut donc particulièrement se méfier de ces livres de régimes à la mode qu'on publie régulièrement car ils comportent souvent, en même temps qu'un amas de faussetés en matière de nutrition, une attitude globale qui encourage le développement de comportements perturbés face à la nourriture.

Les gadgets ou comment faire fondre vos dollars

Un publireportage pleine page dans l'horaire de télévision annonce qu'un digne bonze oriental a découvert par hasard, en mâchouillant un brin d'herbe le long d'une route où il méditait, la substance qui garantit un amaigrissement à vie. La substance – le brin d'herbe en question, séché et réduit en poudre – est offerte pour la modique somme de 29,95 $les 100 g, satisfaction garantie ou argent remis. La personne qui se laisse tenter et commande le produit miraculeux constatera sans doute que le bon sage accompagne sa poudre de perlimpinpin de quelques judicieux conseils alimentaires; ceux-ci, tout bien calculés, correspondent à un régime de 1 200 cal par jour. La cliente aura dépensé 29,95 $plus les frais d'envoi pour apprendre ce qu'elle savait depuis 15 ans et avait vainement tenté au moins vingt fois.

Les gadgets se divisent en deux catégories: les substances et les objets. Les substances, de vagues mixtures d'herbes cueillies dans les sous-bois de forêts mangeuses de graisse, doivent être avalées. Les objets, eux, ont un effet sur quelque fluide magnétique responsable des hanches rebondies et doivent donc être portés afin de modifier les ondes qui perturbent l'harmonie des graisses.

De façon générale, ces gadgets ne sont pas vraiment dangereux ; le principal effet qu'ils provoqueront chez le consommateur, c'est une belle montée d'adrénaline lorsqu'il réalisera qu'on a abusé de sa recherche désespérée d'une technique efficace pour maigrir. Et encore, si sa réaction en est une de colère, le voilà déjà sur la bonne voie. Malheureusement, après avoir essayé ces méthodes, bien des personnes se blâment de ne pas avoir atteint le résultat annoncé ; cela accentue la haine contre elles-mêmes qu'elles ont accumulée au fil de leurs nombreux échecs en matière d'amaigrissement.

Le jeûne modifié d'épargne protéique

Il y a quelques années, la populaire animatrice de *talk-show* Oprah Winfrey tint ses fans en alerte pendant plusieurs mois alors qu'elle suivait un régime secret : tous les téléspectateurs la voyaient maigrir à vue d'œil, mais personne ne savait comment elle s'y prenait. Elle avait décidé de ne dévoiler sa méthode qu'au moment où elle atteindrait le poids qu'elle s'était fixé. Et le grand jour arriva enfin : Oprah, dans toute la splendeur de sa minceur victorieuse, entra sur le plateau de télévision en tirant une voiture d'enfant dans laquelle s'amoncelaient 30 kg (65 lb) de gras animal, l'équivalent de ce qu'elle avait perdu grâce à un jeûne modifié d'épargne protéique, plus communément appelé «régime aux protéines liquides». On peut imaginer la publicité dont bénéficia cette méthode, qui n'en avait d'ailleurs plus besoin puisqu'il s'agit d'une des techniques d'amaigrissement sous supervision médicale les plus utilisées aujourd'hui.

L'idée à la base de la découverte de la technique du jeûne modifié est la suivante : comment faire pour obtenir une perte rapide de graisse tout en affectant le moins possible la masse musculaire ? Dans les années soixante-dix, le Dr George Blackburn du Harvard Medical School crut qu'en fournissant aux sujets une quantité suffisante de protéines, à l'exclusion d'autres aliments, on pourrait atteindre cet objectif. Un autre médecin, le Dr Victor Vertes, pensa alors à utiliser un liquide concentré en protéines, qui était plus facile à mesurer que des aliments et comportait, semble-t-il, l'avantage d'aider la personne à se détacher plus facilement de la nourriture.

Cette méthode connut un succès prodigieux dès ses débuts, en particulier grâce à *The Last Chance Diet*, le livre qui la vulgarisa. L'auteur, Robert Linn, fit rapidement fortune grâce à son livre... mais surtout grâce aux profits qu'il retira en vendant la formule de liquide protéiné qu'il avait mise au point.

Le charme fut cependant brutalement rompu en 1978, alors que 58 cas de mortalité reliés à l'utilisation de telles formules étaient investigués par le FDA (Food and Drug Administration). La popularité de la méthode diminua alors pendant un certain temps. La vogue a cependant repris de plus belle depuis que ses défenseurs affirment que la mort de ces personnes a été provoquée par l'utilisation de protéines de mauvaise qualité. Maintenant, disent-ils, nous employons des protéines de qualité, et en quantité suffisante pour sauvegarder la masse musculaire ; cette précaution vise surtout la protection du cœur, qui est un muscle.

Mais qu'en est-il de l'efficacité de cette méthode ? Apporte-t-elle enfin des résultats rapides et surtout durables ? Malgré l'existence de milliers de cliniques médicales d'amaigrissement qui utilisent les protéines liquides en Amérique du Nord, malgré le fait que des millions de personnes suivent ce traitement chaque année, on trouve en fait très peu d'empressement à fournir des chiffres concernant le taux de succès de cette méthode. Et quand finalement on trouve des informations à ce sujet, on comprend un peu mieux les raisons du silence : le taux de réussite du jeûne modifié d'épargne protéique est désespérément faible et il diminue à mesure que paraissent des études qui effectuent un suivi sur une plus longue période. Le tableau suivant, qui présente les résultats d'une étude effectuée au Danemark avec un suivi de cinq ans, parle de lui-même[10] :

Taux de succès cumulatif :

0-1 an :	70 p. 100 de succès
1-2 ans :	30 p. 100 de succès
2-3 ans :	23 p. 100 de succès
3-4 ans :	8 p. 100 de succès
4-5 ans :	3 p. 100 de succès

Et encore le terme *succès* prend-il tout son sens quand on en connaît la définition donnée dans l'étude en question : il s'agit du maintien d'une perte de poids d'au moins 10 kg (22 lb) chez des sujets dont le poids moyen initial était de 120 kg (264 lb).

Qui accepterait de suivre un traitement médical qui offre, à moyen terme, 3 p. 100 de chance d'un succès tout relatif ? Évidemment, la réponse à une telle question sera conditionnée par plusieurs facteurs, dont les risques éventuels associés au traitement. En effet, même si la méthode ne garantit pas un taux de succès très élevé, si elle ne comporte pas trop de dangers, certains l'essaieront peut-être. Mais le jeûne modifié d'épargne protéique comporte de nombreux risques ; voici ce qu'en disent les auteurs Herman et Polivy :

« Les changements dans les fluides et les électrolytes qui entraînent une perte initiale de poids rapide dans les premiers sept à dix jours amènent aussi de l'hypotension posturale et une accélération du pouls. Une baisse concurrente du taux de potassium est possible, causant de la fatigue, de la faiblesse musculaire et de l'arythmie cardiaque. L'utilisation à long terme des régimes protéinés à basses calories peut produire des carences en calcium et en minéraux [...] impliquant un ensemble de complications qu'on ne connaît pas encore complètement [...]. [Cette méthode] amène un haut taux d'acide urique dans le sang [...], ce qui peut provoquer de la goutte, des pierres au rein, des nausées ou des vomissements, et des modifications dans le fonctionnement du foie. Les effets gastro-intestinaux incluent de la constipation [...] ou de la diarrhée. La fonction endocrine est altérée, pouvant parfois entraîner une hypothyroïdie relative, ce qui peut expliquer des effets secondaires fréquents comme un abaissement du métabolisme basal, l'intolérance au froid, la peau sèche, la perte des cheveux et des crampes musculaires. L'aménorrhée chez les femmes et une diminution de la libido chez les deux sexes peuvent également se produire[11]. »

Quant aux cas de mortalité associée à l'utilisation des protéines liquides avant 1978, plusieurs chercheurs ne sont pas du tout convaincus qu'ils aient été causés uniquement par la piètre qualité des protéines employées. Des études sur des humains autant que sur des animaux montrent que les suppléments protéinés n'empêchent pas la destruction des protéines du corps, y compris celles du muscle cardiaque[12, 13,] et de ce fait les protéines liquides présentent le même danger que tous les régimes très sévères ; on soupçonne que c'est la perte de poids trop brusque plutôt que la composition du régime qui est responsable de l'arythmie et des autres problèmes cardio-vasculaires qu'on a identifiés comme ayant causé la mort des 58 personnes qui ont suivi cette méthode.

L'un des problèmes majeurs avec cette technique d'amaigrissement, c'est que sa promotion est faite par les grands sorciers eux-mêmes, les médecins. Quand on tente d'en souligner les dangers, on se fait dire d'un ton protecteur, parfois même condescendant : « Rassurez-vous, ce régime sera effectué sous stricte surveillance médicale. » Une équipe de l'université de Rochester a remis en question la belle assurance qu'affichent ces médecins en plaçant sous observation, 24 heures sur 24, six patients soumis à un jeûne modifié d'épargne protéique. Ils ont ainsi pu identifier chez la moitié des sujets des irrégularités graves dans les battements cardiaques ; selon eux, cette arythmie était du même type que celle qui a causé la mort de la majorité des cas rapportés avant 1978, bien que leur formule protéinée ait été de qualité et qu'ils aient reçu des suppléments de potassium et de vitamines. Or, ces arythmies n'ont pu être identifiées qu'en raison de la supervision constante des patients ; elles seraient donc passées inaperçues si ces patients avaient été vus une fois par semaine dans une clinique médicale[14].

Le numéro de mars 1990 du bulletin *Obesity and Health* indique que le jeûne modifié d'épargne protéique devrait être réservé à des personnes dont le poids est au moins 30 p. 100 plus élevé que le poids prévu par la charte[15] (entendent-ils par là que les risques éventuels seront largement compensés par les bénéfices apportés par la perte de poids ?). Quoi qu'il en soit, la réalité est tout autre. À peu près n'importe qui peut obtenir un tel régime sur demande. Ainsi, Louise, avec un poids dans la moyenne, s'est rendue dans une clinique médicale d'amaigrissement et n'a eu aucun mal à obtenir des protéines liquides ; Jeanine non plus, d'ailleurs, même si son poids était inférieur à celui qu'on a prévu pour elle dans la charte des poids désirables, cette sacro-sainte preuve de normalité médicale.

Mais il y a plus grave encore. Le bulletin dont je viens de faire mention note également qu'une personne ne devrait pas être soumise à un tel régime si elle souffre d'une perturbation psychiatrique quelconque. Or, Geneviève, boulimique, n'a eu aucune difficulté à être acceptée dans une clinique d'amaigrissement qui utilise les protéines liquides ; tout comme Sophie, boulimique elle aussi ; et Nicole, anorexique-boulimique. Une seule de ces jeunes femmes avait un poids légèrement au-dessus de la moyenne ; les deux autres avaient un poids normal. Non, je n'invente pas ces cas : j'ai eu à réparer les dégâts… À cause de l'obsession actuelle pour la minceur et de l'augmentation croissante des troubles de l'alimentation, ces cliniques reçoivent certainement un grand nombre de cas de ce genre. Comment expliquer que des centres soi-disant spécialisés dans le traitement des problèmes de poids se montrent incapables d'identifier les cas où la perturbation principale de la cliente se situe dans un désir pathologique de maigrir ? Et ne croyons pas que cela ne les regarde pas : l'éthique médicale interdit au médecin de soumettre un patient à un traitement qui pourrait lui nuire. Or, pour une anorexique ou une boulimique, toute restriction alimentaire contribue à maintenir, sinon à empirer son problème ; et quand on parle d'une méthode aussi violente que le jeûne modifié d'épargne protéique, on peut s'attendre à des conséquences graves chez de telles personnes.

Et s'ils l'avaient détecté, ce désir pathologique de maigrir, auraient-ils pour autant refusé de vendre leurs produits amaigrissants ? Michelle, cliente d'une de ces cliniques médicales d'amaigrissement a un poids normal mais son image corporelle est perturbée – elle se « voit » grosse – et elle restreint constamment son apport alimentaire. C'est l'obsédée typique, angoissée par son corps autant que par la nourriture. La clinique qu'elle fréquente a diagnostiqué son problème et lui a proposé une solution : on continue à lui vendre des protéines liquides mais on lui offre en plus une thérapie pour la « guérir » de son obsession… Entrez mesdames ! Voici la toute nouvelle approche globale en santé, qui vous offre à la fois la maladie et la guérison…

On peut évidemment invoquer que ces clientes n'iront pas se vanter qu'elles souffrent de troubles de l'alimentation ; mais c'est justement au spécialiste de faire l'investigation adéquate pour savoir s'il y a contre-indication à son traitement. Or, dans les cas précédents, aucun professionnel de ces cliniques ne posa les questions qui lui auraient permis de détecter le trouble alimentaire dont souffraient ces personnes.

Quand on dénonce les protéines liquides, on s'attaque à un gros morceau : un marché lucratif contrôlé par ceux qui sont du côté du discours officiel sur la santé… On peut donc s'attendre que cette méthode ait la vie dure ; aussi bien se préparer aux insuccès qu'elle entraîne et aux gâchis qu'elle produit.

Voyage au bout de l'horreur

Si on découvrait une drogue totalement efficace contre l'obésité,
cela prendrait des années avant qu'elle ne soit disponible pour le public,
et si ses taux de mortalité et de morbidité étaient comparables
à ceux des chirurgies de l'intestin et de l'estomac,
il semble douteux que son utilisation serait jamais approuvée.

SUSAN ET WAYNE WOOLEY[16]

À force de constater l'échec des régimes amaigrissants, on a cherché des solutions plus radicales à l'obésité. Puisqu'il semblait impossible à 95 p. 100 des gens de limiter à vie leur consommation de nourriture, ne pouvait-on pas trouver une méthode qui limiterait soit l'assimilation, soit l'ingestion de nourriture ? Cette interrogation a abouti à l'utilisation de la chirurgie dans le contrôle du poids.

Dans le court-circuit jéjuno-colique, l'ancêtre de toutes les chirurgies, on reliait la première section de l'intestin grêle directement au gros intestin. Cette technique fut cependant abandonnée, malgré un amaigrissement spectaculaire des patients, car plus de 25 p. 100 d'entre eux en mouraient[17].

La première technique à être systématiquement utilisée fut expérimentée en 1954 ; le court-circuit jéjuno-iléal (voir tableau de la p. 116) consistait à attacher le segment supérieur de l'intestin grêle à sa dernière section, donc à bloquer le transit de la nourriture à travers sa plus grande partie. L'amaigrissement à la suite d'une telle opération était spectaculaire et la perte de poids se maintenait.

La malabsorption est le principe sous-jacent à la perte de poids dans les chirurgies touchant l'intestin grêle. Dans le processus digestif, les éléments nutritifs sont assimilés par l'organisme à partir de l'intestin grêle. Si on empêche la nourriture d'y transiter, la personne aura beau manger autant qu'elle le voudra, la plus grande partie de ce qu'elle consommera se retrouvera directement à la toilette. En d'autres mots, les personnes qui subissent une telle chirurgie maigrissent par malnutrition…

Le court-circuit jéjuno-iléal permettait une perte de poids draconienne et durable. On pratiqua donc plus de 100 000 de ces interventions au cours des 30 années qui suivirent sa mise au point. On décida cependant de l'abandonner, car le taux de mortalité était encore extrêmement élevé, et la majorité des survivants souffraient de complications extrêmement graves. Aussi paradoxal que cela puisse

LE TRAITEMENT DE L'OBÉSITÉ PAR LA CHIRURGIE

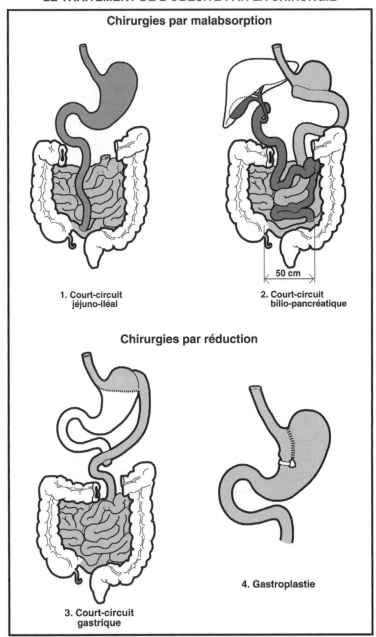

(Schémas 1, 3 et 4 inspirés de *International Obesity Newsletter*, avril 1988. Schéma 2 inspiré de *La Revue du praticien*, 21 janvier 1982.)

paraître, on ne mesure initialement le «succès» de ces interventions que par le maintien d'une perte de poids suffisante, *quel que soit l'état de santé* de l'opéré. Paul Ernsberger souligne ainsi cyniquement qu'«une patiente souffrant d'un ulcère perforé ou de dommages au cerveau [dus à l'état de malnutrition provoqué par l'intervention] sera comptée parmi les succès, si elle perd du poids[18].»

Il faut noter que les interventions chirurgicales ne sont pas soumises aux mêmes exigences que les médicaments. Ceux-ci doivent être vérifiés en laboratoire avant d'être utilisés sur des êtres humains. Dans le cas des chirurgies, ce sont les humains qui servent de cobayes: «Plus de 15 années de traitement chirurgical d'êtres humains se sont écoulées avant toute expérimentation sur des animaux obèses[19].» C'est donc l'accumulation des complications graves et des cas de mortalité qui amènent les chirurgiens à abandonner une technique au profit d'une autre qu'ils croient moins dangereuse. Ils recommencent alors le même processus, opérant directement sur les humains et modifiant la technique au fur et à mesure des erreurs qu'ils constatent. Ils l'abandonnent finalement au profit d'une autre quand, faisant le bilan de 10, 15 ou 20 années d'intervention, ils constatent qu'ils ont accumulé plus de morts que s'ils avaient laissé les obèses tranquilles.

Plusieurs des complications des chirurgies par malabsorption sont la conséquence d'une erreur physiologique fondamentale à la base de ces interventions. On fait «comme si» toutes les parties de l'intestin grêle jouaient un rôle similaire dans l'absorption des éléments nutritifs. Si tel était le cas, le fait de bloquer le passage de sa plus grande section ne ferait que diminuer également l'assimilation des aliments par l'organisme. En réalité, chaque portion de l'intestin grêle est spécialisée dans l'absorption d'éléments nutritifs spécifiques; en bloquant sa plus grande partie, on provoque des carences graves qu'on ne parvient pas à corriger.

La diminution graduelle de la popularité des chirurgies par malabsorption s'accompagna d'une augmentation de celle des chirurgies par réduction: ici, l'amaigrissement est provoqué par l'incapacité de manger plus de quelques cuillerées de nourriture à la fois; on obtient ce résultat en empêchant l'entrée de la nourriture dans la plus grande partie de l'estomac, généralement en l'isolant grâce à une ou deux rangées de broches.

Lors des premières opérations de ce genre, on laissait de l'espace pour environ 150 ml (5 oz) de nourriture alors que la capacité habituelle de l'estomac est d'environ 1 litre (32 oz). Cependant, les reprises de poids étaient très fréquentes quelque temps après cette opération. En effet, pour combattre la faim constante qui les tenaillait, de nombreuses personnes apprenaient à manger des aliments très riches en calories. De plus, la poche aménagée lors de l'intervention avait tendance à s'agrandir en raison de l'élasticité des tissus de l'estomac. Afin de contrer ce problème, les chirurgiens réduisirent de plus en plus l'espace disponible. Aujourd'hui, on ne laisse généralement de place que pour environ 60 ml (2 oz) de nourriture, un espace plus petit que l'estomac d'un bébé naissant; certains chirurgiens laissent un espace équivalent à un volume de 15 ml (1/2 oz) seulement et l'un d'eux a même eu l'idée extraordinaire d'éliminer totalement l'estomac, connectant directement l'œsophage à l'intestin... Cet homme brillant a enfin découvert la cause fondamentale de l'obésité; celle-ci semble provoquée par la présence d'un organe superflu, l'estomac, dont il suffit de faire l'ablation pour résoudre le problème. Si ce n'était pas si horrible, ce serait éminemment comique!....

Il existe de nombreuses variations dans les chirurgies de l'estomac. Certaines relient directement la poche stomacale réduite à l'intestin grêle (court-circuit gastrique: voir schéma 3, p. 116) alors que d'autres maintiennent un passage étroit entre la petite cavité et le reste de l'estomac (gastroplastie: voir schéma 4).

Les chirurgies de l'estomac ont été développées comme solution de rechange aux chirurgies de l'intestin, qui s'étaient, à moyen terme, avérées trop dangereuses. Malheureusement, ici encore on a effectué les interventions pendant de nombreuses années sur des humains, sans expérimentation préalable, et on a laissé les résultats s'accumuler. Jusqu'à maintenant on a dénombré 52 types de complications reliées à ces interventions; il s'agit souvent de problèmes graves qui requièrent une réhospitalisation et le recours à de nouvelles chirurgies, ou qui entraînent des souffrances qui diminuent la qualité de vie de la personne plutôt que de l'améliorer.

Plusieurs de ces complications proviennent de l'intervention elle-même, comme les fuites d'acide gastrique dans la cavité abdominale. De nombreuses autres sont la conséquence des carences multiples provoquées soit par l'impossibilité de consommer plus de 500 ou 600 cal par jour pendant des années, soit par la rupture du cycle normal de la digestion. Encore une fois, le principe sur lequel s'appuie cette technique s'est révélé faux: l'estomac n'est pas, comme on le croyait, un simple lieu de passage de la nourriture; il joue un rôle actif dans l'assimilation des divers éléments nutritifs par l'organisme. Quand on bloque 95 à 99 p. 100 de sa capacité, on risque d'altérer des fonctions organiques dont on ne maîtrise pas encore toute la complexité. Le tableau de la p. 118, tiré du bilan que fait le Dr Paul Ernsberger des recherches sur les chirurgies de l'estomac, fournit une liste exhaustive de ces complications[20]. C'est un bilan sombre, tant sur le plan de la gravité de plusieurs de ces complications que sur le plan du pourcentage de personnes affectées. La fréquence des complications est tellement élevée qu'une personne qui subit cette opération doit savoir qu'elle souffrira nécessairement de plusieurs d'entre elles.

COMPLICATIONS LIÉES À LA CHIRURGIE DU BROCHAGE DE L'ESTOMAC*

(Incidence et complications en pourcentage du nombre total de cas.)

À COURT TERME (six premiers mois)

A. Complications potentiellement mortelles :

Généralement 2-4 p. 100 mais pouvant aller jusqu'à 6-9 p. 100 :
La mort dans les suites immédiates de l'intervention chirurgicale peut être liée à n'importe laquelle des causes suivantes.

16 p. 100 :
Une douleur dans l'épaule gauche est souvent le signe d'un écoulement du liquide gastrique dans l'abdomen. Des écoulements minimes ne présentent pas un danger mortel immédiat et peuvent échapper à la détection.

6-8 p. 100 :
Un écoulement important du liquide digestif de l'estomac dans la cavité abdominale. Il s'agit d'une urgence médicale, mortelle dans 40 p. 100 des cas.

7 p. 100 :
Une défaillance respiratoire. Les poumons cessent temporairement de fonctionner. Des lésions cérébrales significatives peuvent survenir en quelques minutes.

7 p. 100 jusqu'à « à peu près tous les cas » :
Un arrêt respiratoire pouvant conduire à une pneumonie et à la mort.

6-7 p. 100:

Embolie pulmonaire interrompant la circulation sanguine des poumons. Souvent mortelle.

4 p. 100:

Pneumonie.

B. Complications habituellement non mortelles :

15-16 p. 100:

Une infection de la plaie apparaît généralement quand des bactéries provenant des intestins envahissent la plaie chirurgicale.

12-18 p. 100:

Hernie abdominale, protrusion d'une partie du tractus digestif à travers la paroi abdominale, habituellement au niveau de l'incision.

13 p. 100:

Atteinte splénique nécessitant l'ablation de l'organe. La rate joue un rôle vital dans les défenses du corps contre les maladies infectieuses.

7 p. 100:

Réouverture de la plaie.

6 p. 100:

Accumulation de pus autour de la plaie. Souvent extrêmement douloureux.

À LONG TERME

A. Complications potentiellement mortelles :

12 p. 100 au bout de 7 ans; 18 p. 100 au bout de 10 ans:

La mort bien après l'intervention chirurgicale est habituellement liée à une attaque cardiaque ou à un cancer.

33 p. 100:

Une carence en potassium est dangereuse et peut conduire à une crise cardiaque. A duré plus de 6 mois chez 21 p. 100 des patients, malgré l'apport de suppléments en potassium.

10-15 p. 100:

Obstruction à l'écoulement des aliments en dehors de l'estomac. Le blocage peut être lié au tissu cicatriciel, au mucus ou même à une pilule de vitamine. Peut mettre la vie en danger.

12 p. 100:

Une maladie jusqu'à présent inconnue, frappant le cerveau et le système nerveux, et qui n'est liée au déficit d'aucun minéral connu. Produit des lésions nerveuses similaires à celles provoquées par la sclérose en plaques, souvent mortelle.

8 p. 100:

Une carence en magnésium, tout comme un déficit en potassium, peut perturber le fonctionnement cardiaque.

Dans de nombreux cas:

Un syndrome de Wernicke-Korsakoff lié à un trouble de l'absorption de la thiamine. Les vitamines doivent être perfusées dans le flux sanguin. Conduit à une atteinte du cerveau et à des lésions nerveuses, et finalement à la mort.

? p. 100:

Un cancer de l'estomac, du côlon, de l'œsophage et du pancréas risque de survenir dans une forte proportion après le brochage. De nombreux patients sont morts d'un cancer 10 ans après l'intervention.

3 p. 100:

Une occlusion intestinale peut mettre la vie en danger.

? p. 100:

Un ulcère perforé. La paroi de la partie supérieure de l'intestin peut être rongée, ce qui entraîne une fuite. Peut être mortel.

? p. 100:

Un kwashiorkor, maladie liée à une grave malnutrition et communément répandue dans les régions d'Afrique touchées par la famine.

? p. 100:

Un taux faible de globules blancs affaiblit la résistance du corps à la maladie. Est associé à la malnutrition.

? p. 100

Une déficience immunitaire acquise semble résulter de la seule malnutrition parmi les causes de complications du brochage de l'estomac. Est marquée par la perte des défenses de l'organisme contre la maladie, conduit à des infections multiples :

MALADIES D'ORGANES SPÉCIFIQUES
1) Reins et voies urinaires

35 p. 100 :

Des cristaux d'acide urique se forment dans l'urine, lui donnant une couleur ambrée. Cette affection est reconnue comme conduisant à une atteinte rénale.

18 p. 100 :

Une affection des voies urinaires, généralement liée à une invasion de bactéries intestinales. De fréquentes infections de la vessie touchent certains patients.

2 p. 100 :

Les calculs rénaux ne sont pas aussi fréquents que dans les anastomoses intestinales, lors d'un suivi à court terme. Les calculs sont composés d'acide urique.

? p. 100 :

Insuffisance rénale.

2) Maladies du foie et de la vésicule biliaire

24-33 p. 100 :

Les calculs biliaires surviennent si fréquemment après une anastomose intestinale ou un brochage de l'estomac que de nombreux chirurgiens retirent la vésicule biliaire [et l'appendice] pendant l'opération de brochage.

12 p. 100 :

Des lésions hépatiques peuvent être mises en évidence même au bout d'un an. On ne possède aucune donnée à long terme. Ont conduit à une insuffisance hépatique dans des cas répertoriés.

3) Maladies des globules rouges (anémies)

100 p. 100 :

Une **anémie modérée** se développe progressivement chez l'ensemble des patients comme l'indique une chute graduelle du nombre de globules rouges et de la quantité d'hémoglobine portant l'oxygène.

26 p. 100 au bout de 3 ans ; 49 p. 100 au bout de 7 ans :

Une **carence en vitamine B12** met au moins 2 ans à se développer, conduit à l'anémie pernicieuse. Dans 75 p. 100 des cas, la vitamine B12 n'est pas absorbée par le tractus digestif.

18 p. 100 au bout de 3 ans ; 39 p. 100 au bout de 7 ans :

Une **anémie** avec une réduction des globules rouges durant 6 mois ou plus. Peut survenir avec ou sans carence en fer. La fatigue peut être invalidante.

23 p. 100 :

Une **anémie pernicieuse** secondaire à un trouble de l'absorption de la vitamine B12. Peut aller jusqu'à la dégénérescence de la moelle épinière, la paralysie et la mort.

6 p. 100 :

Une **carence en acide folique** met plus d'une année à se développer et peut conduire à l'anémie.

4) Maladies des os

49 p. 100 au bout de 7 ans :

Une **érosion des os** (ostéoporose) liée à une perte en calcium. L'ostéoporose est le principal responsable de la boiterie chez la femme.

33 p. 100 :

Une **diminution de la taille** de 1,5 cm (½ po) ou plus. Du fait de l'érosion de la colonne vertébrale, les patients à l'estomac broché peuvent devenir plus petits de 5 cm (2 po).

7 p. 100 :

Un **attendrissement des os** (ostéomalacie). Les os deviennent flexibles et friables. S'accompagne de douleurs arthritiques.

B. Complications habituellement non mortelles :

80 p. 100 au bout d'un an; 89 p. 100 plus tard :

La diarrhée est associée à une faible absorption des nutriments ou à un déversement. Généralement ni grave ni fréquente.

75 p. 100 :

Un vomissement de bile, qui est produite dans le foie et sécrétée dans l'intestin. (Est normalement recyclée dans l'intestin et n'entre pas dans l'estomac d'où elle peut être régurgitée.)

74 p. 100 :

La constipation alterne souvent avec la diarrhée. Peut résulter d'une défaillance des contractions intestinales nécessaires au transport des aliments.

56 p. 100 :

Une chute de cheveux est un symptôme de malnutrition et de perte des tissus maigres du corps.

52 p. 100 :

La décharge du contenu de l'estomac dans l'intestin entraîne une élévation subite du sucre sanguin après le repas. S'aggrave avec le temps : 29 p. 100 au bout de 1 an, 44 p. 100 au bout de 2 ans, 53 p. 100 au-delà de 3 ans. Peut avoir des effets nuisibles chez les diabétiques qui n'ont pas été diagnostiqués.

52 p. 100 :

Des douleurs abdominales qui persistent durant des mois ou des années après l'intervention.

48 p. 100 :

Une malnutrition importante est survenue dans certains cas malgré des conseils mensuels en nutrition et des suppléments quotidiens en vitamines.

49 p. 100 :

Une deuxième intervention dans les 5 ans qui suivent, en raison de complications ou d'un échec de la chirurgie.

35 p. 100:

Une seconde hospitalisation dans l'année qui suit, en raison de complications liées à la chirurgie.

30 p. 100:

La fatigue peut être débilitante.

14 p. 100:

Une rupture du brochage au cours de laquelle les agrafes se desserrent. On lui a donné le nom d'«effet de la fermeture éclair ouverte».

13 p. 100:

Une carence en vitamine K, comme l'indique une plus faible coagulation du sang. Peut conduire à des saignements excessifs.

12 p. 100:

Une carence en vitamine A se développe même quand des suppléments de vitamines sont prescrits.

11 p. 100:

Céphalées.

3-6 p. 100:

Ulcère ou hémorragie grave. Ne comprend pas les ulcères de la partie basse de l'estomac qui peuvent passer inaperçus. L'incidence de l'ulcère de l'estomac peut être beaucoup plus élevée à long terme.

? p. 100:

Une carence en zinc se manifestant par des plaies ouvertes qui apparaissent sur la peau.

? p. 100:

Une cécité partielle peut être liée à des carences en thiamine ou en vitamine A.

Ce tableau résume les complications qui ont été publiées dans les principaux journaux médicaux et chirurgicaux jusqu'en juin 1984. Le «? p. 100» correspond aux cas répertoriés et publiés mais dont l'incidence en tant que pourcentage d'un large groupe de patients n'a pas encore été déterminée.

* Tableau tiré de Ernsberger et Haskew, *Report on Weight-Loss Surgery,* NAAFA, p. 6-7.

Comment une intervention chirurgicale qui comporte autant de complications possibles et un risque de mortalité postopératoire aussi élevé peut-elle continuer à être pratiquée? La chirurgie de l'estomac s'est en fait inspirée d'une intervention du même genre qui était pratiquée dans les années trente et quarante dans les cas d'ulcères d'estomac. On arrêta cependant d'utiliser cette technique dans les années cinquante en raison des trop grands risques qu'elle faisait courir aux patients. Aujourd'hui on ne la pratique qu'en dernier recours pour certains ulcères et pour des cancers de l'estomac dont l'issue serait fatale sans cette intervention.

On n'hésite pourtant pas à l'utiliser dans les cas d'obésité. L'argument fourni pour justifier cette pratique est généralement le suivant: nous pratiquons cette intervention uniquement dans des cas d'obésité qui comportent des risques très élevés pour la santé de la personne. Mais si tel était le cas, on pratiquerait cette intervention majoritairement sur des hommes puisque l'obésité est beaucoup plus souvent associée à des problèmes de santé chez eux que chez les femmes. Pourtant, les statistiques américaines révèlent qu'entre 80 et 90 p. 100 des chirurgies sont pratiquées sur des femmes[21]. Au lieu de santé, ne sommes-nous pas en train de parler de chirurgie esthétique mortelle?....

Quant aux critères qui permettent d'identifier les cas graves d'obésité, ils semblent extrêmement élastiques: à l'origine, les compagnies d'assurances privées américaines ne remboursaient les chirurgies que si la personne souffrait d'une maladie reliée à l'obésité; ce critère est disparu en 1979 et a été remplacé par un critère de poids: toute personne dont le poids se situe à 45 kg (100 lb) au-dessus du poids prévu par les tables des compagnies d'assurances peut bénéficier de cette opération. Et il y a aussi les exceptions: la personne qui se plaint de dépression ou de douleurs au bas du dos peut être opérée même si son poids n'est pas aussi élevé. (Les maux de dos et la dépression sont probablement les deux malaises les plus répandus dans notre société... quel que soit le poids de la personne.) Et de toute façon, celle qui ne correspond à aucune des catégories précédentes n'a qu'à chercher, elle finira bien par trouver un médecin dont la définition de l'obésité morbide est assez large pour inclure son cas: les articles sur ces opérations rapportent l'opération d'une personne pesant 78 kg (172 lb) et d'une autre pesant 70 kg (154 lb).

Finalement, le paradoxe suprême est le suivant: après avoir affirmé qu'on n'opère que les cas graves dans le but d'améliorer leur santé, on exige des patients qu'ils soient en assez bonne santé pour pouvoir faire face à la gravité de l'intervention et aux risques de complications. «Bien qu'elle entraîne un taux de mortalité aussi élevé que la chirurgie à cœur ouvert, et même si on n'a pu prouver qu'elle avait des effets positifs durables sur la santé, la chirurgie de l'estomac est pratiquée sur des jeunes femmes en bonne santé[22].» Comprenne cette logique qui pourra !....

Un excellent moyen de vérifier si les complications liées à la chirurgie de l'estomac valent le risque, c'est de comparer le taux de mortalité des opérés à celui de personnes aussi grosses qui n'ont pas subi l'intervention. Le tableau suivant compare trois groupes de femmes, similaires quant au poids, à l'âge et à l'état de santé général – on croit même que les opérées étaient en meilleure santé que les autres puisqu'on élimine les candidates trop mal en point pour subir l'opération. Ces chiffres parlent d'eux-mêmes : 1,8 p. 100 des femmes obèses d'une étude norvégienne et 6 p. 100 de celles de l'étude de Framingham (É.-U.) sont mortes pendant les 10 années qu'a duré la recherche ; par contre 18 p. 100 des femmes qui avaient subi une chirurgie de l'estomac étaient mortes 10 ans après l'intervention. Selon le groupe de comparaison utilisé, on trouve donc un taux de mortalité de trois à dix fois plus élevé chez celles qui ont eu recours à la chirurgie... au nom de la santé, dites-vous ?

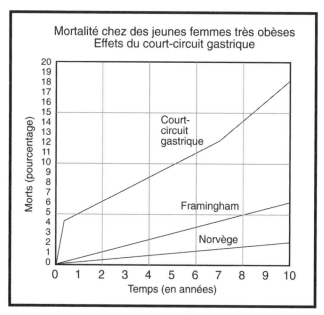

(*Tableau tiré et traduit de Ernsberger, Paul, «Report on Weight-Loss Surgery», NAAFA, p. 9*).

Mais alors, ça marche ?

C'est souffrant, c'est dangereux, mais au moins ça marche, n'est-ce pas ?.... Tout dépend si vous considérez comme acceptable un taux d'échec de 50 à 75 p. 100 pour une intervention qui comporte autant de risques : la révision faite par le Dr Joel Freeman, de l'université d'Ottawa, de 6 000 cas de chirurgie de l'estomac, démontre que plus de 50 p. 100 des patients avaient perdu moins de 15 p. 100 de leur poids initial, ou avaient perdu puis regagné ce poids en dedans de deux ans. Une autre étude indique que 75 p. 100 des patients survivants n'ont pas perdu de poids ou ont regagné tout le poids perdu deux ans après l'opération[23]. Malgré sa violence donc, cette intervention n'assure pas de perte de poids durable dans plus de 50 p. 100 des cas.

Devant un taux d'échec aussi élevé, certains médecins ont donc eu l'idée… d'avoir de nouveau recours à la chirurgie par malabsorption. Évidemment, la plupart d'entre eux ont abandonné l'ancêtre de ces méthodes, désuète et aux dangers dûment prouvés. Ils ont plutôt recours à une nouvelle technique, le court-circuit bilio-pancréatique, mis au point par l'Italien Scopinaro à la fin des années soixante-dix (voir schéma 2, p. 116). Cette technique comporte la grande originalité de jouer sur deux tableaux à la fois, car elle intervient au niveau de l'intestin grêle tout en réduisant des deux tiers la capacité de l'estomac. Certains hôpitaux du Québec ont d'ailleurs commencé à utiliser cette technique il y a quelques années.

Les complications ? Il faudra attendre quelques années pour les connaître en détail. En 1982, un article portant sur les différentes chirurgies liées à l'obésité mentionnait le court-circuit bilio-pancréatique sans pouvoir se prononcer clairement sur ses conséquences possibles puisqu'à cette date, 18 patients seulement avaient subi l'intervention. Les auteurs de l'article disaient cependant qu'«il paraît peu probable qu'une surveillance rigoureuse ne mette en évidence chez ces patients des complications métaboliques analogues à celles observées après le court-circuit jéjuno-iléal[24].» On s'en reparlera dans quelques années… après combien de complications, de souffrances et de morts ?

Docteur, opérez-moi !

Le plus tragique dans toute cette histoire, c'est que les défenseurs les plus acharnés de cette boucherie sont les patients eux-mêmes. Malgré les souffrances, l'inconfort constant et la diminution de leurs capacités, ceux-ci clament en effet qu'ils ne regrettent rien et plusieurs encouragent même leurs proches à subir l'intervention. Ernsberger rapporte des histoires de cas pénibles qui étalent sur plusieurs paragraphes des souffrances terribles et qui se terminent invariablement par un « Non, je ne regrette rien... ». Le chercheur conclut que « le bonheur et la satisfaction manifestés par plusieurs personnes qui ont subi une chirurgie de l'estomac, même quand elles se retrouvent affligées d'une maladie chronique et souffrent de douleurs intenses, et même quand elles risquent la mort, est la démonstration la plus évidente de l'oppression que vivent les gros[25]. »

Victimes de préjugés, de discrimination, d'humiliations constantes, plusieurs obèses sont prêts à faire n'importe quoi, à prendre tous les risques, à souffrir mille morts pour enfin se débarrasser de ce corps qui les marque au sceau du rejet.

Les chirurgiens peuvent donc dormir sur leurs deux oreilles, leurs patients ne se plaindront de rien. Mais ils peuvent aussi préparer le terrain de façon à désamorcer toute velléité de plainte. L'un d'eux affirme que « si l'opération est présentée de façon appropriée aux patients, ils considéreront tout échec à perdre du poids ou toute réduction insuffisante de poids comme étant de leur faute[26]. »

Les gardiens de la norme

Vous considérez que l'obésité est une forme de suicide, je vois la perte de poids comme un meurtre... le meurtre systématique d'une minorité biologique par la médecine organisée, agissant au nom des artisans et des coutumes de cette société[27].

ALDEBARAN

Ces propos tenus par une Américaine qui lutte contre l'oppression des obèses prennent tout leur sens quand on étudie les conséquences des chirurgies de l'intestin et de l'estomac. Les risques encourus y semblent en effet plus graves que les bénéfices : aux États-Unis, on estime que sur les 450 000 opérés, 50 000 (11 p. 100) sont morts ou mourront bientôt des suites de l'intervention. Devant de tels résultats, on est en mesure de se poser de sérieuses questions sur le rôle de la médecine dans le traitement de l'obésité : notre société n'est-elle pas en train de « soigner » un préjugé en soumettant ses victimes à des chirurgies mortelles ?

Il existe sur le marché des produits que certains Noirs utilisent pour se pâlir la peau. L'existence même de tels produits est éloquente en ce qui a trait à la norme esthétique imposée à tous par une culture blanche : pour être beau, pour être reconnu, il faut avoir la peau claire. Mais que penserions-nous d'un médecin qui recommanderait à ses patients noirs d'utiliser de tels produits, reconnus pour leurs effets cancérigènes, sous prétexte qu'ils facilitent leur intégration et concourent à augmenter leur estime d'eux-mêmes ?.... Le recours aux chirurgies de l'estomac et de l'intestin pour résoudre le problème de l'obésité relève de la même logique aberrante. Ce genre de solution trouve son origine dans un processus cognitif, fréquemment utilisé, qui consiste à rendre la victime d'une oppression responsable de ce qui lui arrive. Les solutions trouvées visent alors toutes à changer la victime elle-même au lieu de s'attaquer aux causes réelles. Les Anglais appellent cela « blâmer la victime ».

Avez-vous déjà vu des photographies montrant des femmes-girafes ? Autour du cou de ces femmes, on a scellé des anneaux de métal dès la plus tendre enfance ; à mesure qu'elles grandissaient, on ajoutait des anneaux, ce qui amenait une élongation supplémentaire : dans la société d'où elles viennent, ce cou interminable est un signe de beauté. Vous avez sans doute également entendu parler des Chinoises de l'ancienne Chine dont on enserrait les pieds dans d'étroites bandelettes afin d'empêcher leur croissance, le pied minuscule étant dans cette culture le symbole esthétique par excellence. Et l'ablation du clitoris, qui se pratique encore aujourd'hui dans de nombreux pays, vous connaissez ? Comme ces coutumes sont barbares n'est-ce pas ? Vive la civilisation ! Grâce à elle, toutes les mutilations du corps humain sont, en Amérique du Nord, pratiquées dans des conditions d'asepsie parfaite, et remboursées par l'assurance-maladie.

Quel pourcentage de ceux qu'on dit « morts de leur obésité » sont en fait « morts de leurs régimes », morts à cause des protéines liquides, des médicaments amaigrissants, des chirurgies de l'estomac ou de l'intestin, de tout cet attirail de la chasse aux bourrelets, aussi violente et empreinte de bonne conscience que les méthodes de torture employées pour la chasse aux sorcières au Moyen Âge ? Combien ont été tués par un traitement censé combattre leur soi-disant maladie ? Et tous ces morts sont compilés dans des statistiques qui servent à mousser l'idée que l'obésité est à ce point dangereuse que son traitement justifie l'utilisation de méthodes « dures » comme les protéines liquides, les chirurgies, etc. Mais quand donc prendra-t-on conscience de ce cercle vicieux mortel ?

NOTES

1. Ernsberger et Haskew, «Rethinking Obesity, An Alternative View on its Health Implications», *The Journal of Obesity and Weight Regulation,* été 1987, p. 38.

2. David Garner, «Rent a New Body? Doctor warns the effects of dieting are temporary and come at a high price», *Radiance,* hiver 1991, p. 37.

3. Ernsberger et Haskew, *op. cit.,* p. 39.

4. *In* Ernsberger et Haskew, *op. cit.,* p. 40-41, et *in* Herman et Polivy, *op. cit.,* p. 86.

5. Schapell, Deborah; Stacey, J. Bell; Blackburn, George L., «A Critical Evaluation of Popular Low Calorie Diets in America», *in Topics in Clinical Nutrition,* avril 1987, p. 29-46.

6. O. Wayne Wooley; Susan Wooley, «The Beverly Hills Eating Disorder: The Mass Marketing of Anorexia Nervosa», *International Journal of Eating Disorders,* vol. 1, n° 3.

7. Traduction libre de «The Beverly Hills Eating Disorder: The Mass Marketing of Anorexia Nervosa.» La traduction littérale serait: «Le trouble de l'alimentation de Beverly Hills: le marketing de masse de l'anorexie nerveuse.» Cependant, *The Beverly Hills Diet* a été traduit par *Le Régime Hollywood;* j'en ai donc tenu compte dans la traduction du titre de cet article.

8. Il peut sembler de prime abord surprenant de considérer comme similaires l'attitude de l'anorexique et celle de la boulimique. On a en effet trop souvent tendance à opposer ces deux troubles de l'alimentation, principalement parce qu'on réduit chacun d'eux à son comportement alimentaire; on se dit alors qu'il y a toute la différence du monde entre l'anorexique, qui consomme souvent moins de 300 cal par jour, et la boulimique qui peut en consommer 5 000 en une seule fois. Mais la motivation à l'origine du développement de la boulimie est souvent la même que celle qui a donné naissance à l'anorexie: c'est en essayant, comme l'anorexique, de diminuer un poids qu'elle jugeait excessif que la boulimique a perdu le contrôle alimentaire; elle a d'ailleurs souvent vécu un épisode anorexique plus ou moins long avant de devenir boulimique. Malgré des différences fondamentales, il existe donc aussi de profondes similitudes entre l'anorexie et la boulimie: perception déformée du corps, peur morbide de prendre du poids, préoccupation constante face à la nourriture, phobies alimentaires, etc.

9. Judy Mazel, *Le Régime Hollywood,* Libre Expression, 1983, p. 118.

10. «VLCD and Obesity Surgery After 5 Years», *in International Obesity Newsletter,* vol. 3, n° 5, mai 1989.

11. Traduction libre de Herman et Polivy, *Breaking The Diet Habit,* p. 89-90.

12. Bennett et Gurin, *op. cit.,* p. 240.

13. Ernsberger et Haskew, *op. cit.,* p. 47.

14. Bennett et Gurin, *op. cit.,* p. 239.

15. *Obesity and Health,* vol. 4, n° 3, mars 1990.

16. Wooley et Wooley, «The Case Against Radical Intervention», *The American Journal of Clinical Nutrition,* vol. 33, février 1980, p. 465-471.

17. Marescaux, J.; Doffoel, M.; Raoux, M.; Grenier, J.-F.; «Le traitement chirurgical de l'obésité morbide», *La Revue du Praticien,* tome XXXII, n° 5, 21 janvier 1982, p. 376.

18. Ernsberger, Paul, *op. cit.*, p. 10.

(Le choix du féminin pour parler des patients est du Docteur Ernsberger lui-même: comme 90 à 95 p. 100 des chirurgies de l'intestin ou de l'estomac sont pratiquées sur des femmes, je l'approuve de briser la règle du masculin l'emportant sur le féminin.)

19. Karl Niedershuh, cité par Ernsberger, Paul, «Report on Weight-Loss Surgery, Techniques, Complications, Case Studies», NAAFA.

20. Ernsberger, Paul, «Report on Weight-Loss Surgery, Techniques, Complications, Case Studies», publié par NAAFA (National Association to Advance Fat Acceptance).

21. En 1980, on comptait 30 000 de ces opérations aux États-Unis; on estimait qu'elles étaient de 50 000 en 1981 et on en prévoyait 70 000 en 1984. Combien en 2004?

22. Ernsberger, Paul, *op. cit.*, p. 8-9.

23. Ernsberger, Paul, *op. cit.*, p. 10.

24. Marescaux, J.; Doffoel, M.; Raoux, M.; Grenier, J.-F.; *op. cit.*, p. 375-382.

25. Paul Ernsberger, *op. cit.*, p. 4.

26. Cité par Ernsberger, *op. cit.*, p. 3.

27. Aldebaran, «Fat Liberation–A Luxury? An Open Letter to Radical (and Others) Therapists», *State and Mind*, n° 5, p. 34-38.

Chapitre 5
Au nom de la santé

*Si l'on songe aux idéologies [...] on doit être prêt à envisager la possibilité qu'un
ensemble d'idées paraissant aller de soi sont en fait grandement déformées
et extrêmement sélectives [...]. Il est important de ne pas nous illusionner en
pensant que les monstruosités idéologiques ont été construites par des monstres...
Ce n'est pas le cas. Elles se sont développées à travers un processus qui montre
tous les signes d'une parfaite érudition, soutenues par des tableaux de données,
de copieuses notes en bas de page et une terminologie scientifique...*

WILLIAM RYAN, *BLAMING THE VICTIM*

On nous a dit et répété que tous ceux dont le poids se situait au-dessus de celui qui est prévu dans la charte risquaient de développer des maladies graves. Si ces personnes venaient à l'oublier, leur médecin se chargerait d'ailleurs de le leur rappeler. Mais un léger enrobage est-il si dangereux que cela? L'état de santé d'une personne risque-t-il d'empirer dès qu'elle prend quelques kilos? Encore une fois, des vérités partielles, extraites de leur contexte, sont presque devenues des mensonges. Non, les belles de Renoir ne risquaient pas une maladie cardiaque ni le diabète; selon de récentes études sur les liens entre l'embonpoint et la santé, le corps bien en chair de ces femmes présentait au contraire tous les signes d'une excellente santé.

Aujourd'hui pourtant, la pesée fait partie de l'examen médical courant. Mais que faisaient donc nos ancêtres pour déterminer combien ils devaient peser? Comment pouvaient-ils, avant l'invention de ces chartes, supporter l'angoisse profonde de ne pas savoir si leur corps obéissait à la règle du poids idéal? Eh bien, ils ne s'en occupaient pas; il ne leur serait même pas venu à l'idée qu'une abstraction telle qu'un poids humain «normal» puisse exister, et ils avaient la sainte paix. Ils parlaient probablement de leur poids comme on parle aujourd'hui de sa grandeur, c'est-à-dire comme d'une caractéristique physique dont on peut être plus ou moins satisfait mais dont on est aussi bien de s'accommoder si on ne veut pas passer sa vie en frustrations inutiles.

Puis arriva Louis Dublin...

Revenons donc un peu au début de ce siècle, aux origines de cette lutte à finir contre la graisse.

Le zèle Dublin

Le calme serein qui accompagnait la tolérance au poids fut ébranlé le jour où les compagnies d'assurances décidèrent de faire des affaires sérieuses. L'histoire commença au début du siècle, alors que ces entreprises cherchaient à maximiser leurs profits. L'assurance-vie n'a été imaginée qu'au XIXᵉ siècle. Jusqu'en 1900, les compagnies faisaient des affaires en «gamblers»: elles misaient plus ou moins au hasard sur la durée de vie du client, sans critères précis leur permettant d'établir des probabilités de longévité; si elles étaient chanceuses, le client leur rapportait, sinon, elles sortaient perdantes de la transaction.

Dans les faits, elles perdaient beaucoup trop à leur goût car au XIXᵉ siècle, la mentalité n'était pas encore formée à la consommation systématique d'assurance. À cette époque, les gens n'acceptaient souvent de faire une telle dépense que s'ils y trouvaient un intérêt immédiat; ils ne s'assuraient donc qu'au moment où ils se savaient victimes d'une maladie mortelle, car ils désiraient alors garantir la sécurité économique de leurs dépendants. Cette pratique était possible, car les compagnies ne possédaient pas de critères de sélection qui leur auraient permis d'exclure certaines personnes ou de leur imposer une prime plus élevée; elles perdaient ainsi beaucoup d'argent.

Pour des raisons économiques évidentes, les compagnies d'assurances cherchaient donc à établir des critères pour délimiter certaines populations à risque. En 1901, en compilant les données accumulées par la compagnie New York Life pour laquelle il travaillait, le Dʳ Oscar H. Rogers découvrit que le taux de mortalité des assurés obèses était plus élevé que celui des assurés de poids moyen. Comme il s'agissait d'une information extrêmement facile à recueillir et à vérifier, le poids devint immédiatement un critère qui permit à la compagnie d'ajuster ses primes : on augmenta la prime des obèses et, dans les cas d'obésité grave, on exigea des examens médicaux poussés qui pouvaient amener la compagnie à refuser d'assurer la personne.

C'est alors qu'apparut un chercheur zélé à l'emploi de la compagnie d'assurances Metropolitan Life ; il engagea toute sa vie à faire bénéficier l'humanité des récentes découvertes statistiques concernant le poids. Compilant des centaines de milliers de données qui provenaient d'une quarantaine de compagnies différentes, Louis Dublin inventa la première charte de «poids désirables». Celle-ci indique, selon la grandeur, le poids associé au taux de mortalité le plus bas. Dublin consacra ses 40 années de carrière dans l'assurance à promouvoir ses chartes auprès du monde médical. Graduellement, chaque cabinet de médecin la posséda, et chaque patient fut évalué selon qu'il se situait ou non dans la norme. Petit à petit s'installa l'idée que les chartes de poids désirables constituaient «le standard absolu de la normalité humaine[1]» et que toute personne qui pesait plus mettait grandement sa santé en danger. Aujourd'hui, cette idée est tellement intégrée qu'il ne nous vient même pas à l'esprit qu'une autre conception soit possible.

La charte de Dublin passe au crible

Les chartes des compagnies d'assurances affirment une chose que la médecine traditionnelle répète depuis près d'un siècle. Mais un autre discours s'élève actuellement ; il se base sur des données statistiques abondantes, rigoureuses et bien documentées qui contredisent les chartes.

Récemment deux chercheurs américains, le Dr Paul Haskew et le Dr Paul Ernsberger, ont décidé de passer en revue les recherches portant sur les rapports entre le poids et la santé. En 1987, un numéro complet de la revue scientifique *Obesity and Weight Regulation* était consacré à cette compilation[2]. On y trouvait des données pour le moins surprenantes…

IMC ET LONGÉVITÉ CHEZ LES FEMMES
(L'étude de Norvège*)

Femmes par 1000 survivant à l'âge

IMC (kg/m2)	PR %	25	35	45	55	65	75	85	95	LM années
Mince										
<18	<87	1000	990	966	881	723	491	216	41	74,2
18-20	87-97	1000	995	981	932	820	618	287	41	77,0
20-22	97-107	1000	995	982	951	872	672	321	64	78,6
Optimal										
26-28	126-136	1000	997	984	956	885	695	347	96	79,7
Obèse										
34-36	165-175	1000	990*	972	932	835	611	279	77	77,4
Les + gras 0,2 %										
>44**	>214**	1000	990*	972	902	749	449	172	48	73,8

* Données insuffisantes pour ces poids à cet âge. Les données portant sur toutes les femmes avec un IMC plus grand que 30 kg/m^2 ont été utilisées.

** Entre 60 et 65 ans.

IMC = Indice de masse corporelle (poids en kilos divisé par la grandeur en mètres au carré).

PR = Pourcentage du poids par rapport au poids moyen de la charte de la Metropolitan Life Insurance Company de 1959.

LM = Longévité moyenne (âge auquel 50 p. 100 de mortalité est prévu).

* Tiré de Ernsberger, Paul, et Haskew, Paul, «Rethinking Obesity, An Alternative View on its Health Implications», *The Journal of Obesity and Weight Regulation*, vol. 6, n° 2, été 1987, p. 7.

À titre d'exemple, examinons les données relatives à une recherche menée pendant 10 ans en Norvège, sur 1,8 million de personnes. Les résultats qu'on y trouve correspondent à ceux de la très grande majorité des autres études effectuées par des chercheurs indépendants des compagnies d'assurances, que les sujets étudiés soient des hommes ou des femmes. Le tableau de la p. 136 indique la longévité des femmes qui ont participé à cette recherche.

Arrêtons-nous quelques instants à l'analyse de ce tableau; nous verrons qu'elle contredit tout ce qu'on nous a dit sur les rapports entre le poids et la longévité:

1. Les femmes qui vivent en moyenne le plus longtemps (79,7 ans) ont un indice de masse corporelle (IMC) de 26 à 28[3]. Afin de vous éviter de faire le calcul, voici quelques exemples concrets: une femme mesurant 1,60 m (5 pi 2 po) et ayant un IMC de 26 à 28 pèse entre 66 et 72 kg (145 et 158 lb); celle de 1,65 m (5 pi 4 po) pèse entre 71 et 76 kg (156 et 167 lb); celle de 1,70 m (5 pi 6 po) pèse entre 75 et 81 kg (165 et 178 lb)

2. Les femmes qui ont un IMC de moins de 18 sont parmi celles dont la longévité est la plus faible; en fait, leur moyenne de survie (74,2 ans) n'est pas beaucoup plus élevée que celle de femmes extrêmement obèses, c'est-à-dire dont l'IMC se situe au-dessus de 44 (73,8 ans). En illustrant encore une fois par un exemple, on peut dire que la longévité d'une femme de 1,70 m (5 pi 6 po) pesant 50 kg (110 lb; IMC 17) est à peine plus grande que celle d'une femme de même grandeur pesant 130 kg (285 lb; IMC 45).

3. Les femmes qui ont un IMC de 18 à 20, soit un poids correspondant à la norme esthétique actuelle[4], ont une longévité légèrement inférieure (77 ans) à celle des femmes dont l'IMC se situe entre 34 et 36 (77,4 ans). Ainsi, une femme de 1,65 m (5 pi 4 po) pesant entre 49 et 54 kg (108 et 120 lb) ne vit en moyenne pas plus longtemps que celle de même grandeur pesant entre 92 et 97 kg (200 et 212 lb).

Quels chiffres surprenants, n'est-ce pas? Bien sûr, les lecteurs mettront sérieusement en doute ces affirmations. Ils penseront probablement qu'une coquille s'est glissée en cours de rédaction, inversant un ou deux chiffres. Ou peut-être croiront-ils à une erreur de l'auteur dans la transcription des données de la recherche. S'agirait-il plutôt d'une erreur plus fondamentale provenant de la méthode expérimentale elle-même? Les chercheurs n'auraient-ils pas négligé une variable importante?

Certains affirment que la longévité moyenne des gens minces est faussement abaissée dans ces études. Selon eux, l'échantillon utilisé inclut fort probablement des personnes qui sont maigres en raison d'une maladie grave non diagnostiquée, le cancer, par exemple. Afin de tenir compte de cette variable, les chercheurs ont donc effectué de nouveaux calculs statistiques.

Généralement, l'amaigrissement provoqué par une maladie dégénérative se produit dans une phase avancée de la maladie, soit dans les deux années qui précèdent la mort de la personne. Les chercheurs en ont conclu que les personnes minces qui correspondent à cette description seraient celles qui mourraient dans les premières années de l'étude. Ils ont donc éliminé de leurs calculs les personnes mortes dans les 5 à 10 premières années du suivi. Or cette exclusion des morts précoces n'a rien changé au tableau général. La longévité des gens minces est demeurée faible ; de plus, la longévité optimale se retrouvait encore chez les personnes qui pesaient entre 25 et 35 p. 100 de plus que le poids préconisé par les chartes des compagnies d'assurances.

On a trouvé un autre argument pour s'objecter à des données qui contredisaient à ce point le discours médical officiel. On a affirmé qu'il devait y avoir un pourcentage beaucoup plus élevé de gros fumeurs chez les personnes minces. De ce fait, disait-on, leur haut taux de mortalité dépendait en partie de maladies provoquées par la cigarette et non par la minceur elle-même. Les chercheurs ont donc encore une fois tenu compte de ce facteur en effectuant les calculs statistiques qui leur ont permis de contrôler cette variable ; mais cela n'a rien changé au tableau général.

Au demeurant, les recherches indiquent qu'on retrouve plus de gens minces uniquement chez les petits et les moyens fumeurs. Les gros fumeurs (deux paquets ou plus par jour), c'est-à-dire ceux qui ont le plus de risques de contracter une maladie associée à leur mauvaise habitude, ont un poids moyen comparable à celui des non-fumeurs. Plus même : dans certaines études, on a trouvé que les gros fumeurs avaient un poids moyen plus élevé que celui des non-fumeurs. Selon Ernsberger et Haskew, l'argument utilisé par leurs détracteurs pourrait donc être renversé en faveur des gros : si on retrouve un fort pourcentage de gros fumeurs chez les obèses, la grande proportion de maladies cardio-vasculaires associées à un poids élevé ne serait-elle pas provoquée par le tabagisme plutôt que par la grosseur des personnes ? Une étude ayant tenu compte de cette variable a d'ailleurs établi que l'obésité était associée à une augmentation des risques de maladie coronarienne chez les fumeurs mais pas chez les non-fumeurs[5]…

En réalité, les erreurs ne sont peut-être pas du côté que l'on pense ; c'est en tout cas l'hypothèse qu'émettent de nombreux chercheurs qui posent un regard très critique sur les chiffres publiés par les compagnies d'assurances depuis près d'un siècle. Selon eux, l'erreur fondamentale s'est installée dès le début, quand on a généralisé à l'ensemble de la population des données recueillies auprès de gens qui souscrivaient à une police d'assurance à la fin du XIXe et au début du XXe siècle.

Comme nous venons de le voir, ceux qui s'assuraient au début du siècle le faisaient souvent quand ils commençaient à soupçonner certains problèmes de santé. En conséquence, l'état de santé des assurés ne correspondait probablement pas à celui de la population générale. On ne pouvait donc pas comparer cet échantillon à la population nord-américaine sans fausser grandement la réalité.

C'est pourtant ce qu'on a fait, et c'est sur de telles bases que les obèses sont depuis ce temps classés dans les personnes à risque par les compagnies d'assurances. À cause de cela, on exige d'eux des primes plus élevées. Or, à partir de ce moment, on a introduit un critère de sélection qui influencera différemment l'obèse et la personne de poids moyen. Cette discrimination augmentera en effet la proportion des obèses qui s'assureront seulement quand ils seront assez malades pour songer à fournir une sécurité économique à leurs descendants. Cela accentuera la différence entre l'état de santé des obèses assurés et celui des obèses de la population générale.

Le monde de la recherche connaît bien ce type d'erreur scientifique. Il parle alors de résultats obtenus à partir d'un échantillon biaisé, c'est-à-dire à partir de sujets dont les caractéristiques ne correspondent pas à celles de la population sur qui on généralise ensuite les données recueillies. Ce serait un peu comme si on publiait une recherche en disant qu'on a étudié le comportement des Québécois au volant de leur automobile, mais en omettant de mentionner que la recherche s'est limitée à l'observation de la conduite automobile entre 23 heures et 4 heures les jeudi, vendredi et samedi soir ; la recherche décrirait sûrement le Québécois moyen comme un conducteur très à risque puisque les gens fatigués, ou éméchés après une soirée dans un bar, y seraient grandement sur-représentés.

Dans ses débuts au siècle dernier, le monde de l'assurance avait déjà fourni un bel exemple d'une telle différence entre les assurés et la population générale. Comme les compagnies avaient noté un taux de mortalité plus élevé chez leurs assurés de sexe féminin que chez ceux de sexe masculin, elles exigeaient une prime plus élevée pour les femmes. Pourtant à la même époque, les femmes de la population générale vivaient plus longtemps que les hommes. Quelle grossière erreur cela aurait-il été de conclure, sur la base des informations fournies par ces compagnies, que la longévité des femmes était plus faible que celle des hommes! Encore ici, la différence entre les femmes assurées et la population féminine nord-américaine dépendait probablement du fait qu'en général seules les femmes ayant suffisamment de problèmes de santé souscrivaient à une police d'assurance.

INDICE DE MASSE CORPORELLE (IMC)

L'IMC s'obtient par la division du poids en kilogrammes par le carré de la taille en mètres. Il évalue l'ensemble du poids corporel, y compris le tissu adipeux. Il existe une étroite corrélation entre l'IMC et les mesures de la masse adipeuse [...] En l'absence de mesure directe de la masse adipeuse, l'IMC constitue l'indice poids-taille le plus satisfaisant.

IMC

Indice de masse corporelle = le rapport calculé en divisant le poids par la taille au carré.

$$IMC = \frac{\text{Poids (kilogrammes)}}{\text{Taille (mètres)}^2} = \frac{P}{T^2}$$

Exemple:

Poids = 70 kg (154 lb)   Taille = 1,69 m (5 pi 6 po)

$$IMC = \frac{70}{(1,69)^2} = \frac{70}{2,86} = 24,5$$

Source: Santé et Bien-être social Canada, *Le poids et la santé*. Document de travail, octobre 1988.

COMMENT TROUVER VOTRE IMC

1. Faites un X sur l'échelle A vis-à-vis de votre taille.
2. Faites un X sur l'échelle B vis-à-vis de votre poids actuel.
3. Avec une règle, tracez une ligne reliant les deux X.
4. Prolongez cette ligne jusque sur l'échelle C pour trouver votre IMC.

Par exemple:

• Si François mesure 1,80 m (5 pi 11 po) et pèse 85 kg (188 lb), son IMC est de 26 environ.

• Si Louise mesure 1,60 m (5 pi 4 po) et pèse 60 kg (132 lb), son IMC est de 23 environ.

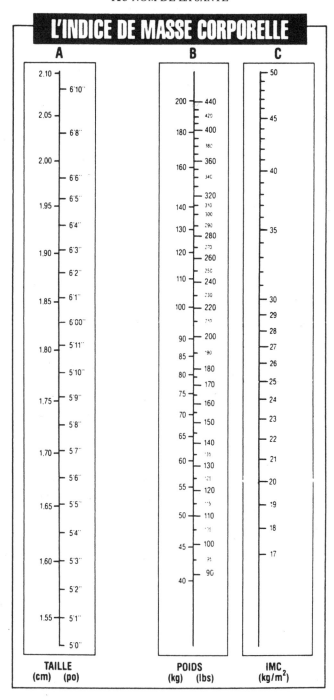

L'INDICE DE MASSE CORPORELLE

Source: Le Groupe d'experts des normes pondérales.
Santé et Bien-être social Canada.

La confusion de la corrélation

Mais, direz-vous, tout le monde sait qu'il y a beaucoup plus de problèmes de santé chez les obèses... On ne peut évidemment pas nier les problèmes médicaux associés à un poids élevé. Ceux qu'on retrouve le plus souvent sont les maladies cardio-vasculaires et le diabète de type II, qui apparaît à l'âge adulte. Pourtant, une étude plus approfondie des faits révèle que le lien entre ces problèmes et un excès de poids semble beaucoup moins direct que ce qu'on nous a laissé entendre jusqu'ici.

L'erreur la plus courante dans le monde de la vulgarisation scientifique entache toute notre conception des liens qui existent entre le poids et la santé : on confond *corrélation* et *relation de cause à effet*.

Qu'est-ce ce qu'une *relation de cause à effet* ? Il s'agit simplement du lien qui existe entre deux phénomènes, dont l'un précède l'autre, lorsque le premier est la cause du second. Par exemple, si je dis qu'il existe une relation de cause à effet entre la consommation d'alcool et la diminution des réflexes chez l'individu, je veux dire que l'événement premier, la consommation d'alcool, est la cause du deuxième, la diminution des réflexes.

Il existe cependant des rapports entre des phénomènes consécutifs qui ne relèvent pas nécessairement d'une relation de cause à effet ; on parle alors de *corrélation*. L'être humain semble cependant avoir une très forte propension à interpréter toute relation qu'il découvre entre deux phénomènes comme étant une relation de cause à effet ; c'est d'ailleurs là l'origine de bien des superstitions.

L'engouement récent pour le son d'avoine constitue un bel exemple de ce type de saut un peu trop rapide entre une corrélation et une relation de cause à effet. Il y a quelques années, on découvrit qu'il existait une *corrélation* entre la consommation de son d'avoine et la diminution du taux de cholestérol. Autrement dit, on nota que les personnes qui augmentaient leur consommation de son d'avoine voyaient leur taux de cholestérol diminuer. Il n'en fallut pas plus pour que la publicité s'empare de cette observation afin de mousser tous les produits qui contenaient la moindre parcelle de son d'avoine. Depuis, on vante partout les mérites de cette substance qui, dit-on, entraîne (*cause*) une baisse du taux de cholestérol. Mais des recherches récentes tendent plutôt à démontrer que cette baisse du taux de cholestérol serait provoquée par la diminution de la consommation de gras qui accompagne généralement l'ajout de fibres dans l'alimentation. En d'autres mots, si on ajoute du son d'avoine – ou tout autre aliment sans gras – à son menu quotidien sans augmenter la quantité totale de nourriture, on diminue automatiquement sa consommation habituelle de gras. C'est fort probablement cette diminution du pourcentage de gras dans l'alimentation qui fait baisser le taux de cholestérol[6]. On aura cependant tendance à attribuer cette baisse à l'aliment de remplacement. Ainsi se développent les magies alimentaires… et les profits de l'industrie de l'alimentation.

Cherchez la cause

Le discours actuel sur les rapports entre le poids et la santé se fonde sur la généralisation outrancière de certaines corrélations qui ont été observées entre un surplus de poids et des maladies comme le diabète de type II ou les maladies cardio-vasculaires. Des corrélations ont été notées certes, mais peut-être l'obésité n'est-elle pas la cause de ces maladies ; peut-être existe-t-il des rapports plus indirects entre les deux phénomènes.

D'autres hypothèses ont en effet été émises concernant le lien possible entre un poids élevé et certaines maladies. L'hypothèse la plus plausible actuellement est celle d'une « *cause commune* » qui *entraînerait à la fois l'obésité et ces maladies*. L'hérédité est la cause commune la plus envisagée. On suppose par exemple que la personne obèse qui souffre d'une maladie cardio-vasculaire aurait une prédisposition héréditaire à accumuler de la graisse et à développer ce problème de santé.

On reconnaît ainsi aujourd'hui l'origine héréditaire de deux problèmes associés à l'obésité, soit le diabète de type II et l'hyperlipidémie. Les chercheurs Ernsberger et Haskew suggèrent que :

> « […] la plus grande partie des risques attribués à l'obésité peuvent en fait être causés par ces deux désordres métaboliques qui provoquent tous deux une accumulation de gras en même temps que des troubles cardiaques. De ce fait, l'adiposité et les troubles cardiaques peuvent apparaître ensemble parce qu'ils sont tous deux causés par les mêmes dysfonctionnements métaboliques *et non parce que l'une cause l'autre*[7]. »

Le style de vie est un facteur qui peut être responsable à la fois de l'obésité et des maladies qui lui sont traditionnellement associées. Stallones croit qu'une vie sédentaire et une alimentation riche en gras pourraient être responsables de bien des maladies cardiaques tout en provoquant aussi un gain de poids. Une étude de Silverberg faite sur des souris semble en tout cas confirmer l'hypothèse que le type d'alimentation a plus d'importance que le poids de la personne. Ces chercheurs rendirent des souris obèses en nourrissant un groupe avec une diète riche en gras et un autre groupe avec une diète riche en féculents; les deux groupes de souris devinrent également obèses mais seule la longévité des souris nourries avec un surplus de gras a diminué[8].

On imagine assez bien la conséquence la plus importante de telles hypothèses: si l'embonpoint n'est pas la cause des principaux problèmes de santé que l'on retrouve chez les obèses, arrêtons de croire que le fait de maigrir les en guérira, d'autant plus que les variations de poids provoquées par les régimes amaigrissants semblent accentuer certains de ces problèmes. Et si c'est la qualité de l'alimentation qui est en cause, arrêtons d'en restreindre la quantité. Quant à l'hypothèse de l'origine héréditaire de ces problèmes de santé, elle nous montre encore plus l'absurdité d'invoquer les dangers de telles maladies pour recommander automatiquement l'amaigrissement de tous les gros.

Qui dit vrai ?

Imaginons une personne qui vient de lire les pages précédentes. Un doute léger commence à effleurer sa conception des rapports entre le poids et la santé. Elle allume alors son poste de télévision. Aux actualités, les résultats d'une étude scientifique font les manchettes: un journal médical très sérieux vient tout juste de publier une étude concluant que l'obésité augmente les risques de maladies cardiaques. Le doute qui avait commencé à naître dans son esprit risque de s'effacer bien vite: la science vient à nouveau de parler et la science, c'est *la* vérité.

Au printemps 1990, les résultats d'une telle recherche ont effectivement fait les manchettes: le *New England Journal of Medicine* venait en effet de publier le compte rendu d'une étude au cours de laquelle on avait suivi plus de 100 000 Américaines de 30 à 55 ans pendant 8 ans. On arrivait à la conclusion que l'obésité, même légère ou modérée, augmentait grandement chez les femmes d'âge moyen les risques de maladies coronariennes[9]. Cette étude est d'autant plus importante que, jusqu'à maintenant, les seuls liens qu'on avait trouvés entre l'obésité et un taux de mortalité plus élevé concernaient une population très spécifique : des hommes de 40 ans qui avaient contracté une police d'assurance[10]. Dans le contexte actuel d'adipophobie généralisée, une telle étude revêt une importance capitale : à peine commençait-on en effet à remettre en question la folie de la minceur, à souligner les généralisations excessives qui ont été faites à partir de quelques corrélations, à dénoncer l'inefficacité et même les dangers des régimes amaigrissants, voilà qu'arrive une preuve « scientifique » de l'urgence qu'il y a d'inciter toute femme légèrement dodue à perdre du poids : retour à la case départ, plein régime.

Cette recherche risque d'être amplement utilisée au cours des prochaines années par le monde médical et le marché de l'amaigrissement. Il est donc important de dépasser l'extrait « à sensation » utilisé par les médias pour faire une lecture plus en profondeur du compte rendu lui-même. Cette lecture nous laisse entrevoir, une fois de plus, une confusion possible entre corrélation et relation de cause à effet : il semble y avoir du son d'avoine dans l'engrenage.

Si nous examinons la démarche scientifique utilisée dans cette étude, nous constatons que les chercheurs ont tenu compte de nombreux facteurs qui auraient pu influencer les résultats : ils ont ainsi éliminé les femmes qui souffraient de maladies cardiaques ou de cancer au début de la recherche ; ils ont évalué l'influence relative de la cigarette, de l'activité physique et de l'apport en gras dans l'alimentation des sujets afin de ne pas confondre les effets de ces divers facteurs avec ceux pouvant être causés par l'obésité elle-même. Une étude prudente, bien faite, rigoureuse en somme... mais qui a négligé de tenir compte d'un facteur, le plus important peut-être, celui des *variations de poids provoquées par les régimes amaigrissants* qu'ont pu subir ces femmes avant et pendant la recherche.

Comme nous l'avons vu précédemment, les pertes et les gains brusques de poids semblent être une des causes possibles des maladies qu'on attribue généralement à un excès de poids. Une étude portant sur plus de 400 hommes effectuée par le School of Public Health de l'université du Texas à Houston a ainsi conclu que des « hommes de 20 à 40 ans qui perdaient et regagnaient chroniquement 10 p. 100 ou plus de leur poids couraient deux fois plus de risques de subir une crise cardiaque mortelle, dans les 25 années qui suivent, que ceux qui maintenaient leur poids (même s'ils étaient trop pesants) ou que ceux qui augmentaient régulièrement leur poids[11] ». Or les femmes américaines comptent parmi les personnes les plus fortement soumises aux pressions à l'amaigrissement qu'on puisse trouver, et elles y répondent en adoptant diverses méthodes plus ou moins violentes : une recherche effectuée auprès d'étudiantes de collèges américains indique que parmi celles qui ont tenté de maigrir, 55 p. 100 ont essayé le jeûne, 55 p. 100 les médicaments *(diet pills)*, 26 p. 100 les protéines liquides, 10 p. 100 les régimes à faible teneur en hydrates de carbone et 8 p. 100 le vomissement provoqué. Pourtant, comme le soulignent Ernsberger et Haskew, qui rapportent ces chiffres, ces femmes « étaient jeunes et relativement minces ; la proportion des femmes plus vieilles et plus grasses qui ont utilisé des méthodes de perte de poids dangereuses est plus élevée encore[12] ».

La seule mention que fait la recherche précédente des variations de poids de ses sujets se résume à cette phrase : « Le nombre de femmes ayant maintenu une perte de poids dans notre étude était insuffisant pour évaluer l'influence de la réduction de poids sur le risque de problèmes coronariens[13]. » Mais comment expliquer que plus de 100 000 femmes vivant dans une société marquée par une recherche hystérique de la minceur n'aient pas connu en 8 ans une baisse significative de poids ? Plutôt que de balayer ce facteur du revers de la main, ne pourrait-on pas supposer qu'un grand nombre d'entre elles a vainement tenté de maigrir pendant toutes ces années ? Voici donc quelques questions auxquelles cette étude ne répond pas : Quel pourcentage de ces femmes a suivi un ou plusieurs régimes amaigrissants avant et pendant ces huit années ? Retrouve-t-on un taux de maladies coronariennes plus élevé chez celles qui se sont soumises à un plus grand nombre de régimes, ou à des méthodes plus dures ? Celles qui ont perdu et repris plus de poids ont-elles plus de risques de souffrir de ces maladies ? Retrouve-t-on une proportion plus forte de grandes consommatrices de techniques d'amaigrissement chez les femmes les plus grosses, celles chez qui on trouve un taux plus élevé de maladies coronariennes ? Celles-ci ont-elles plus souvent recours aux techniques « dures » ? Leurs fluctuations de poids sont-elles plus nombreuses et plus rapides ?.... Si on avait vérifié l'histoire de la perte de poids des sujets, on aurait pu répondre à ces questions et ainsi dissocier l'influence du poids de celle que les multiples tentatives d'amaigrissement amènent dans le développement des maladies coronariennes.

Le danger de ne pas avoir tenu compte de ce facteur est évident : une fois de plus, de tels résultats serviront à justifier les campagnes d'amaigrissement alors que ce sont peut-être les régimes répétés qui ont causé le problème.

Le discours officiel

*Plusieurs études [...] ont remis en question l'affirmation voulant
que l'obésité soit un problème de santé majeur et ont conclu que la ferveur
entourant les efforts mis à son traitement reflète nos préjugés beaucoup plus
qu'une réponse réaliste aux risques inhérents à cette condition[14].*

DAVID GARNER

David Garner n'est pas le seul à penser que l'obsession du monde
médical pour l'amaigrissement relève d'abord de l'intégration du
modèle esthétique actuel et de ce qu'il sous-tend comme valeurs
morales. Comme nous l'avons souligné au chapitre 2, l'adipophobie
serait d'abord d'origine sociale, le fruit d'une culture donnée. Ce
n'est qu'ensuite qu'elle aurait été prise en charge par le monde médical ; s'appuyant pour cela sur les statistiques des compagnies d'assurances, celui-ci fournissait alors l'argumentation pseudo-scientifique
qui justifiait la phobie du gras ainsi que les préjugés et la discrimination envers les obèses. Dans beaucoup de cas de discrimination des
obèses à l'embauche, on souligne le rôle prépondérant qu'a joué le
médecin de la compagnie, sous prétexte que tous les obèses creusent
dangereusement leur tombe avec leurs dents[15]. C'est également sous
le couvert d'une préoccupation pour la santé que les personnes les
mieux intentionnées du monde harcèlent les membres de leur
famille, leurs amis ou leurs clients obèses afin de les convaincre
d'entreprendre un énième régime amaigrissant.

Ce n'est pas d'hier que le monde médical entérine, puis contribue
à justifier le système de croyances de la société dont il fait partie. Ainsi,
au XIXe siècle, il se préoccupait d'énumérer les problèmes de santé physique et mentale prétendument provoqués par la masturbation. Bennett et Gurin citent à ce sujet un livre du Dr William Acton qui connut
une telle popularité qu'il dut être réédité plusieurs fois. Avec humour,
les deux auteurs appellent ce médecin le «Dr Herman Tarnower de son
époque», soulignant les similitudes entre le discours moralisateur de
la médecine du XIXe siècle sur la masturbation et celui tenu aujourd'hui
sur l'obésité[16]. (Herman Tarnower est le «père» du régime Scarsdale,
devenu millionnaire grâce à sa méthode…)

En 1985, le National Institute of Health (NIH), un organisme
public américain voué à la promotion de la santé, tenait un congrès
pour faire le point sur les connaissances concernant les liens entre le
poids et la santé. À la suite de cette assemblée, le NIH a publié ses

recommandations pour prévenir les problèmes de santé dans ce domaine. Les recommandations du NIH ont une grande influence dans la population puisque bien des professionnels de la santé, plutôt que de consulter les multiples recherches publiées chaque année sur le sujet, font confiance à la synthèse que leur fournit le NIH et aux recommandations qui en découlent. L'information que beaucoup de médecins transmettent à leurs clients relève donc directement de deux sources : les chartes de poids désirables des compagnies d'assurances et les recommandations du NIH.

Lors du congrès de 1985, un grand nombre de chercheurs vinrent présenter les résultats de leurs études qui remettaient en question les données habituelles sur les dangers de l'obésité. Or, parmi toutes les recherches présentées, le comité du NIH retint seulement celles qui prouvaient que l'obésité avait des conséquences léthales, sans tenir compte des faiblesses méthodologiques de plusieurs documents; les études qui contredisaient cette affirmation furent systématiquement rejetées, indépendamment de leur rigueur scientifique. De plus, le NIH recommanda la charte de poids de la compagnie Metropolitan, révisée en 1983, comme critère sur lequel les médecins devaient se baser pour inciter les gens à perdre du poids. Pourtant, *même* les études présentées par les compagnies d'assurances rapportaient un poids optimal plus élevé que ceux proposés par cette charte. N'est-ce pas le plus bel exemple d'un discours soi-disant scientifique qui contribuera à perpétuer l'ignorance et à accentuer les divers problèmes reliés au poids, qu'il s'agisse de maladies iatrogéniques, de préjugés ou de discrimination?

Le comité du NIH incluait des représentants de l'industrie alimentaire qui détiennent le marché en pleine expansion des aliments diététiques. Il comptait également des représentants de compagnies d'assurances, dont la Metropolitan Life Insurance Company. Le chercheur Ancel Keys décrit cette compagnie comme «une source majeure de propagande contre les effets nuisibles de l'obésité[17]». Avant la conférence, Jules Hirsch, le président du comité, donna l'avertissement suivant à ses membres : «Le message que nous voulons faire passer est que l'obésité est un assassin. Presque n'importe quel degré d'obésité a un effet négatif[18].» Pouvait-on alors s'attendre à une analyse objective des recherches qui furent présentées?

LES GÈNES QUI GÊNENT
(Petit essai de science-fiction)

DES GÈNES MAIGRES: Des hommes de science d'un centre américain de recherche en agriculture ont développé un test sanguin afin d'aider les éleveurs à produire des porcs et d'autres animaux plus maigres à partir de la sélection précoce des individus portant des «gènes maigres». Grâce à ce simple test sanguin, ils peuvent maintenant identifier, dans une portée de porcs, ceux qui seront gras et ceux qui seront maigres. Le Dr Gary Hausman, physiologiste dans une unité de recherche en Géorgie, suggère qu'un test similaire soit développé pour les humains, afin que les efforts de prévention puissent commencer tôt.

(Traduction libre d'un texte tiré de *Obesity and Health*, vol. 4, n° 1, janvier 1990.)

Quelles pourraient être les stratégies de prévention de l'embonpoint, dans une société aussi obsédée par la minceur que la société américaine?

Obligera-t-on les parents à nourrir d'une façon particulière leur progéniture porteuse de «gènes gras»? Et comment s'assurer que les parents suivront les directives? Faudra-t-il instaurer des escouades de surveillance qui se présenteront sans préavis dans les foyers afin d'examiner le contenu des assiettes des enfants problèmes?

Mais plutôt que de compter sur les parents, pourquoi ne pas regrouper dans des camps les détenteurs de «gènes dodus»?

Il serait alors tellement plus simple de contrôler scientifiquement leur alimentation et leur activité physique.

Mais si jamais les dodus génétiques avaient la permission de sortir hors du camp, comment les empêcher de manger? Il faudrait peut-être songer à fournir un passeport alimentaire à toute la population américaine. Seuls les détenteurs de la mention «gènes maigres» auraient le droit de se procurer certains aliments comme de la crème glacée ou des frites. Et si des personnes procuraient de tels aliments à des individus sans passeport en règle, ils seraient accusés de complicité d'obésité.

Mais il y a un problème encore plus difficile à régler. On peut bien empêcher quelqu'un de devenir gros en contrôlant son alimentation et son activité physique. Mais tant qu'on ne sera pas plus avancé en technologie génétique, cette personne continuera à être porteuse de «gènes gras». Que faire? Verra-t-on un jour un zélé défenseur de la minceur proposer la stérilisation des porteurs de ces gènes, au nom de la santé de la nation américaine?....

Faut-il donc tous grossir?

Mais alors, si la médecine traditionnelle s'est appuyée sur des données biaisées, nous faudrait-il tous grossir allègrement «au nom de la santé», comme nous avons tous tenté de maigrir pour la même raison? Une telle conclusion reposerait sur une erreur similaire à celle commise depuis près d'un siècle par les compagnies d'assurances et la médecine officielle. Celles-ci ont cru qu'il n'existait qu'un seul type physique, auquel on pouvait associer un poids spécifique selon sa charpente osseuse, et qu'en dehors de ce modèle la santé était une utopie. En fait, la nature semble apprécier une diversité de silhouettes beaucoup plus grande que ne le fait notre culture: certaines personnes sont naturellement très minces et rien ne semble pouvoir les faire grossir; d'autres prennent du ventre avec une facilité déconcertante alors que chez d'autres encore, les hanches s'élargissent avec les ans...

Devant une telle diversité, certains chercheurs suggèrent de parler «des obésités» plutôt que de «l'obésité», afin de mieux souligner les divers types d'accumulation de graisse que l'on retrouve chez les humains. L'endroit où s'accumule la graisse a en effet un plus grand rapport avec la santé que le poids lui-même. Il a ainsi été largement démontré qu'une accumulation de graisse dans la partie inférieure du corps avait peu de conséquences sur l'état de santé de la personne; presque tous les problèmes de santé se retrouvent en effet chez ceux dont le poids s'accumule au tronc.

Haskew et Ernsberger soulignent l'importance d'établir une distinction entre les deux formes de répartition de la graisse. Lorsqu'on le fait, on constate que les personnes dont la graisse s'accumule dans la partie inférieure du corps semblent jouir de la protection amenée par les tissus adipeux sans souffrir de leurs effets négatifs; par contre, celles dont l'accumulation se fait au tronc, bien qu'elles bénéficient des avantages amenés par la présence d'un surplus de graisse, voient aussi augmenter les risques pour leur santé.

Les milieux spécialisés affirment donc que la distribution du poids a plus d'importance que le poids lui-même. Pourtant, toutes les campagnes de prévention présentent sans nuances tout gain de poids comme entraînant une augmentation inévitable des risques pour la santé. L'approche de ces campagnes de sensibilisation semble en être une de ratissage global : en s'attaquant à tout surplus de poids par rapport à la norme établie par les chartes, on est sûr de toucher les gens chez qui ce surplus peut comporter des risques... On continue ainsi à véhiculer un ensemble de faussetés concernant le gain de poids.

Si l'information concernant le poids était véhiculée avec des distinctions claires entre les divers types d'obésité, la préoccupation des femmes pour leur poids apparaîtrait encore plus sous son jour esthétique. Un pourcentage très élevé de celles qui cherchent à maigrir désirent en effet se débarrasser des tissus adipeux absolument inoffensifs qui enrobent naturellement les hanches et les cuisses des femmes adultes : le corps féminin n'est pourtant pas une maladie.

Il faudra bien un jour arrêter de réduire l'être humain à son poids en croyant qu'il suffit de modifier celui-ci pour changer toute la réalité physiologique de la personne : « Un obèse qui perd du poids ne devient pas plus une personne mince qu'un Blanc ne devient une personne de couleur en se faisant bronzer[19]. » Le poids d'une personne est une caractéristique qui fait partie d'un portrait physiologique global constitué de forces et de faiblesses.

Ainsi, comme nous l'avons vu auparavant, il existe des types physiques chez lesquels on retrouve une prédisposition héréditaire au développement de certaines maladies – hypertension artérielle, diabète de type II, hyperlipidémie – en même temps qu'un potentiel favorable à l'accumulation de tissus graisseux en présence d'une nourriture suffisante. Ces prédispositions se retrouvent justement chez les personnes dont la graisse s'accumule au tronc. Même si l'obésité n'est pas la cause de ces maladies, il a été démontré que l'état de santé des personnes qui y sont génétiquement prédisposées a tendance à empirer si elles prennent du poids. Si elles se préoccupent de leur santé, ces personnes devront donc surveiller leur poids.

Nous savons par contre qu'aucune méthode d'amaigrissement par la restriction alimentaire ne connaît un taux de réussite de plus de 5 p. 100. Nous savons également que les reprises brusques de poids semblent accentuer les divers problèmes de santé liés à un poids élevé. Les professionnels de la santé conscients de ces faits cherchent donc plutôt à maintenir chez de telles personnes un poids stable, même si celui-ci est relativement élevé, tout en améliorant la qualité de leur alimentation et en augmentant leur niveau d'activité physique.

Si la santé vous intéresse...

Si la santé vous intéresse, trouvez-vous un médecin qui ne vous demandera pas de vous peser, une diététiste qui parlera qualité et non quantité de nourriture et des amis pour aller jouer dehors. Et si vous fumez pour contrôler votre poids, croyant qu'il s'agit là d'un moindre mal, détrompez-vous et jetez immédiatement votre paquet de cigarettes. Fumer est certainement pire pour la santé que le gain de quelques kilos. On a comparé les risques amenés par la consommation de tabac et par l'embonpoint ; on a ainsi découvert qu'une personne qui cessait de fumer devait grossir de près de 35 kg (75 lb) pour que les bienfaits sur sa santé amenés par l'arrêt du tabagisme soient complètement annulés par les risques liés au gain de poids[20].

En un mot, si la santé vous intéresse, arrêtez de vous préoccuper de votre poids et occupez-vous de votre santé. Avec ou sans jeu de mots, je ne crois pas au « deux poids, deux mesures » : la façon de s'occuper de sa santé devrait être la même, qu'une personne pèse 50 ou 100 kg. Les grands principes de la bonne forme sont connus : une vie affective nourrissante, une bonne gestion du stress, un sommeil récupérateur, une alimentation équilibrée, une activité physique pratiquée de façon régulière et du temps pour les loisirs et les plaisirs.

Je n'ai pas ici l'intention de me substituer aux spécialistes qui ont écrit d'excellents livres sur ces questions. Je tiens cependant à souligner qu'à travers cette recherche de la santé plutôt que de la minceur, certains troquent simplement une obsession pour une autre : la personne qui passe la plus grande partie de son temps à comptabiliser les grammes de gras ou la quantité de vitamines B et C qu'elle a consommés, qui passe du son d'avoine à la lécithine selon la dernière solution santé du moment, cette personne, dis-je, a entériné la sacralisation du corps véhiculée par notre culture ; dans cette culture, elle a appris que la maladie constituait le péché par excellence et que mourir était une négligence criminelle de la part de la victime, un affront personnel fait à la science médicale et à ses porte-étendards, officiels ou alternatifs.

Toute approche «santé» qui exige qu'on apporte son propre repas partout où l'on va néglige un fait fondamental : la santé ne constitue pas un objectif en soi mais bien l'état qui nous permet de mieux goûter à la vie. Or vivre suppose, pour la majorité des êtres humains, avoir une vie sociale. Il est plus dommageable pour la santé d'un individu de restreindre sa vie sociale, au point de contrôler chacune de ses sorties en fonction de la nourriture qu'il risque d'être amené à consommer, que de manger quelques bouchées de chocolat ou une tranche de pain blanc.

... Et si la santé ne vous intéresse pas ?

Eh bien, si la santé ne vous intéresse pas, ne vous en occupez pas ! Il faudrait peut-être commencer à prendre un peu de recul par rapport à la quête fébrile de la santé. Cette grande vague de folie est en train de nous rendre tous malades de honte et de culpabilité. Arrêtons de croire que notre valeur est inversement proportionnelle à la quantité de gras que nous mangeons et directement proportionnelle au nombre de kilomètres que nous «joggons».

Quand donc cesserons-nous de nous juger et de juger les autres sur le fait qu'ils se préoccupent ou non de leur santé ? Le jugement des gens au nom de la santé constitue actuellement l'un des pires lieux d'intolérance dans notre société. Au Moyen Âge, les dominicains se sentaient tout à fait en droit de brûler sorcières et hérétiques au nom de la foi en un seul et vrai Dieu, une cause qu'ils considéraient plus élevée que la vie elle-même. Les fanatiques de la santé semblent aujourd'hui avoir la même bonne conscience lorsqu'ils attaquent et stigmatisent les gros et les pseudo-gros au nom de la lutte contre le diabète et les maladies cardio-vasculaires. Peu importe les blessures morales qu'ils infligent à travers leur guerre sainte contre la graisse, ils affirment agir pour le bien des gens. Ils luttent pour une noble cause, l'augmentation de la longévité de la population générale, la petite coche statistique de plus. Au nom de l'augmentation de leur longévité, ils sont prêts à rendre infernale la vie de milliers de personnes.

Tenir compte de sa santé devrait être un choix et non un enjeu moral. La modification de ses habitudes de vie devrait s'appuyer sur des motifs comme la recherche d'un plus grand bien-être et non sur l'évitement de la réprobation sociale.

Quel est mon poids ?

Souvent, à la fin d'une conférence on me demande: «Oui, mais si je ne peux plus me fier aux chartes de poids désirables, combien *devrais-je* peser?» Si vous êtes une prospectrice de chartes, je comprends votre angoisse et votre désarroi. Pendant de nombreuses années, ce fut mon cas. Chaque fois que j'entrais dans une librairie, je repérais la section alimentation, composée en général de 25 p. 100 de livres de recettes et de 75 p. 100 de livres de régimes; je cherchais alors, dans chaque nouvelle parution de régimes amaigrissants, la page qui m'intéressait, celle où on me dirait combien je *devais* peser. Mais chaque livre me proposait un poids différent: certains décrétaient que je devais peser entre 51 et 57 kg (112-125 lb), d'autres entre 53 et 60 kg (117-132 lb); Scarsdale m'affirmait que selon la «norme établie après de nombreuses études médicales et à la suite de celles entreprises par des compagnies d'assurances-vie et basées sur des personnes qui ont vécu jusqu'à un âge très avancé[21]», je devais peser entre 47 et 52 kg (103-114 lb). Si vous faites partie des chercheurs de vérité absolue, vous comprendrez sûrement ma frustration: Pourquoi ne s'entendait-on pas pour en arriver à déterminer, une fois pour toutes et scientifiquement, *mon poids*? Face à cette confusion, je dus choisir; je décidai que mon poids était de 50 kg (110 lb) et je m'acharnai pendant 20 ans à l'atteindre, combattant les 60 kg (132 lb) que mon corps maintenait avec toute la facilité du monde.

Alors à votre question voilà ma réponse, encore plus angoissante que tout ce que je viens de vous dire: je ne sais pas ce que vous *devez* peser, vous ne le savez probablement pas vous non plus, depuis toutes ces années que vous luttez contre votre poids naturel. Seul votre corps pourra vous le dire si vous le laissez tranquille assez longtemps pour qu'il se rétablisse des mauvais traitements que vous lui avez fait subir: «Notre poids d'équilibre, c'est celui que nous maintenons normalement, plus ou moins quelques livres, quand nous n'y pensons pas[22].»

Si vous arrêtez de suivre des régimes, dans quelque temps vous connaîtrez «votre» poids. En prime, vous courrez de bonnes chances d'être en meilleure santé... même avec quelques kilos de plus.

NOTES

1. Cité par Joan Jacobs Brumberg dans *Fasting Girls,* Harvard University Press, 1988, p. 235.

2. Paul Ersnberger et Paul Haskew, «Rethinking Obesity, An Alternative View on its Health Implications», *in The Journal of Obesity and Weight Regulation,* vol. 6, n° 2, été 1987.

   À moins d'indications contraires, toutes les données rapportées dans ce chapitre proviennent de cet ouvrage, qui constitue d'après moi la meilleure synthèse des recherches portant sur les rapports entre le poids et la santé.

3. Les recherches utilisent un indicateur uniforme de masse corporelle plutôt que d'indiquer les résultats en poids par rapport à la grandeur. L'IMC est l'indicateur le plus utilisé. Pour connaître sa signification et la façon de le calculer, voir l'encadré à la p. 141.

4. En réalité, l'esthétique actuelle présente souvent des modèles dont le poids est inférieur à un IMC de 18 à 20; ainsi, les mannequins faisant la couverture de la revue *Cosmopolitan* de mars à juillet 1989 avaient un IMC se situant entre 16 et 18,2. L'une d'elles, Stéphanie Seymour, mesurant 1,78 m (5 pi 10 po) et pesant 58 kg (125 lb) (IMC 17,6), parle en ces termes de son poids et de sa silhouette: «Je ne suis vraiment pas maigre – et j'ai les hanches larges. J'ai pris la pilule, je ne mange pas particulièrement «santé». Je dois commencer à y voir.» (*Cosmopolitan,* juillet 1989.)

5. «Evans County Study», rapportée par Ernsberger et Haskew, *op. cit.,* p. 9.

6. Sweain *et al.,* «Comparison of the Effects of Oat Bran and Low-Fiber Wheat on Serum Lipoprotein Levels and Blood Pressure», *New England Journal of Medicine,* vol. 322, n° 3, p. 147-152.

7. Ernsberger et Haskew, *op. cit.,* p. 57 (*l'italique* est de moi).

8. Ernsberger et Haskew, *op. cit.,* p. 19.

9. Manson, JoAnn E., M.D. *et al.,* «A Prospective Study of Obesity and Coronary Heart Disease in Women», *The New England Journal of Medicine,* 20 mars 1990, vol. 322, n° 13, p. 882-889.

10. Ernsberger et Haskew, *op. cit.,* p. 54.

11. Étude rapportée par le magazine *Self,* août 1989.

12. Ernsberger et Haskew, *op. cit.,* p. 47.

13. Manson, JoAnn *et al., op. cit.*

14. Garner, David et Garfinkel, Paul, Handbook of *Psychotherapy for Anorexia Nervosa and Bulimia,* p. 520.

15. Ernsberger et Haskew, *op. cit.,* p. 60.

16. Bennett, William et Gurin, Joel, *The Dieter's Dilemma,* Basic Books, p. 190.

17. Cité par Ernsberger et Haskew, *op. cit.,* p. 58.

18. Propos tenus par Jules Hirsch, président du Consensus Developments Conference on the Health Implications of Obesity, convoqué par le National Institute of Health en 1985. Cité par Harry Gossett, *Fat Chance!,* Independant Hill Press, 1986, p. 89.

19. Aldebaran, «Fat Liberation – A Luxury? An Open Letter to Radical (and Others) Therapists», *State and Mind,* n° 5, p. 34-35.

20. Ernsberger et Haskew, *op. cit.,* p. 60.

21. Herman Tarnower, *Scarsdale – Le régime médical infaillible,* Éditions internationales Alain Stanké Ltée, 1979.

22. Bennett et Gurin, *op. cit.,* p. 7.

Chapitre 6
Je mange mes émotions

L'échec [à perdre du poids] est vu comme une «faiblesse»,
comme « le désir d'être gros » ou même comme un désir masochiste de rejet.
WOOLEY ET WOOLEY, *OBESITY AND WOMEN II*

Devant l'échec répété de vos régimes, vous vous êtes sans doute souvent demandé ce qui n'allait pas chez vous, ce qui vous poussait à retourner vers les aliments qui vous faisaient reprendre tout le poids perdu. Était-ce par haine de vous-même que vous retrouviez ce poids que vous détestiez tant? Était-ce de l'autodestruction qui vous amenait à ne désirer que les aliments les plus tabous de la religion de la santé? Peut-être mangiez-vous plutôt que d'exprimer vos émotions? En somme, vous êtes probablement convaincue, comme un très grand nombre de personnes-accordéons, que si vous arriviez un jour à régler tous vos conflits intérieurs et vos blocages psychologiques, vous parviendriez enfin à atteindre et à maintenir le poids que vous désirez tant.

Si une telle idée nourrit autant d'esprits, ce n'est pas le fruit du hasard : aujourd'hui, plusieurs méthodes d'amaigrissement incluent une analyse psychologique qui fournit une explication à l'accumulation d'un surplus de poids, et elles proposent une intervention pour corriger ce dérapage psychosomatique. Cela va de la modification des comportements alimentaires qui ont prétendument provoqué le gain de poids jusqu'à la recherche des motifs inconscients qui, semble-t-il, pousseraient la personne à vouloir rester grosse malgré ce qu'elle-même peut en croire.

La faim extérieure

Peut-être avez-vous remarqué que dans diverses approches pour perdre du poids, on insiste pour que vous essayiez d'identifier votre degré de faim avant de commencer à manger, pour que vous mangiez toujours assise, que vous laissiez un peu de nourriture dans votre assiette, etc.

Au début des années soixante, les chercheurs qui tentaient de trouver les causes de l'obésité proposèrent une nouvelle piste, la *théorie de l'externalité*[1], qui connut un grand succès; celle-ci supposait que les obèses étaient très peu en contact avec les signaux internes qui leur permettent de reconnaître la faim et que, de ce fait, ils devenaient extrêmement vulnérables à toute sollicitation externe; si cette hypothèse était vraie, cela voulait dire que les obèses croyaient avoir faim quand ils constataient que leur montre marquait l'heure du dîner, ou dès qu'ils voyaient de la nourriture.

Des expériences très intéressantes semblèrent d'ailleurs confirmer l'hypothèse à la base de la théorie de l'externalité. Dans l'une d'elles, on faisait croire à des sujets minces et à des sujets obèses qu'on désirait obtenir leur avis sur le goût de différents craquelins. On constatait alors que si les sujets minces avaient mangé avant l'expérience, leur consommation de craquelins diminuait d'autant. Par contre, la consommation des sujets obèses demeurait la même, qu'ils aient ou non mangé avant l'expérience, comme si la faim ne modifiait en rien leur comportement alimentaire.

Dans une autre expérience devenue célèbre, on plaçait des sujets devant une assiette contenant des sandwiches et on leur disait d'en manger autant qu'ils en voulaient en ajoutant que s'ils n'en avaient pas assez, ils pouvaient en prendre d'autres dans un réfrigérateur qu'on leur indiquait. On nota que quelle que fût la quantité de sandwiches placés dans l'assiette, les sujets obèses les mangeaient tous mais n'allaient jamais en chercher d'autres dans le réfrigérateur. Les sujets minces, par contre, laissaient des sandwiches dans l'assiette quand les expérimentateurs en avaient trop mis, et ils allaient en chercher d'autres quand ils n'en avaient pas assez. Encore une fois, le comportement alimentaire des obèses semblait plus relié aux conditions externes qu'à leur appétit: qu'il y ait eu très peu ou beaucoup de sandwiches dans l'assiette, ils les mangeaient toutes, mais ne semblaient pas stimulés par la nourriture qu'ils ne voyaient pas. L'implication concrète d'une telle théorie allait de soi : si l'appétit d'une personne est stimulé par des signaux extérieurs plutôt que par la faim, cette dernière a de fortes chances de trop manger quand elle vit dans une société d'abondance et de sollicitation à la consommation comme la nôtre. Le fait que les sujets obèses étudiés répondaient aux signaux externes de nourriture amena donc à la conclusion que leur surplus de poids était *causé par ce comportement alimentaire*. Nous verrons plus loin que la réalité n'est pas aussi simple et directe que cela.

C'est à partir de telles expériences que s'est établie la thérapie visant la modification du comportement alimentaire. Les techniques qu'elle proposait partaient du postulat que l'obèse mangeait trop et mal, et on affirmait qu'il s'agissait là de comportements appris qui pouvaient être modifiés ; la thérapie proposait alors de nouveaux comportements, plus adéquats et incompatibles avec les premiers, afin de les remplacer. Par exemple, afin de contrôler la réponse à des sollicitations autres que la faim, une des techniques de modification du comportement consistait à apprendre à la personne à ne manger que dans des endroits prévus à cette fin, comme une salle à manger ou un restaurant ; on éliminait ainsi les comportements alimentaires déclenchés par l'association entre la nourriture et certaines activités comme lire, regarder la télévision ou aller au cinéma… On tenta aussi de contrôler d'autres comportements comme celui consistant à manger trop vite et sans mâcher ses aliments : l'obèse apprenait à couper sa nourriture en petites bouchées et à mastiquer plusieurs fois avant d'avaler. Afin de diminuer la surconsommation provoquée par la vue de la nourriture tout en maintenant l'impression subjective de manger suffisamment, on proposait à la personne de placer sa nourriture dans une assiette plus petite…

L'externalité mise à rude épreuve

La technique de modification du comportement alimentaire connut un vif succès à ses débuts, les comptes rendus des premières expériences indiquant des pertes de poids élevées chez un grand pourcentage de sujets. On commença cependant bientôt à déchanter en constatant qu'à moyen terme, le taux de réussite ne semblait pas plus élevé que pour toute autre méthode : après quelques années, les personnes avaient, dans la très grande majorité des cas, repris le poids perdu. Fallait-il en conclure, comme on a si souvent tendance à le faire dans ce domaine, en disant que la méthode était bonne mais que la personne ne la suivait pas bien ? Certains chercheurs, malgré leur déception de voir les résultats de leurs travaux remis en question, eurent le courage d'aller plus loin que cette explication simpliste qui tend à réduire la personne désirant maigrir au rôle de sujet rebelle et irresponsable. Les découvertes qu'ils firent alors remettaient complètement en question les affirmations de départ sur lesquelles s'était appuyée la technique de modification du comportement.

L'un des angles de recherche les plus originaux pour étudier la «psychologie du poids» fut fourni par le chercheur Nisbett dans les années soixante-dix. Celui-ci retourna la question complètement à l'envers ; au lieu de considérer les gros comme des personnes qui mangeaient trop, il émit l'hypothèse que les obèses utilisés dans les recherches sur les comportements alimentaires étaient peut-être des personnes qui ne mangeaient pas suffisamment. Pour en arriver à considérer le problème sous un angle aussi différent que celui qui était traditionnellement admis, Nisbett avait dû se débarrasser de l'idée qu'un surplus de poids par rapport à la norme était nécessairement causé par un excès alimentaire ; il avait admis l'idée véhiculée par la théorie du poids d'équilibre selon laquelle l'organisme de certaines personnes est adapté à un poids élevé : était-ce possible, se demanda-t-il, que les obèses chez qui nous observons une incapacité à identifier leurs indices internes de faim soient en fait des personnes naturellement grosses qui, parce qu'elles luttent contre leur poids en restreignant chroniquement leur apport alimentaire, sont en état de faim constante ; elles ont appris à ne pas répondre à leurs indices de faim parce que, si elles le faisaient, elles mangeraient alors qu'elles tentent constamment de se priver pour maintenir leur poids en bas de celui que leur corps essaie de restaurer.

Si l'hypothèse de Nisbett était juste, cela voulait dire que les obèses qui répondaient aux signaux externes de nourriture le faisaient non pas à cause de leur poids élevé mais, au contraire, parce qu'ils tentaient de maintenir leur poids trop bas, ce qui les plaçait dans un état de faim chronique, tout leur corps étant mobilisé pour essayer de retrouver son poids d'équilibre. Cette hypothèse impliquait également qu'on risquait de retrouver le même comportement d'externalité chez des personnes qui restreignaient leur apport alimentaire, quel que fût leur poids, et que, par contre, les obèses qui ne suivaient pas de régime amaigrissant auraient un comportement alimentaire adéquat, c'est-à-dire conditionné par les indices de faim qu'ils ressentaient.

Afin de vérifier cette nouvelle hypothèse, on recommença les expériences des années soixante – simulations de tests de goût, présentation de sandwiches, etc. – mais cette fois, au lieu d'étudier un groupe d'obèses et un groupe de non obèses, on compara des personnes qui contrôlaient leur apport alimentaire à d'autres qui ne le contrôlaient pas ; on prit soin d'inclure aux deux groupes des personnes de tout poids. Les résultats de ces recherches confirmèrent l'hypothèse : le comportement alimentaire des gros qui ne restreignaient pas leur nourriture était similaire à celui des gens minces de leur groupe, alors que les minces qui contrôlaient leur nourriture étaient comparables aux gros de leur groupe.

La psychologie de la privation

Il semble bien que ce que l'on avait d'abord pris pour la «psychologie du poids» était en réalité la *psychologie de la privation*. En d'autres mots, face à la nourriture, les comportements perturbés que l'on rencontre chez beaucoup de personnes ne seraient pas responsables de leur poids mais seraient plutôt le résultat de leurs tentatives répétées pour diminuer ce poids.

Bien sûr, dans notre société, on trouve beaucoup de gros qui répondent aux stimulations externes plutôt qu'à leur faim, mais cela dépend du fait qu'il est très difficile de trouver des gros qui ne se privent pas chroniquement de manger et ce, depuis des années. En somme, la majorité des obèses ne le sont pas devenus parce qu'ils répondaient davantage aux stimulations externes de nourriture que les gens minces, mais parce qu'ils avaient le potentiel biologique pour le devenir ; dans un contexte d'abondance alimentaire comme le nôtre, ce potentiel a pu se développer pleinement. Ce n'est qu'ensuite, parce que ces personnes ont intégré le modèle d'un corps qui se doit d'être mince pour être considéré comme beau et en santé, qu'elles ont tenté de diminuer leur poids naturel et ont ainsi acquis des caractéristiques comportementales qui correspondent à la psychologie de la privation.

Mais en cela, l'obèse en restriction alimentaire n'est absolument pas différent de toute personne qui tente de maintenir un poids plus bas que son poids naturel ; son comportement alimentaire et ses réactions psychologiques sont les mêmes que ceux observés par Ancel Keys sur les sujets qu'il avait soumis à une restriction alimentaire : fatigue, dépression, irritabilité, mais surtout obsession et perte de contrôle face à la nourriture, incapacité de ressentir la satiété, etc.

Et tous ces obèses dans la tête, issus de notre société cadavérique, qui passent l'essentiel de leur vie à perdre quelques kilos et à les reprendre, sont eux aussi animés par cette dynamique de la privation, dont la base est beaucoup plus physiologique que psychologique. Car le facteur fondamental de la psychologie de la privation est la tendance à répondre à des messages externes plutôt qu'à sa faim, et ce facteur est aussi à la base des régimes amaigrissants : vous ne pouvez pas suivre un régime qui contient un nombre prescrit de calories et des aliments très précis sans apprendre à faire taire vos signaux internes de faim. Ce n'est pas parce que votre régime vous annonce que ce matin vous avez droit à une rôtie, un œuf dur et un café sans sucre que votre appétit sera comblé par cette nourriture.

Et quand, après de longues privations, la personne cède à une orgie alimentaire, ce n'est pas parce qu'elle vient de répondre à des stimulations extérieures : pour la première fois depuis des semaines ou des mois, elle vient au contraire d'obéir aux demandes de son corps affamé. Le paradoxe des régimes, c'est qu'ils amènent la personne à croire qu'elle a perdu le contrôle au moment même où elle répond à ses besoins ; que cette interprétation aboutisse à la longue à une confusion totale entre les messages extérieurs, les besoins physiologiques et les situations de stress qui déclenchent en général les orgies n'est pas du tout surprenant : le contrôle alimentaire proposé par les régimes pour «guérir» les problèmes de poids constitue un apprentissage à la perte de contact avec ses signaux internes de faim ; les régimes amènent à un comportement alimentaire basé sur les stimulations externes plutôt que sur la faim.

Comme les pertes de contrôle face à la nourriture sont souvent déclenchées par une émotion comme la colère ou le chagrin, les personnes qui les vivent ont tendance à résumer leur expérience en disant qu'elles «mangent leurs émotions», c'est-à-dire qu'elles mangent plutôt que de ressentir et d'exprimer leurs émotions : encore une fois, le discours qu'elles emploient n'est pas une pure création de leur esprit ; elles l'ont découvert à travers les multiples théories qui peuplent les revues et magazines féminins et qui cherchent à expliquer pourquoi les femmes n'arrivent pas à correspondre aux normes qui leur sont imposées.

Ce qui se passe lorsqu'une personne perd le contrôle à la suite d'une situation émotive intense est en fait beaucoup plus complexe que l'interprétation psychologique qu'on en fait habituellement. Les chercheurs Herman et Polivy, dans leur livre intitulé *Breaking the Diet Habit*[2], soulignent que la privation de nourriture et le maintien d'un poids en bas du poids d'équilibre constituent un stress majeur pour l'organisme. En situation stable, nous pouvons consacrer une grande partie de notre énergie à cette lutte de tous les instants; mais qu'advienne une difficulté, un conflit, une crise, en somme n'importe quelle situation qui impose un surplus de stress à notre organisme, et nous voilà incapables de maintenir le contrôle alimentaire... et c'est à ce moment que nous tombons dans des orgies alimentaires.

Ce n'est pas tant l'émotion en elle-même qui a provoqué la perte de contrôle, mais le surplus de stress inhérent à toute réaction émotive. Il ne s'agit pas là d'une maladie, d'une faiblesse ou d'un problème, il s'agit de la vie; à moins de nous enfermer dans une vie monacale dont nous excluons toute variété, toute nouveauté, tout nouveau défi, tout risque d'événement dont nous n'avons pas préalablement contrôlé l'intensité, nous serons confrontés à la possibilité de «casser notre régime» tant que nous tenterons de maintenir notre corps en bas de son poids d'équilibre.

La thérapie de modification du comportement alimentaire n'a pas donné de meilleurs résultats que les autres techniques d'amaigrissement parce que son point de départ, la réponse alimentaire déclenchée chez l'obèse par une stimulation externe, était faux. De plus, quand on a pris la peine de regarder la réalité, on a dû admettre que le postulat selon lequel les gros mangeaient plus et plus mal que les personnes de poids moyen ne se vérifiait pas lui non plus: en comparant des personnes de tout poids à partir de caractéristiques comme la rapidité avec laquelle elles mangeaient, le fait de plus ou moins mâcher les aliments, les situations qui déclenchaient les comportements alimentaires, etc., on s'est rendu compte qu'il n'y avait pas de comportements alimentaires spécifiques aux obèses. Il a également fallu admettre qu'aucune personne normale ne mangeait comme on tentait de faire manger les obèses dans les thérapies de modification du comportement. Hilde Bruch, une psychothérapeute qui travaille avec des anorexiques, a même dit que «les trucs et les stratégies qu'utilisent les anorexiques pour maintenir leur régime de famine [...] sont exactement les mêmes que ceux qu'on enseigne dans la thérapie de modification du comportement[3]». Cette constatation a amené le psychiatre et chercheur Albert Stunkard, qui avait pourtant fondé de grands espoirs sur cette approche, à dire que «la modification de comportement pouvait seulement aider quelqu'un qui devrait biologiquement être obèse à vivre dans un état de demi-famine[4]».

Est-ce à dire que l'approche qui vise la modification du comportement alimentaire est à rejeter totalement? Pas nécessairement; tout dépend de notre objectif. Cette approche a certainement son utilité pour tenter de corriger certaines mauvaises habitudes alimentaires que nous avons pu développer, comme de manger trop vite, ou de manger chaque fois que nous regardons la télévision, etc., et ce quel que soit notre poids – je ne crois pas que les personnes plus grosses que la norme aient le monopole des mauvaises habitudes alimentaires. Si notre intention est de corriger de telles habitudes, la technique de modification du comportement est efficace. De la même façon, les techniques centrées sur la prise de conscience des indices de faim et de satiété peuvent aider les personnes chroniquement au régime, qui ont perdu le contact avec leur appétit, à retrouver un rythme alimentaire basé sur leurs besoins physiologiques. Mais dans tous ces cas, si la personne s'attend à ce que la conséquence ultime de cette démarche soit une perte de poids, elle risque d'être déçue et de ce fait d'abandonner sa recherche de bonnes habitudes alimentaires. C'est d'ailleurs là le paradoxe de la quête de la minceur: alors qu'on invoque souvent des motifs de santé physique et mentale pour justifier notre obsession, on abandonne toute méthode saine si elle ne nous fait pas maigrir et on est prêt à adopter n'importe quelle technique dangereuse qui nous promet une perte de poids rapide.

Les approches intrapsychiques

À force de se soumettre à des régimes amaigrissants, on apprend systématiquement à se baser sur ce qui est écrit sur sa liste d'aliments «permis» et à ignorer ce que nous dit, puis nous crie, puis nous hurle notre organisme. Ces appels ne sont plus interprétés comme les signaux légitimes que nous envoie notre corps pour demander réponse à ses besoins mais comme des manifestations gênantes que nous attribuons à tout sauf à leur cause réelle, la faim. Combien de fois n'avez-vous pas dit: «Je ne peux pas avoir faim, je viens de manger», pour ensuite chercher le motif d'ordre psychologique – une colère réfrénée, un sentiment de solitude – qui vous pousse à désirer manger.

Selon les approches intrapsychiques, les problèmes vécus par une personne dépendent de conflits intérieurs non résolus, le plus souvent passés et inconscients, qui trouveront leur solution quand la personne aura ramené à la conscience les racines du conflit. La première approche de ce genre fut la psychanalyse; aujourd'hui, ce courant de pensée a à ce point imprégné notre culture que tout le monde utilise des termes comme «compensation» et «refoulement», y compris des personnes qui n'ont jamais entendu prononcer le nom de Freud.

Le postulat à la base de l'analyse intrapsychique des problèmes de poids est encore une fois l'affirmation que les personnes plus grosses le sont devenues parce qu'elles ont mangé plus que les autres. Mais ici, l'important est de savoir *pourquoi,* et on sous-entend que le jour où elle aura déterré le motif inconscient de son comportement, la personne pourra le contrôler.

Si on fait l'inventaire des multiples raisons qui ont été invoquées, autant dans la documentation des experts que dans les sous-produits de simplification pour le grand public, pour expliquer la surconsommation alimentaire, on se retrouve face à des motifs de deux ordres. La nourriture est souvent présentée comme un moyen qui sert à remplacer quelque chose qui nous manque ou à éviter de faire face à une situation ou à un état émotif trop pénible pour qu'il soit reconnu et assumé consciemment; on parle alors de compensation orale. Quand on explique par exemple qu'une personne mange beaucoup parce qu'elle a été privée d'amour maternel, on utilise un motif qui relève du modèle de la «compensation orale»; on se base aussi sur ce type d'analyse quand on dit que la personne mange pour «refouler» certaines émotions comme la colère ou pour diminuer l'intensité de certaines autres comme l'anxiété ou la culpabilité. La deuxième raison invoquée par les approches intrapsychiques consiste à présenter la nourriture comme un moyen permettant à la personne de répondre à un besoin inconscient de grossir ou de demeurer grosse. Ainsi, quand on explique qu'une femme a repris du poids parce qu'elle se sentait incapable de faire face au désir sexuel qu'elle ressentait de la part des hommes, ou parce qu'elle refusait de vivre de la compétition face à d'autres femmes, on utilise des explications de cet ordre.

Freud et l'amour de la crème glacée

— Docteur, aidez-moi, j'ai un grave problème :
je suis incapable de résister à la crème glacée.
— Chère madame, vous souffrez sans doute
d'une fixation orale à une mère trop froide.

Ce dialogue, bien sûr, est une imitation de mon cru des explications parfois fantaisistes que l'on retrouve dans de telles approches. Mais si vous vous dites que voilà une caricature plutôt grossière, lisez comment une psychanalyste a interprété l'obésité d'une adolescente qui aimait beaucoup les tartes et les gâteaux : « [...] ces morceaux de nourriture sucrée de forme ronde [...] symbolisaient les seins de la mère – les dévorer constituait une expression symbolique parfaite d'agression orale destructrice autant que le besoin d'être unie à la mère[5]. »

Les approches intrapsychiques ont interprété l'obésité de multiples et parfois fantaisistes façons, parlant surtout de fixations orales, d'expression de tendances agressives ou sadiques, de dépression ou d'anxiété masquées, de craintes sexuelles ou au contraire de désirs sexuels intenses. Mais la plus grande qualité de cette approche ne réside sûrement pas dans sa rigueur scientifique : il faut chercher longtemps avant de trouver des études qui permettent de vérifier des affirmations appuyées sur quelques cas cliniques. Quand finalement on trouve des recherches sur la santé mentale des obèses, on constate que les plus rigoureuses d'entre elles, c'est-à-dire celles qui se basent sur une méthode scientifique stricte, « ne trouvent pas que les obèses sont plus névrosés, plus sexuellement inadéquats ou plus émotivement perturbés que les individus de poids normal. En fait, certaines études ont découvert que les individus obèses étaient moins anxieux, moins déprimés et moins sujets au suicide que ceux de poids normal[6] ».

D'autres études affirment pourtant qu'au contraire l'obésité est le signe de quelque problème psychologique. L'une d'elles par exemple nous dit que l'obésité constitue un « équivalent de la dépression[7] », c'est-à-dire que la personne se protégerait contre des sentiments dépressifs en mangeant plus. Et comment croyez-vous que l'auteur de cette recherche en soit arrivé à une telle conclusion ? En comparant des sujets obèses et des sujets non obèses, il a constaté que 13 des 50 sujets non obèses avaient souffert de dépression dans les 2 années précédant sa recherche, alors que 1 seul des 27 sujets obèses avait été affecté par un tel problème. De là cette brillante conclusion : puisque les obèses sont moins déprimés, cela prouve qu'ils le sont mais qu'ils le cachent bien[8]...

Une autre recherche nous fournit un exemple encore plus criant de cette façon habile d'aller confirmer ce qu'on croit déjà et de légitimer un préjugé à l'aide d'une soi-disant « preuve scientifique ». Un chercheur du nom de Gottesfeld compara des personnes très obèses à d'autres qui souffraient de névrose ; comme il s'y attendait, il constata, en comparant des autoportraits réalisés par tous les sujets, que les obèses avaient une image beaucoup plus négative de leur corps que les autres sujets. Par contre, une chose le surprit : les individus obèses étaient plus satisfaits de leur personnalité que les autres sujets de la recherche. À partir d'un ensemble de critères qui leur permettaient de s'auto-évaluer, les obèses s'étaient en général cotés plus positivement que ne l'avaient fait les névrosés ; de plus, leur évaluation s'avéra plus positive que celle faite par trois juges, soit deux psychiatres et un psychologue. Gottesfeld, convaincu qu'une personne souffrant d'obésité grave ne pouvait pas être satisfaite de sa personnalité, interpréta ainsi ces résultats :

> « Le patient très obèse est probablement incapable d'accepter une autodescription négative, aussi se présente-t-il au niveau conscient comme plutôt satisfait. À un niveau moins conscient l'obèse grave est plus insatisfait de lui-même, comme on le remarque dans le dessin qu'il fait de lui-même[9]. »

Gottesfeld croyait que l'obésité grave était causée par des problèmes de personnalité et qu'un bon traitement devait donc inclure de la psychothérapie ; il se montrait cependant plutôt pessimiste quant aux résultats possibles, affirmant que :

> « [...] ces patients ont tendance à nier que quelque chose ne va pas dans leur personnalité et de ce fait leur motivation pour la psychothérapie est faible. De plus, l'utilisation énergique d'un mécanisme de défense aussi pathologique que la négation suggère en soi un pronostic pauvre. »

Traduction en langage de tous les jours : les obèses sont terriblement perturbés au niveau psychologique ; la preuve en est qu'ils croient avoir une personnalité intéressante alors que des personnes au jugement aussi rigoureux que des psychologues et des psychiatres ne partagent pas du tout cette opinion ; on ne pourra jamais les guérir puisqu'ils refusent de reconnaître leur maladie, telle qu'elle est décrétée par ces «psy» qui auraient la tâche de les soigner.

Essayons donc une interprétation personnelle des résultats de Gottesfeld: les personnes souffrant d'obésité grave sont insatisfaites de leur corps parce que cette condition est effectivement très pénible à vivre tant physiquement – déplacements ardus, entraves de toute sorte dans les lieux publics, difficulté à effectuer certains mouvements, inconfort lors de grandes chaleurs... – que socialement – regards moqueurs, hostiles ou dégoûtés, remarques de toutes sortes, discrimination au travail... Par contre, puisqu'ils ne souffrent pas plus souvent de troubles psychologiques que la moyenne des gens, les obèses sont dans l'ensemble plus satisfaits de leur personnalité que des personnes névrosées. Toutefois, ayant intégré l'image que leur société propose des obèses, les «psy» attribuent à ces derniers un ensemble de traits de personnalité négatifs; mais l'énorme pouvoir qu'on leur accorde de classifier et de soigner les failles de l'âme transforme leurs préjugés en «points de vue objectifs». Alors tout le monde est rassuré: il existe une raison aux trop grandes différences de poids par rapport à la norme et cette raison se situe dans les blessures intérieures de la personne, qui la poussent à «trop» manger. Si la personne reconnaît ses problèmes, la preuve n'est plus à faire; si elle les nie, cela prouve qu'ils ont une ampleur et une profondeur telles qu'ils exigent l'inconscience de celui ou celle qui en souffre.

Un grand nombre d'études qui tentent d'identifier des problèmes psychologiques spécifiquement reliés à un surplus de poids comportent des erreurs scientifiques évidentes. Par exemple, quand on étudie des patients obèses dans des hôpitaux psychiatriques, on a tendance à considérer que tous les problèmes psychologiques que l'on découvre chez eux ont un rapport avec leur poids. On ne risque pas trop de se tromper si on affirme qu'une personne qui fréquente un établissement psychiatrique souffre généralement de quelque trouble psychologique; mais rien dans les études qui proviennent de ces institutions ne permet d'affirmer qu'il existe un lien de cause à effet entre l'obésité et les problèmes identifiés chez de tels patients. Nous voilà donc à nouveau face au même problème que lorsque nous avons parlé des liens entre la santé physique et le poids: si un obèse souffre d'un problème quelconque, cela ne veut pas nécessairement dire que ce problème ait été causé par l'obésité, ni non plus qu'il ait provoqué le gain de poids.

Notons aussi que la plupart des études qui proviennent d'institutions psychiatriques tirent leurs conclusions d'interviews faites avec des patients par des professionnels de la santé de ces établissements; compte tenu des préjugés auxquels sont confrontés les obèses, on peut facilement concevoir qu'une telle façon de recueillir l'information constitue la meilleure méthode pour réussir à prouver ce que l'on croit déjà.

Albert Stunkard est un psychiatre américain qui a travaillé toute sa vie auprès des obèses; sa grande honnêteté intellectuelle en fait l'un des chercheurs les plus crédibles dans l'analyse des liens entre la santé mentale et l'obésité. Or son contact constant avec cette clientèle et les recherches qu'il a faites l'ont amené à recommander la plus grande prudence dans la façon d'établir des liens entre le poids et les problèmes de santé mentale. Stunkard croit de plus en plus à l'origine biologique de la tendance au gain de poids; de plus, il considère que la société joue probablement un rôle plus grand que les conflits d'ordre émotif dans les problèmes liés au poids. Ses propres recherches ne lui ayant fait découvrir aucun trait de personnalité spécifique aux obèses, Stunkard constate que bien qu'on rencontre des problèmes névrotiques chez les personnes obèses comme chez les non obèses, «on a trop souvent conclu de ce fait que la névrose est la cause de l'obésité – et cette conclusion est tout à fait injustifiée[10]». Un des meilleurs moyens permettant de vérifier s'il existe réellement un lien entre un surplus de poids et des problèmes psychologiques quelconques est d'étudier des personnes de tout poids, non pas dans une institution psychiatrique mais dans une population normale. Si on trouve significativement plus de personnes perturbées chez les obèses que chez les personnes minces ou de poids moyen, on pourra alors affirmer qu'il existe un rapport entre les deux. (Rappelons-nous cependant qu'il ne s'agira pas nécessairement d'une relation de cause à effet.) Mais quand on fait l'inventaire des études effectuées dans une population générale, on ne trouve, pour la majorité des caractéristiques psychologiques étudiées, aucune différence significative entre les obèses et les non obèses; quant à la différence que l'on note sur certains critères comme l'anxiété et la dépression, elle suggère que les obèses sont en meilleure santé mentale[11].

Quel que soit le degré de sophistication des analyses psychologiques proposées, elles se basent toujours sur la fausse prémisse voulant qu'un surplus de poids soit nécessairement provoqué par des excès alimentaires. Il ne reste alors plus qu'à trouver la raison pour laquelle la personne mange trop, à pointer le grand pourquoi psycho-pathologique… Et c'est tellement facile d'en trouver, la vie étant peuplée, pour tout être humain, de difficultés, d'angoisses, de souffrances ; il suffit donc d'être gros pour que ces angoisses soient interprétées comme étant la cause de l'obésité. Vous pouvez être maigre et déprimée, jamais on ne mettra votre dépression sur le compte de votre manque de poids. Mais qu'un obèse souffre de dépression et vlan ! les associations volent en tous sens : fixation orale, crainte de la sexualité, corps-protection contre les émotions… Et si tout cela n'était que des constructions « par après », des explications parce qu'on a absolument besoin d'en trouver, parce que les gros n'entrent pas dans nos cadres trop étroits : à l'époque où on disait que la masturbation rendait fou ou sourd ou phtisique, il suffisait de rencontrer un tuberculeux, ou un névrosé, ou un vieillard à l'oreille un peu dure qui avouait ses comportements masturbatoires pour le confirmer. On considérait comme proprement impossible qu'une personne « normale » se masturbe. Aujourd'hui, il semble impossible d'admettre que les différences de poids d'une personne à l'autre dépendent d'une condition physique particulière qui n'a en général rien à voir avec des problèmes psychologiques.

Il est très important de noter ici que l'analyse psychologique ne se confine pas à l'étude des cas d'obésité grave. Comme le soulignent les auteurs Bennett et Gurin, des femmes à peine assez enrobées pour correspondre aux critères de sensualité de l'époque de Freud utilisent aujourd'hui la théorie du père de l'inconscient – ou quelque dérivé – pour expliquer que leur « excès de poids » leur sert à contrôler leur émotivité ou encore à éviter la sexualité… L'excès de poids est en effet une notion de plus en plus élastique ; il n'est pas rare d'entendre de graciles jeunes femmes, au corps ainsi maintenu grâce à la danse aérobique et aux menus diététiques, expliquer le plus sérieusement du monde leur tendance à utiliser la nourriture comme mode de « compensation » : avant de savoir si la nourriture constitue pour nous un moyen de compensation – ce qui est possible, bien sûr – il faut d'abord manger à sa faim et accepter son poids naturel, sinon ce que nous prenons pour de la compensation n'est que la réaction normale d'un corps affamé. Combien de femmes, désespérées parce qu'elles ne parviennent jamais à perdre ces 10 kg qui les empêchent de correspondre aux rachitiques standards de beauté actuels, cherchent ainsi avec acharnement à découvrir les motifs inconscients qui les poussent vers le gâteau au chocolat. Rarement leur viendra-t-il à l'idée que le principal motif qui pousse les gens à manger des pâtisseries, c'est le goût extraordinaire de ces jolies choses onctueuses ; les maigres qui s'en régalent n'ont jamais eu besoin de fournir à quiconque – ni à elles-mêmes – d'autre explication à cette « perversion orale ».

Est-ce à dire qu'il n'existe aucun rapport entre le poids et la santé mentale ? Ou mieux, suis-je en train de dire que les obèses constituent le modèle idéal de santé mentale ? Pas du tout. J'essaie tout simplement de dissocier les deux facteurs et de nuancer les généralisations outrancières et les interprétations erronées qu'on a tendance à faire lorsqu'en psychologie on s'empare de la balance.

Oui, on rencontre des gros qui souffrent de divers problèmes psychologiques ; mais de là à en conclure que ce sont ces problèmes qui les ont menés à l'obésité – et qu'une thérapie qui résoudrait leurs problèmes entraînerait une perte de poids – il y a un pas immense que trop de gens se permettent de franchir en toute bonne conscience. Les gros, comme les personnes de tout poids, peuvent souffrir de troubles psychologiques ; et bien souvent, comme c'est le cas pour n'importe qui, leurs problèmes n'ont rien à voir avec leur poids. Il existe cependant un ensemble de problèmes psychologiques que l'on retrouve régulièrement chez des personnes obèses dans notre société et qui ont un rapport direct avec leur poids.

La psychologie de l'opprimé

> Si je me sens méprisé, je ne pense pas « c'est parce que je suis juif »,
> mais seulement parce que je suis gros. Je ne peux me défendre contre cela
> car je suis d'accord avec les gens – je pense qu'on doit me mépriser à cause
> de l'allure que j'ai. [...] Je suis un criminel d'être obèse...
> Je n'ai simplement pas le droit d'être heureux tant que je suis obèse.
> Si j'étais heureux obèse, les bases mêmes de mon monde seraient ébranlées.
> TRADUCTION LIBRE DES PROPOS D'HERBERT, IN STUNKARD, *The Pain of Obesity*

Tout comme Herbert, un client d'Albert Stunkard, de nombreuses personnes obèses manifestent une très faible estime d'elles-mêmes ; elles sont extrêmement sensibles à l'opinion des autres et vivent un profond sentiment d'isolement, se sentant souvent victimes de préjugés ; elles expriment une préoccupation constante et un immense dégoût pour leur corps[12]. Mais le plus tragique, c'est que tout comme Herbert, ces personnes considèrent qu'elles méritent le rejet et le mépris dont elles sont victimes tant elles ont intégré l'image négative que la société leur propose des obèses; elles se regardent avec les yeux qu'on a posés sur elles et se méprisent elles-mêmes.

Cette identité négative, cette adhésion à l'image stéréotypée véhiculée par la société, c'est ce qu'on appelle la «psychologie de l'opprimé». Cette approche, qui a cherché à inclure la dimension sociale dans le développement de l'identité individuelle, nous vient des mouvements de libération qui sont apparus dans divers pays colonisés au début des années soixante. Les idées de base de la psychologie de l'opprimé ont été formulées par des auteurs comme Franz Fannon et Albert Memmi, qui ont décrit comment le colonisé, ou le Noir en pays dominé par le pouvoir blanc, intègre l'image que projette de lui le pouvoir en place et développe ainsi le mépris de lui-même.

De la même façon, les chercheurs qui ont tenté de discerner des traits de personnalité spécifiques aux obèses ont vite constaté que ceux qu'ils identifiaient semblaient moins liés à l'obésité elle-même qu'à ses conséquences sociales, c'est-à-dire aux préjugés sur les obèses que ceux-ci finissaient par intégrer.

La haine des gros

> On parle beaucoup de la faiblesse et de l'intempérance des gros qui mangent «trop». On parle très peu de l'égoïsme et de l'intempérance impliqués dans une vie qui fait de l'apparence de quelqu'un le centre de toutes ses valeurs et y subordonne toute autre considération[13].
>
> HILDE BRUCH

Dans notre société, on dit des obèses qu'ils sont menteurs, tricheurs, sales, paresseux, mesquins, laids et stupides[14]. On croit aussi qu'ils mangent comme des porcs, qu'ils sont gros fumeurs et gros buveurs[15]. Ces préjugés semblent partagés par toutes les personnes que l'on interroge à ce sujet, enfants, adolescents et adultes, les femmes se montrant plus sévères que les hommes dans leurs jugements. (Cela dépendrait-il de «l'obligation esthétique» imposée aux femmes, par laquelle on leur dit que la beauté est un devoir et une nécessité si elles veulent être reconnues socialement? Les femmes, aliénées par cette norme, imposeraient-elles ce même regard à autrui?) L'image négative de l'obèse se développe très tôt. Ainsi, quand on demande à des enfants de classer, par ordre de préférence, des dessins qui représentent des enfants physiquement hors normes, ils placent presque invariablement le dessin de l'enfant obèse en dernier, après ceux qui représentent un enfant portant des béquilles ou des prothèses dentaires, après celui qui est assis sur une chaise roulante et celui qui est défiguré[16]. Seuls les enfants qui proviennent d'un milieu où l'embonpoint comporte encore certaines connotations positives préfèrent l'enfant obèse, ce qui nous montre bien la dimension sociale de ces choix[17].

Les professionnels de la santé adhèrent aussi fortement à cette image négative de l'obèse que la population générale. Comment sera alors traité l'obèse qui cherchera conseil auprès de l'un d'eux? Demandez-le à un obèse et vous découvrirez le monde merveilleux de l'intolérance au nom de la santé : qu'il aille consulter pour un orgelet ou pour un mal de gorge, on lui expliquera en général que sa guérison passe par l'amaigrissement ; on l'accusera aussi de peser de tout son poids sur l'économie du pays en lui affirmant que l'obésité est le problème de santé numéro un en Amérique du Nord et que les coûts des soins de santé grimpent par sa faute. Quant aux professionnels de la santé mentale, nous venons de voir à quel point ils ont eux aussi tendance à adopter le regard social face à leurs patients obèses.

Le plus tragique dans cette situation, c'est que les préjugés dont sont victimes les obèses sont à ce point reconnus comme des vérités qu'on ne les dénonce à peu près jamais ; cela augmente la difficulté, pour l'obèse, de prendre suffisamment de recul pour dissocier sa valeur personnelle de l'image grossière et simpliste qu'on projette de lui. Dans notre société, l'obésité demeure la seule caractéristique physique pour laquelle il soit socialement accepté d'exprimer publiquement des préjugés sans se sentir le moindrement mal à l'aise[18]. Regardez simplement autour de vous ; vous vous rendrez compte à quel point on ridiculise les obèses sans que jamais personne ne se lève pour dénoncer cet état de fait, alors qu'on peut de moins en moins faire des farces racistes, sexistes ou ridiculiser tout autre groupe de personnes sans provoquer de justes protestations. Mais les gros sont les fous de notre société de rois maigres : en riant d'eux on se sent mince… et donc vertueux.

Inévitablement, les préjugés face aux obèses entraînent de la discrimination ; ainsi, une étude sur les inscriptions dans les universités et les collèges américains a démontré que malgré des capacités intellectuelles et des résultats scolaires équivalents, le pourcentage des jeunes femmes acceptées était de 52 p. 100 chez les non obèses alors qu'il tombait à 32 p. 100 chez les obèses. On ne notait cependant pas de différence significative dans le pourcentage des étudiants inscrits chez les hommes obèses et non obèses[19]. La minceur ne constitue donc pas seulement un enjeu moral à cause de l'ensemble des qualités qui y sont associées, mais également un enjeu économique. En fait, le poids est probablement l'un des critères les plus utilisés dans la discrimination des femmes à l'embauche.

La personnalité de l'obèse

Imaginez-vous dans une situation où vous entendez régulièrement des farces grossières sur des personnes qui vous ressemblent. Lorsque vous marchez dans la rue, des regards furtifs vous frôlent: quand vous tentez de les capter, ils se dérobent la plupart du temps; quand ils soutiennent votre regard, ils sont remplis de mépris ou d'hostilité. Vous saisissez parfois des phrases, lancées assez fort pour que vous puissiez les entendre, qui disent des choses comme: «Si j'étais bâti comme elle, je ne sortirais même pas de chez moi.» Imaginez-vous aussi soumise à des privations constantes dans le but de transformer cette apparence physique qui semble correspondre, aux yeux de ceux qui vous regardent, au summum de la déchéance humaine... Les yeux sont rivés sur vous chaque fois que vous mangez; vous ne pouvez pas comme tout le monde savourer calmement un cornet de crème glacée en public sans les croiser, remplis d'horreur et de dégoût.

Croyez-vous pouvoir vivre une telle expérience pendant des années sans développer certains comportements perturbés face à la nourriture, sans qu'apparaissent des problèmes d'estime de vous-même et des difficultés dans votre vie sociale?

Il ne faut donc pas se surprendre de trouver des personnes obèses qui se détestent profondément. Mais il faut arrêter de croire qu'il existe une personnalité type qui précède l'obésité et y conduit. Si nous voulons parler des liens entre la santé mentale et le poids, je suggérerais qu'on prenne bien soin de replacer les choses dans l'ordre où elles apparaissent: en général, on ne devient pas gros parce qu'on a des problèmes psychologiques, mais si on est gros, on risque de développer des problèmes psychologiques parce qu'on vit dans une société qui nous renvoie une image négative de soi-même. Cet ordre n'est pas indifférent puisqu'il identifie la source du problème et, par le fait même, le sens des solutions à apporter : si les difficultés vécues par l'obèse ne proviennent pas d'une quelconque fragilité psychique mais plutôt d'une image sociale négative, les solutions doivent aller dans le sens de l'organisation de groupes de support et de dénonciation des préjugés et de la discrimination plutôt que dans celui de la psychothérapie axée sur le renforcement du moi : de façon générale, l'obèse souffre moins d'un « problème du moi » que d'un « problème du eux ».

Maigrir par la psychologie

Bien sûr, ce que je viens de dire ne constitue pas le discours le plus répandu sur la question, et vous trouverez un grand nombre de livres remplis de bonnes intentions qui vous proposeront d'explorer les méandres de votre inconscient afin d'identifier les blocages qui vous poussent malgré vous à rester grosse. On y affirme que le jour où vous aurez déterré ces monstres qui peuplent votre inconscient, un régime vous semblera le summum du bonheur et vous fondrez à vue d'œil. Il est d'ailleurs très facile d'écrire un tel livre : vous commencez d'abord par faire l'inventaire de deux ou trois douzaines des problèmes humains les plus courants ; vous associez à chacun de ces malheurs l'histoire d'une personne dodue qui en est affligée. Vous ajoutez que le jour où elle a adhéré à la démarche de prise de conscience que vous proposez, ses problèmes et ses kilos ont fondu comme neige au soleil. Quelques précautions à prendre cependant si vous voulez vraiment faire de votre livre un succès de librairie :

• Ne proposez jamais d'aller vérifier le pourcentage des gens minces qui souffrent des mêmes problèmes, car leur nombre se rapprocherait sans doute beaucoup de celui des gros.

• Ne mentionnez jamais le taux d'échec de la démarche que vous proposez, car il sera fort probablement le même que pour n'importe quelle autre technique d'amaigrissement : l'énergie mise à suivre un régime et le poids perdu dans les premiers mois n'ont pas grand-chose à voir avec le fait qu'on a enfin déraciné la cause psychologique ; cela veut tout simplement dire que, grâce à une bonne technique de marketing, la personne croyant avoir enfin découvert la méthode miraculeuse s'attelle une fois de plus à la tâche de vaincre son héritage biologique.

• Si une personne déçue et amère vous prend à partie en vous disant que votre méthode n'a pas fonctionné pour elle et qu'au contraire, elle a contribué à la décourager encore plus, puisque pour la énième fois elle a cru régler définitivement son problème et a une fois de plus échoué, soyez prête à lui renvoyer la balle : c'est un jeu d'enfant avec les outils merveilleux que vous offre la psychologie populaire actuelle. Vous pourriez par exemple lui répondre : « C'est ton choix. Tu dois te rendre compte que ton désir de rester gros est plus fort que ton désir de maigrir ; tant que tu n'auras pas profondément compris pourquoi, tu ne perdras pas de poids. » Un jeu d'enfant, vous dis-je ! Après une telle réplique, vous pouvez être sûre que votre détracteur ne réagira plus ; il sera effondré de honte et de culpabilité pour la bonne raison qu'il vous croira. Et s'il s'est essayé à vous attaquer en public, ce sera encore mieux car s'il ose encore douter de sa responsabilité dans toute cette affaire, tout le reste de l'auditoire sera de votre bord puisque tout le monde adhère à ce discours si cher à notre culture : *votre pensée peut tout ; vous êtes responsable de tout ce que vous êtes et de tout ce qui vous arrive.* Et vous, pouvez-vous vous transformer totalement si vous le désirez suffisamment ?

Blâmer la victime

*La norme culturelle d'un corps uniforme et uniformément mince [...]
semble être sous-tendue par l'affirmation implicite qu'une [personne]
peut choisir son type physique et son poids et qu'elle en est responsable[20].*

JUDITH RODIN

À l'époque où la tuberculose faisait de nombreuses victimes sans qu'on connaisse l'origine infectieuse de cette maladie, on lui attribuait de nombreuses causes psychologiques ; on croyait que le phtisique était une personne qui se laissait envahir, consumer par ses émotions – nous étions à l'époque où la maîtrise émotionnelle était de règle ; celui qui ne s'y conformait pas était considéré comme anormal, perturbé. Quand on découvrit la cause, puis la cure de la tuberculose, cette mythologie psychologique disparut bien vite. Le cancer remplaça alors la tuberculose dans le manuel de psychosomatique à la portée de toutes les ignorances : la personne se donnait le cancer en réprimant sa sexualité et en refoulant ses émotions, tout particulièrement la colère. (Vous reconnaissez sans doute ce discours puisqu'il est issu de notre époque, où l'expression des émotions est de règle...)

Quand on ne connaît pas encore la cause physiologique d'une maladie, nous dit Susan Sontag[21], on lui attribue des causes psychologiques. On dit de la personne qu'elle devient malade parce qu'elle manque d'une certaine force morale, celle-ci étant évidemment définie par son époque : au XIXe siècle, elle se manifestait par le contrôle de ses émotions alors qu'au XXe siècle, on la reconnaît à l'expression libre et spontanée des mêmes émotions.

La guerre contre le poids constitue le terrain par excellence pour l'exercice d'un tel processus puisqu'on croit connaître la cause de l'embonpoint, l'excès de nourriture, et par le fait même sa cure, la restriction alimentaire. Alors quand l'organisme, suivant les lois adaptatives, reprend son poids initial après un régime, on accuse la personne d'avoir abandonné le traitement et on la soupçonne de tirer des bénéfices inconscients de son poids.

Le blâme porté à la personne pour son poids se fait de diverses façons. Parfois il est brutal, direct, primaire, comme chez ce militaire qui conseille à un de ses collègues qui cherche un moyen permettant à certains de ses soldats de maigrir : « Pourquoi n'ordonnez-vous pas à vos soldats obèses de perdre du poids ? Et s'ils n'obéissent pas à cet ordre, traduisez-les en cour martiale[22]. » Souvent il est culpabilisant, comme quand ce médecin dit à sa patiente qu'elle « ne s'aime pas assez pour maigrir ». Mais la culpabilisation peut être beaucoup plus raffinée, elle peut réunir toutes les cruautés au profit de l'industrie de la perte de poids : *« Vos kilos en trop peuvent être salutaires... aux enfants qui chaque jour meurent de faim. »* Tel se lit le texte d'une publicité annonçant des cliniques d'amaigrissement ; on nous annonce ensuite que deux dollars cinquante par kilo perdu seront versés à une fondation créée par le responsable de ces cliniques « dans le but de subvenir aux besoins des enfants sous-alimentés du tiers-monde ». Si l'obèse qui lit ces lignes ne meurt pas sur place de culpabilité à la pensée de tous ces pauvres petits enfants qui meurent de faim *parce que lui mange trop,* c'est qu'il a le cœur extrêmement solide... (Et si on envoyait aux enfants sous-alimentés du tiers-monde les cinq milliards de dollars qu'empoche chaque année l'industrie américaine des régimes[23] ?)

La bonté d'âme

De manière générale cependant, la technique consistant à blâmer la victime se pratique avec beaucoup de bienveillance, elle est enrobée d'un grand désir d'aider la personne à trouver une solution au problème qui la fait tant souffrir : « Le processus consistant à blâmer la victime se cache sous des dehors de bonté et d'inquiétude envers la personne... il est obscurci par une brume parfumée d'humanisme. En [l'] observant... on se sent confus et désorienté, car ceux qui pratiquent cet art manifestent une préoccupation profonde et très sincère pour les victimes[24]. »

L'un des meilleurs exemples de cette préoccupation sincère se trouve dans le livre de Susie Orbach paru il y a quelques années sous le titre *Fat Is A Feminist Issue (Maigrir sans obsession)*[25]. Tout en comportant une analyse féministe extrêmement intéressante sur l'utilisation sociale du corps des femmes dans une société patriarcale, le livre d'Orbach tombe tête première dans le piège de la culpabilisation de la victime d'embonpoint. Comme la majorité de ceux qui écrivent sur le sujet, son erreur commence au moment où elle associe obésité à alimentation compulsive, employant parfois les deux termes comme des synonymes. À partir de cette erreur de faits, elle affirme que le principal motif qui pousse les femmes à la surconsommation alimentaire est le désir inconscient d'être grosses ; il ne lui reste alors plus qu'à expliquer, à l'aide d'une grille psychanalytico-féministe, les diverses raisons qui peuvent mener une femme au besoin d'être grosse : peur de la compétition entre femmes, crainte du harcèlement sexuel dans un monde d'hommes, peur de trahir une mère au corps bien en chair, etc.

Ce livre a connu et connaît encore un immense succès ; son analyse a été reprise par de nombreux articles parus dans des revues féminines, si bien qu'un très grand nombre de personnes se basent sur sa thèse sans jamais avoir lu Orbach elle-même, sans même le plus souvent connaître son existence. À elle seule l'analyse de Susie Orbach me semble responsable de la plus grande part des phrases qui commencent par « Je grossis parce que je mange mes émotions ».

Ce que ce livre a de plus pernicieux, c'est qu'il est aux trois quarts pertinent : son analyse des difficultés pour une femme de prendre sa place dans une société encore à dominante masculine est excellente ; les conseils qu'elle fournit pour aider les femmes à structurer leur propre groupe de support sont clairs et accessibles... Mais ce que son

livre contient de meilleur, ce sont les techniques qui visent à se débarrasser du cycle infernal des régimes et à retrouver son appétit naturel. Ces techniques sont très efficaces, non pas parce qu'elles tiennent
compte des motifs inconscients de la personne à rester grosse, mais
parce qu'elles se basent sur la psychologie de la privation : en redon-
nant à la personne le droit de manger ce qu'elle veut, quand elle le
veut et en quantités qui correspondent à son appétit, ces techniques
détruisent les conditions qui créent l'obsession et l'orgie alimentaire
et elles permettent la restauration de l'appétit naturel. Ce livre est le
meilleur outil de réhabilitation pour les personnes qui ont perturbé
leur comportement alimentaire et leur image de soi à la suite de régimes chroniques, mais il tombe malheureusement dans un piège
grave en laissant sous-entendre que si nous comprenons tous nos
problèmes, nous perdrons nécessairement du poids.

Le poids de la responsabilité

Rachel vient me voir en psychothérapie. Elle a 22 ans, mesure 1,64 m
(5 pi 4 po) et pèse 55 kg (121 lb) ; elle est boulimique : tous les jours elle
essaie de rattraper ses excès de la veille en ne mangeant à peu près
rien de la journée, et tous les soirs elle retombe dans des orgies alimentaires au cours desquelles elle ingurgite des milliers de calories
qu'elle se force ensuite à vomir pour ne pas accumuler sur ses hanches
les résultats de sa faim constante ; le lendemain, elle recommence son
cycle de privation et d'orgie. Quand je lui explique qu'elle prend son
problème à l'envers et qu'il lui suffirait de recommencer à manger
trois repas équilibrés totalisant environ 2 000 cal par jour pour voir
disparaître ses boulimies en quelques semaines, elle me dit qu'elle ne
peut pas, sinon elle grossirait. Avant de commencer à faire le régime
qui a dégénéré en boulimie, elle pesait 63,5 kg (140 lb) et elle ne veut
absolument pas retrouver ce corps «immense»; ce n'est pas son
poids, dit-elle : quand elle pèse autant elle se dégoûte et se sent profondément malheureuse. Elle attend de moi que je l'aide à reprendre
le contrôle de son alimentation tout en maintenant ses 55 kg.
　　Je raconte alors une histoire à Rachel : sa meilleure amie mesure
1,60 m (5 pi 2 po) et elle est très malheureuse ; elle affirme qu'elle ne
pourra jamais trouver le bonheur et réussir quoi que ce soit dans la
vie si elle ne découvre pas le moyen de grandir d'au moins 8 cm
(3 po). Je demande alors à Rachel ce qu'elle pourrait dire à cette amie

pour l'aider à faire face à son malheur. Invariablement, toutes mes Rachel me tiennent très sincèrement le discours suivant : « Je dirais à mon amie qu'elle doit essayer d'accepter sa grandeur parce qu'elle ne peut rien y changer ; si elle est incapable de le faire seule, elle doit aller en thérapie parce qu'il y a quelque chose qui ne va pas chez elle : ce n'est pas vrai qu'elle ne réussira rien parce qu'elle n'est pas assez grande et elle a un gros problème si elle croit cela. » Mais quand je tente d'établir un parallèle entre cette situation et la leur, toutes mes Rachel me répondent très sincèrement que ce n'est pas du tout pareil parce que notre poids, on peut y faire quelque chose : si on lâche prise dans cette bataille, disent-elles, on est responsable de son propre malheur.

Les psychologues américains Susan et Wayne Wooley dénoncent avec vigueur cette conception volontariste du poids et considèrent qu'elle constitue la base de l'augmentation spectaculaire des cas de troubles de l'alimentation de toutes sortes – anorexie, boulimie, alimentation compulsive – qui a été observée au cours des 15 dernières années. Pour eux, « c'est en grande partie l'effort constant des femmes pour changer leur corps, et leur échec constant à le faire, qui semble créer des problèmes émotifs[26] ». L'auteur Judith Rodin croit elle aussi que « les conséquences psychologiques des préoccupations pour le poids et l'insatisfaction chronique reliée à son corps peuvent être parmi les causes de dépression chez plusieurs femmes[27] ».

Si on ajoute à l'impact psychologique de l'échec des régimes le fait que l'une des conséquences les plus évidentes de la privation de nourriture est la dépression, ne pourrait-on pas supposer que le recours massif aux régimes amaigrissants par les femmes est une cause importante du plus grand nombre de cas de dépression chez les femmes que chez les hommes ?

Même si la mode est aux grandes femmes, on en verra rarement une petite se sentir *coupable* de ne pas mesurer 1,75 m (5 pi 8 po) ; et si on en rencontre une, on décèlera tout de suite qu'il y a là une sorte de faille dans laquelle cette personne risque d'engouffrer toute sa recherche de bonheur si elle continue sa route sur ce terrain piégé. Mais pour la plupart, nous nous sentons responsables de notre poids, coupables de notre corps, sans percevoir l'absurdité d'une telle réaction tant cette folie est bien orchestrée autour de nous, tant elle est soutenue par un discours pseudo-scientifique. Elle est à ce point ancrée dans l'esprit des gens qu'elle n'est à peu près jamais remise en question. Ce n'est pas une donnée scientifique, c'est une vérité de foi, une construction idéologique sur laquelle s'appuie toute l'approche médicale et psychologique du contrôle du poids : les gros le sont parce qu'ils mangent trop et mal. La formulation de cette affirmation peut varier en sophistication, allant du brutal « il mange comme un porc » au subtil « il souffre de surcompensation orale », mais l'idée de base demeure toujours la même : si le poids d'une personne est supérieur à la norme, médicale ou esthétique, on considère que celle-ci a trop mangé, qu'elle a manqué de maîtrise face à son corps.

Et c'est pour cela que nous détestons les gros ; la haine que nous leur portons, les préjugés et la discrimination à leur égard ont exactement la même origine que l'obsession de la minceur : l'idée que le poids d'une personne est contrôlable à volonté, que celle-ci peut choisir son poids au kilo près et qu'il n'en tient qu'à elle de l'atteindre et de le maintenir. S'il n'en est pas ainsi, on l'en tient responsable et on cherche en elle la faille qui la pousse à désirer vivre une réalité aussi pénible.

Tout le malheur vient de là ; celui des gros comme celui des minces. Chacun se sent responsable de son poids : le sentiment de fierté ressenti par la personne qui « a réussi son régime » n'est que l'envers de la médaille de sa honte et de sa culpabilité lorsqu'elle reprend le poids perdu : elle a lâché, c'est sa faute, elle n'a aucune volonté. Et l'obèse dans tout cela représente aux yeux de tous l'échec absolu. C'est pour cela que nous le haïssons tant ; parce que nous le croyons responsable de son poids, nous le voyons comme le reflet de ce que nous craignons tous de devenir si nous nous laissons aller à nos goûts, à notre faim.

Il suffirait pourtant de se débarrasser de cette idée simpliste du contrôle volontaire du poids, de mettre le poids à sa place, de le considérer pour ce qu'il est, c'est-à-dire une réalité physiologique qui comporte des différences individuelles marquées, pour que s'écroule le château de cartes de l'industrie des régimes en même temps que la culpabilisation des individus sur laquelle elle s'appuie. Le jour où nous reconnaîtrons que le « problème de l'obésité » serait plus adéquatement nommé le *problème de l'adipophobie*, nous aurons admis qu'il nous vient d'une réalité sociale où la norme tient lieu de vérité scientifique et où la morale du contrôle du corps tient lieu de critère de santé. Nous utiliserons alors d'autres instruments que la balance pour mesurer la santé mentale des individus.

NOTES

1. Information tirée de Bennett et Gurin, *The Dieter's Dilemma, op. cit.*

2. Herman, Peter C.; Polivy, Janet; *Breaking the Diet Habit, The Natural Weight Alternative,* Basic Books Inc., New York, 1983.

3. Cité par Bennett et Gurin *in The Dieter's Dilemma, op. cit.,* p. 55 (traduction libre).

4. Cité par Bennett et Gurin *in The Dieter's Dilemma, op. cit.,* p. 56 (traduction libre).

5. Traduction libre. Rapporté par Bennett et Gurin, *op. cit.,* p. 26.

6. Traduction libre. Garner, David; Garfinkel, Paul, *Handbook of Psychotherapy for Anorexia Nervosa and Bulimia,* p. 521-522.

7. Simon, Robert, «Obesity as a Depressive Equivalent», *Journal of the American Medical Association,* n° 183, janvier 1963, p. 208-210.

8. Le haut taux de dépression consécutif à des régimes amaigrissants pourrait confirmer l'interprétation de Simon, selon laquelle un excès de poids est amené par une surconsommation de nourriture visant à fuir des sentiments dépressifs; mais la dépression après un régime a tendance à apparaître, quel que soit le poids initial du sujet, indiquant par là que toute restriction de nourriture, chez des personnes petites, moyennes ou grosses, risque de provoquer un état dépressif.

9. Gottesfeld, Harry, «Body and Self-Cathexis of Super-Obese Patients», *Journal of Psychosomatic Research,* 1962, vol. 6, p. 177-183.

10. Stunkard, Albert, *The Pain of Obesity,* p. 180.

11. McReynolds, William T., «Toward a Psychology of Obesity: Review of Research on the Role of Personality and Level of Adjustment», *International Journal of Eating Disorders,* vol. 2, n° 1, p. 37-57.

12. Bruch, Hilde, *Eating Disorders, Obesity, Anorexia Nervosa and the Person Within,* Basic Books Inc., New York, 1973, p. 20.

    McReynolds, William, T., «Toward a Psychology of Obesity: Review of Research on the Role of Personnality and Level of Adjustment», *International Journal of Eating Disorders,* vol. 2, n° 1, p. 37 à 57.

13. Traduction libre de Hilde Bruch, *op. cit.,* p. 198.

14. Staffieri, 1967, 1972. Tiré de Wooley, Orland W.; Wooley, Susan C., «Obesity an Women II: A neglected Feminist Topic», p. 82. *Women's Studies International Quarterly,* 1979, vol. 2, p. 81-92.

15. Lerner, 1969. Tiré de Wooley, Wayne W.; Wooley, Susan C.; «Obesity and Women II»; *op. cit.,* p. 82.

16. Richardson, Stephen; Hastorf, Albert; Goodman, Noeman; Dornbush, Sanford; «Cultural Uniformity in Reaction to Physical Disabilities», *American Sociological Review,* 1961, vol. 26, p. 241-247.

    Goodman, Norman; Richardson, Stephen; Dornbusch, Sanford; Hastorf, Albert; «Variant Reactions To Physical Disabilities», *American Sociological Review,* 1963, vol., 28, p. 429-435.

17. Les enfants qui, dans l'expérience de Goodman, manifestèrent une attitude moins négative face à la photographie d'un enfant obèse, étaient des juifs new-

yorkais de milieu socio-économique faible. Les auteurs conclurent que dans ce milieu, un enfant gras est perçu comme aimé et en santé.

18. David M. Garner et Paul E. Garfinkel, *Handbook of Psychotherapy for Anorexia Nervosa and Bulimia, op. cit.*, p. 520.

19. Canning et Mayer, 1966, cité *in* Wooley W. et Wooley S., «Obesity and Women II: A Neglected Feminist Topic», *Women's Studies International Quarterly,* 1979, vol. 2, p. 81-92.

20. Traduction libre de Judith Rodin; Lisa Silberstein; Ruth Striegel-Moore; «Women and Weight: A Normative Discontent», Nebraska Symposium on Motivation, 1984.

21. Sontag, Susan, *Illness as Metaphor,* Farrar, Straus and Giroux, New York, 1977.

22. Traduction libre de propos rapportés par Albert Stunkard, *The Pain of Obesity,* p. 138.

23. J'utilise le chiffre conservateur de 5 milliards de dollars rapporté par Joan Jacobs Brumberg dans *Fasting Girls* (p. 21); le numéro de décembre 1989 de la revue *Vogue* parle quant à lui d'un marché de 33 milliards. Comment expliquer un tel écart? Peut-être n'inclut-on pas les mêmes éléments dans ce qu'on appelle «l'industrie des régimes»; *Vogue* parle peut-être plus globalement de l'industrie de la perte de poids, incluant alors tout le marché de l'activité physique, des soins donnés en spa, des chirurgies remodelantes comme la liposuccion, etc.

24. Traduction libre de Ryan, William, *Blaming the Victim,* Vintage Books, Random House, New York, 1971, 1976.

25. Orbach, Susie, *Maigrir sans obsession,* Le Jour, éditeur, 1984.

26. Wooley et Wooley, *op. cit.*, p. 140.

27. Rodin *et al., op. cit.*, p. 294.

Chapitre 7
Sortir de l'obsession :
une trêve dans la guerre contre soi

La préoccupation constante pour une apparence parfaite
amène la restriction complète de notre liberté d'esprit.

SUSAN BROWNMILLER, *FEMININITY*

L'absence de choix constitue la base de l'obsession de la minceur : jamais la personne qui en souffre ne s'accorde le droit de remettre en question ses pratiques de privation : elle *doit* maigrir, il le *faut*. Les seules questions qu'elle se permet de se poser concernent les meilleures techniques d'amaigrissement connues et le moment le plus propice pour commencer son prochain régime. Or la question fondamentale qu'il faut se poser, si on veut en finir avec l'obsession, c'est : « Qu'y aura-t-il de si différent dans ma vie quand je pèserai moins ? » Notre acharnement à lutter contre le poids est directement lié aux illusions que cette quête sans fin de la minceur maintient dans nos vies, nous empêchant de faire face aux angoisses et aux problèmes réels, aux conflits fondamentaux de toute existence humaine, dont la solution est beaucoup plus complexe que « mangez vos rôties sans beurre et joggez cinq fois par semaine » dont la solution est parfois même inexistante : il n'y a pas de régime miracle contre la souffrance, la peine, la solitude ; on ne peut que les vivre ou les fuir par tous les moyens à notre portée.

Chaque époque offre ses nouvelles recettes de bonheur préfabriqué qui empêchent de regarder la vie en face. Toutes ces illusions ont la puissance des mirages ; leur force réside dans le fait même qu'elles sont inaccessibles : nous pouvons ainsi continuer à nous convaincre qu'il suffirait d'y parvenir pour qu'un bonheur continu, sans faille, nous envahisse.

La poursuite de la minceur comme solution à tous leurs problè-mes existentiels est l'un des principaux remèdes miracles proposés aux femmes de notre époque, et leur adhésion à cette illusion est très forte. Si on vous demandait de dire ce qui, parmi les choix suivants, vous rendrait le plus heureuse, que répondriez-vous ?

- Recevoir des nouvelles d'un vieil ami ;
- Avoir un rendez-vous avec un homme que vous admirez ;
- Perdre du poids ;
- Obtenir du succès dans votre travail.

On a posé cette question à 33 000 femmes et 42 p. 100 d'entre elles ont affirmé que leur plus grand bonheur serait de perdre du poids ; 15 p. 100 d'entre elles seulement ont choisi les nouvelles d'un vieil ami, 21 p. 100, le rendez-vous avec un homme qu'elles admiraient et 22 p. 100 le succès au travail[1].

La préoccupation esthétique représente seulement l'écorce autour des motifs véritables qui nous poussent à vouloir maigrir. Toute personne qui désire sortir de l'obsession doit accepter d'explorer ses propres mirages et les réalités personnelles qu'elle tente d'éviter en projetant la cause de tous ses malaises sur son poids : « Si je pesais 10 kg de moins, je… » À chacun, à chacune ses phrases-mirages.

Et vous ? Qu'est-ce que cela changerait à votre vie si vous atteigniez le poids que vous avez toujours idéalisé ? Chacun doit trouver les raisons qui le poussent à vouloir s'évader à travers la poursuite de la minceur. Voici néanmoins quelques pistes de réflexion sur certains motifs qui nous portent fréquemment à tomber dans cette obsession.

Le mur de bulles

Quand, dans une classe où je donne un cours sur l'obsession de la minceur, je demande aux étudiantes, en majorité minces, pour quelle raison elles veulent tant perdre du poids, elles me lancent, souvent rageusement : « Il le faut bien, les gars *trippent* sur les filles minces. » Un très grand nombre d'obsédées de la minceur disent ainsi vouloir maigrir pour pouvoir plaire aux hommes ; pourtant cette raison supporte très mal la confrontation avec la réalité. Regardez les petites silhouettes présentées ici et répondez le plus spontanément possible aux questions suivantes :

• Quelle silhouette se rapproche le plus de la vôtre ?
• À laquelle de ces silhouettes aimeriez-vous correspondre ?
• Quelle silhouette croyez-vous être la plus attirante pour l'autre sexe ?
• Parmi les silhouettes de l'autre sexe, quelle est celle qui vous attire le plus ?

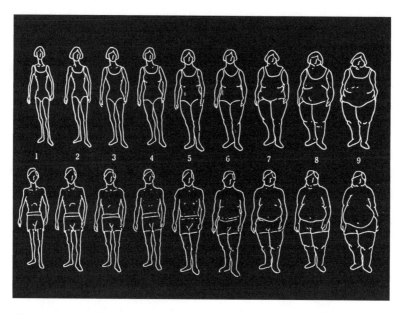

(Tiré de *American Health,* octobre 1986, dans un article de Susan et Wayne Wooley intitulé «Thinness Mania».)

On a posé ces questions à des étudiants et des étudiantes d'un collège américain[2] : les filles croyaient en général que leur corps se situait un peu plus bas que la silhouette 4, et tout en disant que les hommes préféraient la silhouette 3, elles affirmaient vouloir maigrir pour atteindre une silhouette plus mince que celle-là. Dans les faits, les hommes interrogés disaient préférer une silhouette un peu plus enrobée que la silhouette 3. Il existe donc un écart significatif entre le corps souhaité par les femmes – souvent au nom du désir masculin – et le désir réel des hommes. Il est intéressant de noter que les répon-ses des hommes reflètent un manque aussi grand d'information sur ce qui attire les femmes, mais dans une direction totalement opposée : les hommes interrogés croyaient que les femmes préféraient la silhouette masculine 4, alors que les femmes disaient être attirées par des hommes plus minces que cela. Malgré leur manque d'information sur les désirs esthétiques féminins, les hommes manifestent cependant une harmonie beaucoup plus grande que les femmes entre la perception de leur corps et leur modèle idéalisé : la plupart d'entre eux se percevaient en effet à 4, désiraient y demeurer et considéraient que les femmes étaient attirées par cette silhouette-là. Du côté des femmes, par contre, on trouve une absence totale d'harmonie entre leur perception, le corps auquel elles aspirent et celui qu'elles croient conforme au désir masculin.

En plus de nous montrer que les femmes perçoivent mal le désir esthétique masculin, ces résultats nous démontrent aussi et surtout que l'idée de plaire aux hommes ne constitue qu'un aspect de la motivation à maigrir, puisque les femmes désirent souvent être plus minces que ce qu'elles considèrent comme conforme au désir masculin. C'est ce que j'appelle la raison-prétexte, celle qui est la plus plausible socialement, l'idée que nous n'aurons pas besoin de justifier auprès des autres puisqu'ils y adhéreront tous ; celle surtout que nous n'aurons pas besoin de creuser pour nous-mêmes parce que nous la croirons nous aussi. C'est la raison qui nous sert à ne pas voir les motifs plus profonds.

La tentation anorexique

Jocelyne vit une période pénible : une grosse peine d'amour à 33 ans, un homme avec qui elle avait cru pouvoir faire un long bout de vie et avoir les enfants qu'elle désire tant. Dure, la réalité : « Qu'est-ce que je vais faire de ma vie ? Est-ce que je vais passer à côté de mes projets de famille ? » Jocelyne flotte entre deux eaux les trois quarts du temps, la tête dans une brume maussade le jour et noyée dans son oreiller trempé la nuit. Au bout de quelques jours, pourtant, ses compagnes de travail la voient arriver, rayonnante, le visage et le pas énergiques : « J'ai décidé que c'était fini l'apitoiement sur moi-même, je me reprends en main. Je viens de m'inscrire chez les Weight Watchers et à quatre séances de danse aérobique par semaine. » Et toutes de la féliciter pour son courage. Enfin, la voilà redevenue elle-même, fonceuse, dynamique ! On l'a échappé belle, l'atmosphère au bureau commençait à être pesante ; c'est tellement lourd du monde déprimé.

Nous l'avons vu, on insiste beaucoup de nos jours sur la bouffe-compensation. Mais que fait-on du régime-compensation ? Le marathon des protéines liquides et du jogging qui nous permet de passer à côté de la peine, de l'angoisse, du désarroi, nous appelons ça «nous reprendre en main». Ne serait-ce pas plutôt la tentation anorexique: essayer d'éteindre les émotions qui montent en maîtrisant son corps parce qu'on a le sentiment que tout nous échappe. Et le pire, c'est que ça marche, du moins au début, car la privation de nourriture, l'hyper-activité physique et l'amaigrissement excessif provoquent des réac-tions physiologiques qui nous «déconnectent» de notre vie émotive. Mais en général, il ne s'agit là que de la première étape d'un proces-sus qui mène ensuite à un état de dépression suivi d'une perte de con-trôle face à la nourriture, et cet engrenage risque d'accentuer l'état psychologique pour lequel la stratégie d'évitement a d'abord été adoptée. En d'autres mots, le désarroi que Jocelyne a tenté d'éviter par le régime et l'exercice risque de réapparaître un peu plus tard, empiré par l'état de privation de son organisme, par la baisse d'estime de soi qu'amène l'échec de la majorité des régimes et par la sensation de perte de contrôle provoquée par les crises d'alimentation compulsive; au lieu de traverser une période de deuil normal après sa peine d'amour, elle s'offrira une dépression accompagnée d'orgies alimen-taires qui lui feront reprendre plus de poids qu'elle n'en avait perdu.

Un moment de crise exige toute notre énergie. Durant ces pério-des de notre vie, nous sommes vulnérables, un rien nous ébranle; le moyen de s'en sortir ne se situe donc pas dans des comportements qui risquent d'augmenter notre vulnérabilité, comme c'est le cas pour la restriction alimentaire. Quant à l'activité physique, elle a toujours sa place dans la vie d'une personne qui se préoccupe de sa santé, tout comme une alimentation saine d'ailleurs. Il faut cependant souligner le danger de l'abus des bonnes choses quand elles sont utilisées à d'autres fins que celles pour lesquelles elles ont été conçues. Dans certains cas, l'exercice sert à tout – et en particulier à passer à côté des moments de déprime normaux dans toute vie humaine – sauf à entre-tenir sa forme physique, car la personne en abusera au point d'en arriver au surmenage et aux blessures. Le recours aux régimes amai-grissants comme à l'hyperactivité physique est toujours suspect quand il suit de près un coup dur vécu par la personne – échec, deuil, perte importante.

Nos grands-mères avaient appris que la vie n'était qu'une vallée de larmes. Nous avons méprisé leur résignation. Nos mères ont com-mencé à apprendre que la vie pouvait être une vallée de bonheur, à la condition de trouver le bon chevalier servant. Nous avons méprisé leur passivité et leur dépendance. Nous, nous sommes à l'époque de la lutte acharnée pour le bonheur à tout prix, construit de nos propres mains – les self-made-women du bonheur. Cette idée comporte un danger au moins aussi grand que les précédentes : celui de présenter le bonheur comme une condition obligatoire et de considérer comme une preuve de notre valeur personnelle notre capacité à maintenir cet état de façon constante. La tristesse, comme les tissus adipeux, est devenue suspecte : comme eux, ses frontières semblent imprécises, elle manque de consistance, de fermeté.

Un de ces jours «bleus» où je joggais, une musique rythmée accrochée aux oreilles, j'écrivais dans ma tête une de mes sempiternelles lettres à Jane Fonda. Je lui disais combien cette musique et ce rythme constant de mon corps s'opposaient à mon état de tristesse, combien ce qu'elle représentait, elle, était incompatible avec toute une partie qui existe en moi – et en elle aussi. Le problème avec cette image d'un corps mince, dur et maîtrisé, avec cette image du bonheur volontaire et musclé, c'est moins ce qu'il représente que ce qu'il nie : dans ce bonheur militaire, il n'y a plus de place pour les émotions d'ombre, de demi-teintes et de recherche, la peine, la peur, le doute, l'angoisse. Il n'y a plus de place pour les questions, il n'en reste que pour les réponses toutes faites, à avaler avec un café noir sans sucre : volonté, contrôle, santé, discipline.

On noie actuellement le message de santé dans une recette de bonheur total qui fausse complètement les perspectives : la poursuite de la santé et de la forme, soit, l'évitement du vieillissement et de la mort, non. L'idée d'atteindre un meilleur équilibre psychique grâce à «un esprit sain dans un corps sain», j'y adhère, à la condition que cela n'implique pas la négation du tragique *normal* de la vie, à la condition que l'on ne traite pas l'inquiétude humaine comme s'il s'agissait d'une maladie mentale.

J'espère pour Jocelyne qu'elle trouvera quelques minutes, entre la pesée de ses aliments et ses séances de danse aérobique, pour pleurer. J'espère qu'elle trouvera des amis qui ne la féliciteront pas seulement parce qu'elle maigrit, mais qui admireront le courage dont elle fait preuve en plongeant dans ses larmes.

Maigrir contre les autres

Scène de lunch au bureau : Diane grignote à petites bouchées sa salade de thon arrosée d'une cuillerée à thé de vinaigrette réduite en calories. Puis, regardant l'assiette de Carole, elle s'exclame : « T'es bonne, toi, d'être capable de manger tout ça ; moi, le quart de l'assiette me suffirait, ensuite je n'aurais plus faim... » (Le repas se poursuit, mais Carole est un peu gênée de manger d'aussi bon appétit devant la filiforme Diane.) Un peu plus tard, Diane ajoute sur un ton faussement désolé : « C'est épouvantable ! En fin de semaine, j'ai sorti mes vêtements d'été de l'année dernière et ils sont tous trop grands pour moi ; je vais être obligée de tout faire réparer. » (Carole s'étouffe dans sa dernière bouchée). Fin de la scène.

En Extrême-Orient, le jeûne a souvent été utilisé pour impressionner les autres. Hilde Bruch nous dit que « [...] dans le Japon ancien, un homme pouvait humilier son ennemi en « jeûnant contre lui », c'est-à-dire en se laissant littéralement mourir de faim sur le pas de sa porte[3] ». On connaît en Occident le pouvoir politique des grèves de la faim dans l'établissement d'un rapport de forces. La façon dont les femmes parlent entre elles de leurs régimes, de leur maigre appétit et de leur perte de poids ressemble à ce comportement qui vise à humilier l'adversaire en lui démontrant qu'on est capable de plus de force de caractère que lui. Malgré les récentes transformations dans les rôles féminins traditionnels, « l'apparence physique et le poids semblent les domaines de compétition dans lesquels les femmes sont le plus fortement encouragées à lutter les unes contre les autres[4] ». Et cette compétition commence très tôt : il faut voir le problème qui se vit dans les écoles secondaires quand une vague de régimes se répand parmi les étudiantes ; les filles mesurent alors leur valeur en se comparant aux autres, la meilleure étant celle qui mange le moins et qui maigrit le plus rapidement.

Dans les groupes de femmes que j'anime, une des expériences les plus pénibles que ces dernières vivent quand elles arrêtent la quête de l'ultraminceur et retrouvent une alimentation saine et suffisante, ce sont les discussions de bureau autour du lunch ; chacune cherche à manger moins que l'autre tout en assaisonnant son yogourt maigre du compte rendu des kilos qu'elle a perdus au cours de la semaine.

Une démarche de libération véritable de l'obsession de la minceur devrait peut-être commencer par le refus de toute discussion sur les techniques d'amaigrissement, sur les calories contenues dans les aliments et sur les kilos perdus. Je rêve du jour où les régimes seront traités sur les lieux de travail comme la cigarette : on délimitera des aires spécifiques où on aura le droit d'aborder ce sujet polluant, et toute personne qui le fera en dehors de cette zone sera mise à l'amende. (L'argent ainsi recueilli pourrait servir à acheter des gâteaux et des chocolats…)

Le regard pornographique

Geneviève me raconte un voyage qu'elle a fait dans le Sud avec des compagnes de travail. Sur la plage, elle voit leurs regards critiques – leurs yeux rayons X – jauger chaque femme qui passe devant elles. Elle entend leurs commentaires, telle a les jambes trop courtes, telle autre la taille trop épaisse, ou ses fesses tombent un peu, ou elle fait de la cellulite. Geneviève est déchirée : son corps naturellement fort ne correspond pas aux normes actuelles. Or, ces femmes jugées imparfaites par ses compagnes sont minces, elles se rapprochent des critères esthétiques actuels et sont malgré tout critiquées. «Que pensent-elles de moi ? » se demande-t-elle. «Elles font semblant de ne pas regarder mon corps, mais quand je ne suis pas là, qu'en disent-elles ? »

Miroir, ô miroir, dis-moi qu'aucune femme n'est plus mince que moi ! La compétition de l'apparence que vivent les femmes entre elles rend très cruel leur regard sur le corps féminin. Beaucoup plus que celui de la majorité des hommes, ce regard est éduqué à l'esthétique. Je me suis déjà amusée, avec une amie, à interroger des hommes sur leurs critères esthétiques quand il s'agissait de beauté féminine, et en particulier sur ce qu'ils considéraient comme un corps mince. Le manque de précision de leurs critères était impressionnant, surtout quand je les comparais à ce que les femmes disent d'elles-mêmes et des autres femmes. Leur idée de la minceur en particulier était extrêmement globale, du genre : «Il faut que l'ensemble du corps soit bien proportionné. » Sauf quand il s'agit d'hommes très intéressés par la mode ou qui s'inscrivent eux-mêmes dans une préoccupation narcissique pour leur apparence, le regard de la plupart des hommes hétérosexuels sur le corps féminin, parce qu'il inclut l'attrait sexuel et qu'il est moins intoxiqué par la presse de mode, utilise les critères esthétiques avec beaucoup moins de rigidité que celui des femmes. C'est nous en effet qui consommons les revues de mode qui décrivent dans le moindre détail la forme exacte que doit avoir le sein ou la cuisse pour correspondre aux normes. Aucun désir ne vient biaiser le regard d'une femme hétérosexuelle sur le corps d'une autre femme : c'est de l'évaluation pure, une évaluation qui espère découvrir quelque défaut afin de pouvoir conclure, à la fin de l'examen : «Ouf! elle n'est pas si belle, pas si parfaite que ça! Cendrillon a les pieds enflés, je suis donc encore dans la course...» Dans son livre intitulé *Et délivrez-nous de l'amour*, Susan Brogger raconte l'expérience d'un de ses amis qui aime se déguiser en femme et qui réussit à se travestir de façon convaincante ; il lui affirme que les regards les plus effrayants qu'il doit alors affronter sont ceux des femmes : des regards froids, acérés, efficaces, qui en un instant le balaient de la tête aux pieds, prêts à se réjouir du plus petit défaut qu'ils y décèleront : «Les femmes usent entre elles d'une langue secrète. Elles échangent des regards percutants et évaluateurs... Les hommes ne connaissent pas ces regards. Mais c'est clair, quand deux femmes se rencontrent dans la rue, l'une jette un coup d'œil sur l'autre, elle a tout vu. Les vêtements, le maquillage... Tout ça rentre directement dans l'ordinateur, et elle continue son chemin. C'est vraiment glacial, j'ai l'impression qu'elles se battent pour être la plus appréciée sur le marché[5].»

Le regard des femmes sur le corps des autres femmes possède une des grandes caractéristiques de la pornographie : il morcelle le corps au lieu de l'appréhender dans sa totalité. L'objectif de la pornographie est de ne conserver que les sections les plus excitantes pour la sexualité de consommation qu'elle exploite. L'objectif du regard morcelant des femmes est de découvrir chez l'autre l'imperfection qui les rassurera.

La Belle au Poids Changeant

Nous avons toutes appris que Blanche-Neige, parce qu'elle était la plus belle, avait su gagner le cœur du Prince Charmant ; que Cendrillon l'avait conquis grâce à la délicatesse de son pied – peut-être connaissait-elle le secret d'une technique d'amaigrissement localisé pour les pieds. Et peu importait alors à chacune de ces beautés la méchanceté de la vilaine belle-mère ou des demi-sœurs ; c'était elle la plus belle, la punition était suffisante pour ces dernières puisqu'elle les privait du gros lot, un Homme dans leur vie.

La valeur d'une femme se mesure encore bien souvent à sa capacité de «décrocher un homme», et l'apparence physique est encore aujourd'hui présentée comme le critère par excellence qui permet de le faire. Je me souviens de mon immense déception à la conclusion de l'excellent film *Mask* : tout au long de son déroulement, ce film tente de nous démontrer que la beauté physique a moins d'importance que l'amour, la tendresse, le courage et la bonté, qui constituent les fondements de relations humaines véritables. Mais à la fin, le héros, qui a appris à s'affirmer et à se faire accepter de tous malgré une laideur repoussante, tombe amoureux d'une jeune fille sans même lui avoir parlé, simplement en la voyant: elle est tellement belle!.... Et notre belle héroïne blonde tombe amoureuse de lui: quelle chance merveilleuse, elle est aveugle! Et voilà une bonne leçon à retenir pour ceux et celles que le film a émus: les rapports entre les hommes et les femmes se situent à un tout autre niveau que les autres relations humaines; dans celles-ci, on est apprécié grâce à sa personnalité et à ses réalisations, mais dans celles-là, seule l'apparence physique compte. Or de nos jours, la minceur constitue la dimension la plus associée à l'attrait physique chez une femme.

Le poids dans le couple

Les considérations que j'ai développées à la section précédente ne veulent en rien nier le fait que le poids des femmes occupe aussi le discours masculin. Le poids « excessif » de l'épouse constitue souvent un thème de prédilection dans les rapports de couples: une amie qui travaille dans une boutique de vêtements pour femmes m'a raconté qu'un homme qui accompagnait sa femme lui avait dit devant la vendeuse, en la voyant dans un vêtement qu'elle venait d'essayer: «T'as l'air d'une grosse vache!» Puis, pointant la vendeuse et soulignant sa taille mince, il avait ajouté: «Elle, ça lui ferait bien.» Cette amie m'affirmait qu'il ne s'agissait pas d'un événement isolé dans son expérience de vendeuse.

Une étude américaine sur l'efficacité d'une technique d'amaigrissement a pourtant révélé un phénomène bizarre: dans plusieurs couples où la femme suivait la méthode, celle-ci devait constamment lutter contre les tentations auxquelles la soumettait son mari qui, au lieu de la féliciter pour sa perte de poids, l'incitait à casser son régime: «Prends-en un peu, c'est tellement bon; il ne faut quand même pas virer fou avec ça!» Pourtant ce dernier s'était longtemps plaint du poids de sa femme, lui répétant souvent qu'elle aurait dû faire quelque chose pour maigrir, qu'elle manquait de volonté, qu'elle n'était pas capable de se prendre en main, qu'elle se négligeait, tout pour lui laisser croire qu'elle n'était pas désirable.

Étrange, ne trouvez-vous pas?…. Mais pas tant que cela. Nous voilà simplement à nouveau face au poids-prétexte : le poids de cette femme sert de moyen au mari pour maintenir un rapport de forces dans la relation : en soulignant régulièrement à sa femme que son corps est trop lourd, qu'elle ne lui plaît pas, il entretient l'insécurité de cette dernière et s'assure un pouvoir dans la relation. À l'extrême, dans certains cas, le poids réel de la femme n'a plus rien à voir avec ce qui se passe, la guerre ne se livrant alors que sur le front de ses perceptions déformées et de son insécurité. Connaissant l'obsession de sa femme, son mari n'aura qu'à lui glisser : «Chérie, est-ce que tu n'aurais pas pris quelques kilos pendant les vacances? Il me semble que tes hanches ont élargi…» Et voilà le déséquilibre installé : essayez de discuter, de faire valoir votre point de vue, quand le commentaire de l'autre éveille en vous le dégoût de vous-même qui y sommeillait.

De la même façon, les commentaires subtils ou grossiers d'un homme sur le poids de sa compagne n'ont parfois aucun rapport avec son désir : Suzanne me racontait ainsi que pendant toutes les dernières années de son mariage, son mari n'avait pas arrêté de l'abreuver de remarques cruelles sur le fait que son gain de poids la rendait dégoûtante, non attirante, etc.; pourtant son comportement sexuel exprimait tout autant de désir qu'auparavant.

Dans tous ces cas, la critique du poids de l'autre devient une menace aussi efficace que celle de la violence physique parce qu'elle détruit le sentiment de sécurité intérieure de la personne et l'empêche ainsi de prendre sa place dans un rapport où les deux partenaires seraient à égalité : le poids dont on parle ici n'est pas tant sur les hanches de la femme que dans l'espace de la relation, et 10 kg en moins n'y changeront rien : à la limite, si elle maigrit, le mari qui a besoin d'un rapport inégalitaire trouvera autre chose à reprocher à sa femme pour entretenir en elle l'idée qu'elle n'est pas pour lui la femme idéale : «Depuis que tu as maigri, tu es devenue tellement centrée sur toi; tu ne t'occupes plus de la maison et des enfants, tu ne penses qu'à t'habiller et à sortir. Je me demande si tu n'étais pas mieux avant; tu étais peut-être un peu ronde, mais au moins les enfants pouvaient compter sur leur mère…»

N'importe quel secteur vulnérable de notre personne peut servir d'arme à l'autre dans une relation où la force de l'un se construit sur la faiblesse de l'autre. Dans notre culture, mentionner à une femme un surplus de poids constitue un moyen aussi sûr de l'insécuriser que de reprocher à un homme de ne pas être «un vrai homme» sur

le plan sexuel. Il faut apprendre à reconnaître cette forme de violence; peut-être saurons-nous alors mieux nous en protéger en
disant: «Ce n'est pas moi qui suis trop grosse, c'est toi qui es trop
petit à tes propres yeux.»

Mais pour cela, il faut aussi savoir être claires sur le rôle que
nous accordons à notre conjoint en rapport avec notre poids. Ainsi,
Ginette me racontait qu'elle en avait longtemps voulu à son mari
de «l'avoir laissée grossir». Je découvris qu'elle comptait sur les
sarcasmes de son mari et sur ses commentaires à propos de ce
qu'elle mangeait pour se «motiver à maigrir»; elle lui reprochait
donc de ne pas lui avoir assez régulièrement souligné qu'elle mangeait «trop». Tout en souffrant des commentaires de son mari sur
son poids, elle affirmait: «Quand j'en aurai vraiment assez, je mai-
grirai.» Maigrir par la haine de soi, maigrir par le mépris que l'on
perçoit chez l'autre: en fait, tout ce qui maigrit alors, c'est l'estime
de soi et l'amour dans le couple.

Maigrir par amour

Courrier du cœur:

Chère Abby,
Je ne sais plus que faire. Ma femme a pris plus de 5 kg lorsqu'elle
était enceinte de notre fils il y a 11 ans. Elle n'a jamais été capable
de les perdre malgré plusieurs régimes. Elle a au contraire continué
à prendre du poids et elle a maintenant un ventre très apparent...
Je pèse le même poids que lorsque j'ai terminé mon cours universi-
taire. J'ai tout essayé pour l'encourager à perdre du poids – récom-
penses, insultes, encouragements, punitions, exercice ensemble,
menaces. Nous nous sommes même séparés pour cette raison il y a
quelques années. À part cela, c'est une épouse merveilleuse et une
mère extraordinaire. Je l'aime et n'ai aucun désir de voir se termi-
ner notre mariage. Cependant, bien que j'essaie de toutes mes for-
ces, je ne peux pas l'accepter telle qu'elle est. Je ne peux non plus
comprendre son manque de fierté à propos de son apparence physi-
que. Ce problème me hante continuellement, et j'ai peur d'en arri-
ver à une séparation définitive. Suis-je égoïste et déraisonnable?

UN ÉPOUX DÉPRIMÉ[6]

L'époux déprimé par l'embonpoint de sa femme qui fait ici part de son problème à la courriériste ne semble pas utiliser le poids de son épouse pour entretenir un rapport de forces entre eux : il semble sincèrement troublé et attristé par la situation. Sa réaction au poids de sa femme n'en constitue pas moins une menace à l'harmonie du couple et au bonheur de chacun de ses membres. Quel stress, quelle angoisse doit vivre cette femme qu'on menace de quitter si elle ne retrouve pas le corps de ses 20 ans ! Quels déchirements doit vivre cet homme qui aime sa femme et n'accepte pas les transformations de son corps vers la maturité !

Qu'est-ce que la courriériste Abby pourrait bien lui conseiller ? Devrait-il encourager sa femme à aller suivre une thérapie pour comprendre ce qui la pousse à ne pas maigrir ? Devrait-il lui proposer d'essayer les protéines liquides ? Peut-être pourrait-il lui suggérer une méthode plus radicale comme une chirurgie de l'estomac...

Mais Abby, très sage, comprend bien que le problème du poids est encore une fois posé de la mauvaise façon ; voici donc sa réponse à cet homme malheureux :

Cher déprimé,
Si vous aimez votre femme et êtes sincère lorsque vous affirmez n'avoir aucun désir de voir votre mariage se terminer, vous devriez voir un thérapeute afin de trouver pourquoi vous êtes incapable de l'accepter telle qu'elle est. Vous pourriez bien avoir un problème plus grave que le sien[7].

Voilà donc le problème situé dans la bonne perspective. Il ne s'agit pas ici de nier le désarroi de cet homme, mais bien de lui indiquer que le problème lui appartient et que s'il désire maintenir sa relation, il doit travailler à le régler ; prisonnier d'une culture qui exige que le corps humain demeure le même à partir de l'âge de 20 ans, il se sent incapable de faire face aux transformations physiques de son épouse. Il est vrai que la stabilité du couple a ici un rapport avec le poids de l'épouse, mais celui-ci n'est que le révélateur des limites de cet homme : il doit les assumer et essayer de régler son problème face au poids de sa femme plutôt que de le projeter sur elle. Encore ici, nous sommes confrontés au piège de l'illusion du contrôle volontaire du poids : s'il était clair pour cet homme que son épouse « ne le fait pas exprès, ne se laisse pas aller, ne fait pas preuve de mauvaise volonté », il serait beaucoup plus évident pour lui – et pour son épouse malheureuse – que le problème lui appartient, et il saurait mieux que c'est à lui d'y faire face. Ou bien il explore personnellement ses difficultés à accepter les changements corporels de sa compagne, ou bien il quitte une femme qu'il aime et avec qui il a construit pendant des années une relation significative parce qu'elle détruit chez lui l'illusion de la jeunesse éternelle.

Le prix Linda Evans

Annonce classée :
Femme très belle, blonde, yeux bleus, 1,66 m, 58 kg (5 pi 5 po, 128 lb),
cherche homme intelligent et ayant des choses intéressantes à dire.

Le jour où j'ai lu ce message personnel dans *La Presse*, j'ai failli écrire à la jeune femme en question pour lui dire que si elle cherchait un homme intelligent, il aurait été préférable qu'elle mentionne quelques-unes de ses qualités, qu'elle parle de ses intérêts au lieu de n'insister que sur son apparence physique. Cette petite annonce me rappelait les contradictions de mes étudiantes : ces jeunes filles, qui disaient devoir maigrir parce que les hommes les désiraient ainsi, se montraient profondément insultées quand elles avaient l'impression que l'un d'eux s'intéressait à elles d'abord pour leur corps. Dans ce temps-là, j'ai toujours envie de dire : « Faites-vous une idée, les filles ! »

L'obsession de la minceur ne dépend évidemment pas d'abord de nos contradictions personnelles ; elle est avant tout un produit de notre culture. Mais si nous voulons éviter de l'entretenir par nos attitudes, nous devons regarder ces contradictions en face : nous devons remettre en question notre tendance à nous traiter en objet sexuel, en être qui doit rendre son corps conforme, sinon aucun homme ne s'intéressera à nous.

Dans les années soixante-dix, l'actrice américaine Linda Evans faisait tourner bien des têtes. Beaucoup la considéraient alors comme l'une des plus belles femmes au monde. Le réalisateur américain John Derek le pensait aussi quand il l'a rencontrée, améliorée et enfin épousée ; avant elle, il y avait eu Ursula Andress, qu'il avait également sculptée conformément à ses critères de perfection. John Derek est attiré par la beauté parfaite, mais il éprouve le besoin de compléter l'œuvre de la nature afin de la rendre totalement conforme aux normes de sa culture. Après Linda Evans vint Bo Derek, qui détrôna l'ancienne épouse grâce à un 10 sur 10 en beauté. Et après Bo il y aura… suspense, même pour John, dont la quête est sans fin, même pour Bo – surtout pour Bo. Pendant combien d'années encore pourra-t-elle dire : « Miroir, ô miroir, dis-moi qui est la plus belle ? » et entendre le miroir répondre : « C'est toi, Bo ; rassure-toi, aucune femme au monde ne surpasse ta beauté, il ne te changera pas encore cette fois-ci. »

Nous craignons tous la mort. Nous détestons le vieillissement du corps qui nous en rappelle l'imminence. Les femmes qui n'arrivent pas à intégrer cette réalité aussi inévitable que la vie elle-même tentent de renaître en se charcutant, s'amaigrissant et se remontant de partout ; les hommes qui essaient de fuir la même échéance le font généralement en changeant de femme pour un modèle plus jeune. Dans ces cas-là, le corps jeune et ferme de la femme choisie devient la nourriture fondamentale de la relation : le repas refroidi, le vampire jette les restes et s'en commande un autre.

Il faut donc être très au clair avec nous-mêmes ; savoir que si, comme dans la petite annonce précédente, nous cherchons un homme intelligent en lui offrant uniquement notre beauté, au bout du compte le contrat sera respecté et nous nous ramasserons avec le prix de consolation « Linda Evans ». Nous aurons eu beau investir dans notre corps, nous être scrupuleusement soumises aux exigences parfois obsessionnelles de l'autre, le risque est grand qu'il trouve un jour un modèle plus récent qui lui plaise davantage. La chirurgie a beau étirer les 50 ans, elle ne les fait pas disparaître ; or l'homme qui fuit sa mort à travers le corps d'une femme jeune et belle est en général assez tourmenté par cette angoisse pour refuser les simulacres de jeunesse… C'est une sécurité bien précaire que celle entretenue grâce à un corps jeune, mince et beau.

La minceur comme carrière

> *La poursuite de l'excellence. D'une certaine façon, l'implication quotidienne dans cette quête contient sa propre récompense. Plus qu'une récompense, cela donne la vie. Je crois que c'est ce que je cherche… me construire un style de vie qui soit un processus de développement. Seigneur, aide-moi à trouver suffisamment de courage pour m'impliquer dans une vie de croissance et de changement[8]…*

Plusieurs personnes pourraient écrire des phrases aussi éloquentes que celles-là à propos de leur désir de se réaliser, de découvrir un sens à leur vie. Mais quel moyen a donc trouvé l'auteur de la citation précédente pour s'accomplir de manière aussi satisfaisante? Cela semble pour elle un grand défi, qui exige tout son courage et même l'appui des forces supérieures. A-t-elle décidé de tout abandonner pour aller secourir les plus démunis? Aurait-elle plutôt choisi de travailler à améliorer ses relations avec ses proches afin de rendre sa vie plus harmonieuse? Laisserait-elle tomber sa sécurité d'emploi pour plonger dans une nouvelle carrière?.... Rien de tout cela: cette femme a répondu à son besoin de croissance en s'inscrivant à un gymnase spécialisé dans le *body-building*... pauvre Seigneur, vous voilà consacré entraîneur Nautilus!

Tout caricatural qu'il soit, cet exemple n'en représente pas moins une des facettes fondamentales de l'obsession de la minceur, soit celle de constituer une activité qui donne à la personne l'impression de consacrer son énergie à quelque chose d'important. Ainsi, lors de mon dernier régime, je devais dépenser beaucoup d'énergie pour maintenir un poids de 50 kg contre la volonté de mon corps, qui s'est toujours senti plus confortable à 60 kg. Malgré tous mes efforts, je m'éloignais toujours de 1 ou 2 kg de mon objectif. Mais quand je réfléchissais un peu, j'éprouvais un sentiment étrange qui m'amenait à fuir bien vite ce qui semblait alors émerger à ma conscience: la folle impression que je préférais devoir lutter pour quelques kilos plutôt que d'atteindre mon objectif. Si je m'imaginais à 50 kg, sans effort pour les maintenir, je ressentais une sensation de vide et d'angoisse. Qu'est-ce que je ferais alors? À quoi occuperais-je mes pensées? Qu'est-ce que je ferais de mon temps, de mon énergie, de mes 35 ans de femme seule?....

Pour certaines personnes, suivre un régime constitue une activité dont l'importance ne dépend pas uniquement de la perte de poids mais tient d'abord au respect du rituel de privation, aux souffrances ressenties qui donnent l'impression d'occuper sa vie à quelque chose de difficile, d'important.

Quand le fait de suivre un régime amaigrissant devient l'activité qui donne le plus de sens à notre vie, voilà un indice certain que notre vie ne nous satisfait vraiment pas. Il faut alors se poser la question: «Qu'est-ce qui, dans ma vie actuelle, ne me satisfait pas?» Si nous avons évité de nous la poser et avons préféré fuir à travers la sculpture illusoire de notre corps, c'est qu'elle peut amener des réponses qui impliquent la nécessité de prendre des risques pour redonner à notre vie une direction, une plénitude qu'elle n'a plus. N'importe quelle démarche de changement personnel comporte un tel défi : celui d'abandonner un terrain inconfortable mais connu pour explorer de nouveaux territoires. Nous faisons souvent le choix inconscient de conserver la sécurité du malheur auquel nous nous sommes habituées, et c'est là que les illusions deviennent utiles. En attribuant notre insatisfaction à une fausse cause, nous évitons de prendre les risques réels tout en maintenant l'illusion que nous agissons : «Quand j'aurai perdu ces 10 kg, tout ira bien, je serai fière de moi, j'aurai plus d'assurance et de ce fait ma vie m'apparaîtra plus intéressante.»

Mais la fausse cause, et les solutions qu'on trouve alors pour guérir notre malaise, contribuent en général à l'accentuer. Prenons l'exemple de Caroline, qui utilise la perte de poids comme moyen de garder l'impression que sa vie comporte certains défis; quand elle mange à peine et maigrit, elle est fière d'elle. Mais la privation déclenche chez elle des réactions normales de perte de contrôle : elle devient alors gravement boulimique et reprend tout le poids perdu... tout est à recommencer. Ce cycle de privation-boulimie affaiblit tellement son organisme et l'échec répété mine à ce point sa confiance en elle-même qu'elle ne trouve plus d'énergie pour faire face au problème réel qu'elle fuit depuis des années : elle déteste sa profession, jamais elle ne l'a aimée, elle en est même rendue au point où elle est incapable d'accomplir une semaine complète de travail. Elle craint d'explorer la situation de peur de devoir abandonner la sécurité financière et le confort d'un emploi stable, de peur de rencontrer l'échec en retournant aux études, de peur de devoir remettre en question les vieux comportements qui la paralysent mais la rassurent, comme son perfectionnisme et sa tendance à constamment se critiquer.

Depuis des années, Caroline a consacré tout son temps et toute son énergie à la carrière de l'amaigrissement; pour briser ce cercle vicieux, elle devra choisir l'inconnu, le vrai défi, celui qui comporte des risques réels mais qui donne en retour énergie et fierté.

Et vous? Qu'est-ce qui vous passionne? Qu'y aurait-il de si différent dans votre vie si vous perdiez du poids?

Pour découvrir nos propres réponses à cette question, il faut choisir d'arrêter de tourner sans fin dans la cage à hamster des régimes, démobiliser notre énergie embrigadée dans le calcul des chiffres sur la balance, sur le tableau des calories, sur la charte des poids, sur le compteur de kilomètres de notre bicyclette stationnaire... Il faut choisir d'arrêter d'être la comptable de sa vie et chercher en nous la voix bâillonnée qui nous aidera à en être la conteuse. Pour trouver des réponses, il faut donc choisir d'arrêter les régimes. C'est ce pas, cette décision qui est la plus difficile, comme l'est la rupture avec n'importe quelle illusion qui nous rend profondément malheureuses mais autour de laquelle nous centrons toute notre quête de bonheur.

Le plus difficile dans la rupture, c'est que nous devons sauter pendant que le train est en marche; mais il faut bien comprendre que c'est la seule solution puisque le train ne s'arrêtera jamais. Tant que l'alcoolique se dit en buvant que la sobriété, c'est pour demain, il ne choisit pas d'arrêter de boire. Tant que nous nous disons que voilà notre dernier régime et que celui-là marchera, nous nous maintenons dans l'illusion: nous nous poserons des questions sur notre vie le jour où nous aurons maigri... dans 10 kg, nous commencerons à vivre. Mais le prochain régime sera comme le précédent; il sera même pire que celui-ci à cause de tout ce que notre vie de régimes a fait de nous: nous maigrirons de plus en plus mal et grossirons de mieux en mieux, en nous haïssant de plus en plus. (Ce que nous apprenons le mieux, dans le monde des régimes, c'est à nous haïr, corps et âme.) Et après l'échec de notre prochain régime, un nouveau livre paraîtra, annonçant *la découverte du siècle*, «Comment maigrir et rester mince en mangeant trois tartes au sucre par jour», et nous nous dirons que cette fois sera la dernière, la bonne, et qu'après nous passerons à autre chose... en fait, nous pouvons y passer notre vie, un simulacre de vie en attendant d'être minces.

Quand nous choisissons d'arrêter de contrôler notre poids, nous commençons à entrevoir les vrais motifs qui nous ont poussées vers cette quête illusoire: un peu comme l'alcoolique doit arrêter de boire pour voir ce qu'il fuit, il faut choisir d'arrêter la valse des régimes pour enfin découvrir ce qu'elle recouvre. Mais la personne qui a passé des années au régime ne connaît plus son corps, ni sa faim, ni la nourriture autrement qu'à travers le filtre des jugements diététiques: pour elle, bien manger équivaut à manger le moins possible, être en forme égale avoir maigri, et sa force de caractère se mesure aux crampes de son estomac vide. Choisir d'arrêter les régimes amaigrissants devient alors extrêmement insécurisant car cela signifie abandonner le seul point de référence que l'on connaît face à la nourriture.

Dans le prochain chapitre, je fournirai donc des pistes qui permettront de refaire nos cadres alimentaires en se basant sur des critères internes de bien-être et sur des notions de santé plutôt que sur la seule idée de perdre du poids.

NOTES

1. Judith Rodin, Lisa Silberstein et Ruth Striegel-Moore, «Women and Weight: A Normative Discontent», Nebraska Symposium on Motivation, 1984.

2. «Thinness Mania», *Health*, août 1986.

3. Traduction libre de Hilde Bruch, *Eating Disorders: Obesity, Anorexia Nervosa and the Person Within*, Basic Books, New York, 1973.

4. Cité par Judith Rodin *et al., op. cit.*, p. 290 (traduction libre).

5. Suzanne Brogger, *Et délivrez-nous de l'amour*, Pierre Belfond, p. 36-37.

6. Traduction libre de Kim Chernin, *The Obsession: Reflections on The Tyranny of Slenderness*, Harper & Row, 1981.

7. Cité par Kim Chernin, *op. cit.*, p. 11-12.

8. Traduction libre, «The Diary of an Ambivalent Body-Builder», *Shape*, août 1986.

Chapitre 8
Une démarche de réconciliation

Au printemps, la femme-accordéon est loin de ressentir l'exubé-rance que suggère cette saison. Les revues de maillots de bain réapparaissent dans les kiosques à journaux et la femme-accordéon panique devant l'échancrure des modèles proposés, encore plus large que celle de l'an dernier. Cette année, on nomme *cuisse* tout l'espace latéral qui se situe entre le genou et l'aisselle. C'est beau, ça donne une silhouette tellement élancée – à la condition bien sûr de jouer au bas-relief de l'antiquité égyptienne en ne se promenant que de côté, la position de face dévoilant inévitablement la forme réelle de la cuisse féminine, légèrement bombée vers le haut. Les photographes de ces revues le savent d'ailleurs très bien puisqu'ils ne prennent aucune pose de face sans prévoir une main qui camoufle stratégique-ment cette courbe.

Les quatre saisons de la femme-accordéon

Le printemps de la femme-accordéon commence donc par une grande crise de désespoir suivie d'une bouffée de remords pour les plaisirs de l'hiver et du ferme propos de ne plus pécher. C'est alors que les Weight Watchers et autres mercenaires des tissus adipeux lan-cent leur grande offensive publicitaire, offrant leurs services pour le grand ménage des bourrelets, réels ou imaginaires – comme on appelle bourrelet tout ce qui a tendance à déborder du maillot, la fesse elle-même en arrive à correspondre à cette définition tant la culotte du vêtement en question est réduite et n'enveloppe plus rien : seuls un IMC de 18 ou moins et la pose à l'égyptienne, dans une immobilité totale qui évite à la fesse de s'égarer hors de son minuscule abri, permettent de conclure qu'on n'a pas besoin de se mettre au régime.

Vient l'été de la femme-accordéon. C'est l'heure de la parade pour les victorieuses… mais aussi celle de la récompense, les soirs de barbecue et de crème glacée – «Je peux bien me le permettre, j'ai été tellement fine quand j'étais au régime». Deux semaines de voyage à la mer, de petits écarts «pour cette fois-ci», quelques gâteries en souvenir des privations du printemps achèvent, dans l'organisme au métabolisme ralenti par le régime, de faire remonter le poids à son point de départ. À la fin de l'été, l'assaisonnement verbal qui accompagne les incartades se modifie; on prépare la deuxième grande vague des régimes: «Bah! 1 kg de plus ou de moins; de toute façon, je me remets au régime bientôt.»

Et c'est l'ouverture de la chasse aux tissus adipeux de l'automne; les offres sensationnelles qui promettent à toutes qu'elles auront retrouvé *leur* poids pour Noël pleuvent à nouveau – le poids gagné au cours de l'été ne nous appartient pas, c'est un parasite incongru qui s'est insidieusement collé à nous quand nous ne faisions pas attention. La bataille au gras de l'automne sonne la rentrée, c'est presque un rituel social. Elle ramène les vieilles connaissances qu'on a perdues de vue pendant les vacances; on les retrouve aux WW, car elles ont aussi regagné les 10 kg perdus au printemps: on se sent moins à part. À mi-parcours du régime, on achète la robe qui, à Noël, dévoilera les résultats de nos efforts, et on la choisit une taille trop petite pour se motiver à poursuivre la démarche.

À Noël, c'est encore une fois la parade, au bureau, dans la famille et dans la belle-famille, pour l'annonce des résultats de l'antiloto: les chanceuses sont celles qui ont le plus perdu. Et après tous ces efforts, devant tant de bonnes choses, on mérite bien une petite récompense – «Après les Fêtes, je m'y remets»; et cela se poursuit de party en brunch et de brunch en réception jusqu'au 6 janvier, date du dernier souper: la fermeture éclair de la robe des Fêtes dérape quand on insiste pour la fermer et c'est le découragement complet, la débandade totale: «Ça vaut bien la peine de faire des efforts pendant trois mois, il suffit de quelques petits excès pour tout reprendre». La femme-accordéon, de janvier à mars, gave avec rage son corps qui l'a trahie de tout ce dont elle s'est privée pendant ses périodes de régime. Puis, après les orgies de chocolat de Pâques, au moment où elle feuillette le premier magazine de maillots de bain sorti en kiosque, elle retrouve brusquement son ardeur de championne des kilos:

cela commence par une grande crise de désespoir suivie d'une bouffée de remords pour les plaisirs de l'hiver et du ferme propos de ne plus pécher. C'est alors que les mercenaires des tissus adipeux lancent leur grande offensive publicitaire... c'est le printemps, elle pèse en général 2 à 3 kg de plus que l'année précédente, et ça recommence...

La double personnalité de l'obsédée

Certaines femmes vivent le cycle des régimes et des orgies alimentaires depuis des années. Pour plusieurs, toute leur vie adulte a été structurée autour de l'amaigrissement et de la reprise de poids ; elles ont ainsi à la longue développé un rapport complètement perturbé à la nourriture, fait de deux mouvements radicalement opposés, sans aucune nuance intermédiaire : il y a d'abord le mouvement « plein régime », caractérisé par une alimentation rigide, limitée, remplie des magies alimentaires intégrées au fil des multiples régimes qu'elles ont suivis – les pamplemousses brûlent le gras ; le pain fait grossir ; manger des repas « dissociés » fait maigrir. Associée à ce mouvement, on retrouve une impression d'être « fine » et de prendre soin de soi, impression entretenue par le fait que la femme accompagne souvent son régime d'activité physique et de soins de beauté qui font plaisir au corps. C'est la phase « bonne fille » ; plus elle dure et plus le régime est strict, plus la phase suivante risque d'être brutale. Vient ensuite le « ras-le-bol », la phase délinquante où plus rien ne tient ; l'alimentation se déstructure totalement, les fruits et les légumes achetés dans l'espoir de reprendre le contrôle pourrissent dans le réfrigérateur et le MacDonald du coin fait une petite fortune avec son enfant prodigue. Cette phase s'accompagne en général d'un grand malaise, d'une impression d'échec, de honte de ne plus être capable de reprendre le contrôle de soi. Et effectivement, la femme a abandonné tout ce qu'elle avait découvert comme moyens pour améliorer sa relation à son corps mais qu'elle n'utilisait que dans le but de maigrir ou pour se récompenser de la privation de nourriture : plus question d'activité physique – « Qu'est-ce que ça donne, de toute façon j'engraisse » ; plus question non plus de soins de beauté et encore moins de recherche de vêtements seyants – « Je me paierai de beaux vêtements quand je le mériterai ». Et l'aiguille de la balance remonte, souvent brutalement.

À force de vivre encore et encore ce cycle, la personne en arrive à classer toute nourriture selon son appartenance à la phase bonne fille ou à la phase délinquante. La simple évocation d'une salade de thon peut déclencher une crise d'alimentation compulsive chez une femme-accordéon en phase délinquante. La personne qui a vécu l'échec répété des régimes est incapable de considérer la nourriture pour autre chose que pour son association à la privation ou à l'abandon de la restriction.

Contrairement à ce qu'on croit, les régimes amaigrissants n'éduquent que rarement les personnes à une alimentation santé. Bien sûr, si elles ont suivi des régimes où on retrouvait une certaine préoccupation pour la qualité de l'alimentation, elles connaissent la valeur nutritive des aliments, mais tout ce qu'elles ont développé, c'est une mentalité de machine à calculer les kilos et les calories. Malgré un discours-marketing axé sur la santé, l'objectif principal de toutes ces approches est en effet toujours de maigrir; de ce fait, ce sont les kilos perdus qu'on y applaudit et non l'amélioration de la santé. Les aliments sains deviennent ainsi le plus souvent associés à la phase de restriction, à la période de «victoire amaigrissante» et sont alors rejetés dès qu'il y a reprise de poids.

Il faut bien noter que la délinquante n'est pas plus centrée sur ce qu'elle désire manger que la bonne fille: toutes deux se sont habituées à répondre à des critères qui n'ont rien à voir avec la faim, le goût, la sensation de bien-être et de satiété qui suit un bon repas. La bonne fille répond à la règle externe, au tableau des calories, au plan préétabli – ainsi, quand elle a choisi le Scarsdale, il n'est pas question qu'elle mange autre chose que du rôti d'agneau pour son dîner du mercredi: elle doit avoir le goût de ce mets, et si elle désire autre chose, c'est la preuve que ses habitudes alimentaires sont déplorables. Quant à la délinquante, elle n'est que réaction; son alimentation se base essentiellement sur ce qu'on n'a jamais le droit de manger quand on est au régime. Brigitte me racontait que lorsqu'elle a décidé d'abandonner les régimes, elle s'en donnait à cœur joie dans tous les aliments «défendus». Un jour qu'elle était au restaurant et qu'elle avait commandé une tarte aux pacanes, sa sœur qui l'accompagnait lui demanda pour quelle raison elle enlevait toutes les pacanes avant de manger la tarte: alors seulement Brigitte prit conscience qu'elle n'aimait pas les pacanes, qu'elle n'avait jamais aimé la tarte aux pacanes, mais qu'en phase délinquante, elle choisissait systématiquement sur les menus ce qui contenait le plus de calories sans jamais se demander si elle aimait cela ou non. Cette fois-là en particulier, elle réalisa que si elle avait choisi selon son goût du moment, elle aurait demandé une salade de fruits... mais l'idée ne lui en était même pas venue: il était *impensable* pour elle d'avoir le goût de manger une salade de fruits, ce dessert maudit prescrit par tous les régimes, et que l'on *doit choisir et aimer* au moins cinq fois par semaine.

La personne qui décide d'abandonner la vie de femme-accordéon doit d'abord se réconcilier avec la délinquante en elle. Ce terme apparaîtra sûrement négatif pour la majorité mais pour moi, la délinquante incarne la principale force des femmes qui ont derrière elles une vie de régimes: la délinquante, c'est la résistante, celle qui tente de survivre contre les normes, contre le moule, contre le modèle idéal qu'il faut adopter pour plaire à tous, ce modèle où la vie se réduit à une robe moulante, à un sourire victorieux et à quelques branches de céleri. Si je l'appelle délinquante, c'est pour bien exprimer la façon dont elle est perçue par celles qui se sentent tout à coup possédées par elle. C'est aussi parce que cette partie de nous est effectivement devenue délinquante par la force des choses. Diane décrivait cette partie d'elle comme un petit diable assis sur son épaule gauche et qui l'incitait à faire toutes sortes de choses méchantes, manger beaucoup et très sucré par exemple; elle ne réalisait pas que, sage comme elle l'était, bonne fille comme il est rarement donné d'en rencontrer, elle serait bien morte d'inanition ou d'ennui si son petit diable ne lui était pas resté fidèle tout au long de son anorexie puis de ses crises d'alimentation compulsive. Comment avons-nous donc été éduquées pour ainsi confondre notre ange gardien avec le diable?

Les régimes ont tendance à nous faire perdre contact avec notre corps, avec nos indices de faim et de satiété et avec nos goûts. Pour suivre un plan préétabli, il faut en effet mettre de côté tous ces critères; les indices corporels qui s'opposent au plan sont alors perçus comme des intrus, comme la méchante partie de nous qui essaie de détruire nos efforts, et nous développons de plus en plus de méfiance envers ce corps que nous tentons de régir à partir de critères externes au lieu de suivre ce qu'il nous dit. Les seules fois où il arrive que nous écoutions notre corps sont ces moments où nous laissons tomber le régime. Le corps, longtemps privé, et qui a appris par expérience qu'il le sera à nouveau – «Je me le permets pour cette fois-ci mais demain, je recommence à faire attention» – réagit avec une intensité qui nous confirme à quel point nous ne pouvons pas lui faire confiance. Le contrôle amène la perte de contrôle qui nous confirme qu'il faut contrôler... beau cercle vicieux.

Les femmes qui ont vécu l'échec répété des régimes, c'est-à-dire 95 p. 100 des habituées, se détestent tellement, elles ont tellement honte d'elles que j'ai souvent l'impression, quand elles parlent de leur désir de manger, qu'il s'agit d'une perversion innommable. Elles se considèrent elles-mêmes comme leur principal ennemi : leur faim, leur désir de plaisir devient quelque chose qui peut à tout moment les tromper et détruire tous les efforts entrepris par cette partie d'elles qu'elles considèrent comme positive. Ce que je trouve sincèrement tragique dans ce regard posé sur soi, c'est l'idée qui s'est insidieusement développée dans l'esprit de ces femmes, savamment entretenue par quelques livres gadgets de pseudo-psychologie, que leur désir de manger est de l'autodestruction, un désir de se faire du mal et de s'enlaidir. La délinquante en nous, c'est notre désir de vivre, désorienté, dévoyé parce que nous lui avons refusé le droit de parole.

Tant que les femmes ne se réconcilieront pas avec la délinquante, la résistante en elles, qui est, en fait, leur ange protecteur, elles ne réussiront pas à faire la paix avec la nourriture et avec leur corps. Autant mes clientes, qu'elles soient anorexiques, boulimiques ou mangeuses compulsives, craignent en elles cette poussée du désir d'exister en dehors des règles rigides, autant j'éprouve de plaisir quand je la vois apparaître au cours des entrevues. Quand, pour la première fois, une mangeuse compulsive est capable de parler, en riant comme une enfant qui vous rend complice d'un mauvais coup, des 10 tablettes de chocolat qu'elle a avalées en cachette de ses enfants, quel soulagement, quelle réconciliation ! Le jour où la délinquante a été reconnue comme une force vitale nécessaire à la personne, elle n'a besoin que d'une tablette de chocolat pour se satisfaire, pas de 10... puisqu'elle sait que demain, et après-demain, et le jour après, elle y aura encore droit.

Le temps qu'il faudra

Le seul moyen qui permette de faire la paix avec la nourriture, c'est d'arrêter les régimes et de réapprendre à manger par soi-même. Pour entreprendre une telle démarche, il faut d'abord accepter de se donner du temps, beaucoup de temps : je ne peux ici donner une durée précise ; encore une fois, une telle démarche exige la tolérance au flou, contrairement aux programmes alimentaires rigides qui vendent leur technique de bonheur en quelques semaines. La durée de la démarche dépend tellement de l'histoire de régimes de la personne que chacune doit y plonger avec ce qu'elle est sans se poser de limites. Un ordre de grandeur tout de même : je suggère de se donner au moins un an… un an pour devenir capable de manger quand on a faim, pour choisir les aliments que l'on veut en se basant sur des critères autres que les calories qu'ils contiennent, pour fixer la quantité que l'on veut sans balance, simplement en se basant sur son appétit, pour être capable d'en laisser dans son assiette quand on n'a plus faim, parce qu'on sait qu'on pourra manger encore dès qu'on aura faim. Un an pour retrouver confiance en son corps, pour le considérer à nouveau comme un ami et croire aux indices qu'il nous donne quand il a faim.

Le poids qu'il faudra

Pour entreprendre une telle démarche, il faut aussi accepter le fait que notre poids oscillera pendant cette période, et qu'il risque de se fixer plus haut que ce qu'on désire. La situation variera selon que la personne entreprendra la démarche dans la phase ouverte ou fermée de son accordéon ; en d'autres mots, celle qui vient tout juste de finir un régime et qui entreprend de retrouver son propre appétit remontera probablement à son poids de départ, comme cela serait arrivé de toute façon puisque les régimes sont voués à l'échec. Par contre, celle qui entreprend cette démarche à un moment où elle est entre deux régimes ne risque pas une très grande augmentation de poids : il faut bien se rappeler que le poids d'une personne ne monte pas indéfiniment ; il atteint une limite qui correspond en général au poids que l'on atteint après l'échec d'un régime et il se maintient à ce niveau. Le fait que chez certaines il monte plus haut après chaque régime dépend du ralentissement du métabolisme amené par la privation et non de l'anarchie de notre corps. Mais si on le laisse s'installer et qu'on abandonne les régimes, le poids se stabilisera et un comportement alimentaire équilibré pourra s'instaurer graduellement, à mesure que notre organisme reprendra confiance et saura qu'on ne lui fera plus violence par la privation.

Le seul moyen d'en finir avec la vie de femme-accordéon, c'est donc d'arrêter le mouvement dans la phase ouverte de l'accordéon. C'est la grande décision à prendre, évidemment, et on ne la prend généralement qu'après des années d'échecs répétés dans des régimes multiples, quand on a réalisé que chaque régime est suivi d'un gain de poids, souvent supérieur à la perte. Combien de femmes ai-je entendues me dire que si elles pouvaient retrouver le poids qu'elles pesaient avant leur premier régime amaigrissant, elles seraient tellement heureuses : en voulant perdre les 10 kg qui ne correspondaient pas aux normes, elles en ont pris 20. On peut arrêter cette escalade, mais pour cela, il faut d'abord accepter le fait que notre poids ne correspondra jamais à l'idéal irréaliste que l'on s'est fixé. Comme l'a démontré l'expérience de Keys sur la privation de nourriture que j'ai relatée au chapitre 3, tant que la personne n'atteint pas son poids d'équilibre, elle est incapable de se contrôler devant la nourriture, comme si son organisme utilisait ce moyen pour la faire regagner au plus vite le poids perdu. Si la personne choisit, par la privation, de maintenir son poids en bas du poids d'équilibre, elle doit être prête à en payer le prix. On ne peut pas choisir la minceur et laisser de côté l'obsession et sa suite logique, l'alimentation compulsive.

Chaque fois que je rencontre une nouvelle cliente, qu'elle soit maigre, ronde ou de poids moyen, qu'elle soit anorexique, boulimique ou mangeuse compulsive, je lui pose toujours la même question : « Si je vous disais que vous pouvez guérir en prenant 5 kg, que me répondriez-vous ? » Sa réponse m'indique assez bien si nous pouvons ou non entreprendre une démarche ensemble. Certaines renoncent immédiatement à la thérapie, disant qu'elles préféreraient mourir plutôt que de prendre quelques kilos. D'autres, découragées et épuisées par les pertes de contrôle face à la nourriture, par l'ennui de leur vie centrée sur la balance et le calcul des calories, m'affirment que malgré leur terreur de grossir, elles préfèrent cela à l'enfer qu'elles vivent. Monique, qui était dans cet état de motivation, est ainsi parvenue en quelques mois à régler un grave problème de boulimie qui durait depuis cinq ans. Cela ne veut pas dire que le gain de poids était facile pour elle. Il fallait au contraire passer beaucoup de temps chaque semaine pour calmer l'angoisse qui montait en même temps que l'aiguille de la balance. Chaque fois, je lui redonnais le choix d'arrêter la démarche ou de la poursuivre, et elle refaisait le choix dans le même sens : la libération de l'obsession et la confiance qu'elle reprenait dans son corps, qui perdait de moins en moins le contrôle, compensaient suffisamment l'anxiété liée au gain de poids pour qu'elle se sente maintenant capable de faire face à ce que sous-tendait sa crainte de grossir.

Et vous, quel prix êtes-vous prête à payer pour être en paix avec la nourriture, en paix avec vous-même ?....

Une précision importante ici : il faut bien comprendre que le gain de poids n'est pas une *condition nécessaire* à la guérison ; ce n'est le cas que pour les personnes qui maintiennent leur poids en bas de leur poids d'équilibre. Pour certaines autres personnes par contre, les crises sont déclenchées par des habitudes alimentaires qui les poussent à «l'économie de calories». Elles essaient de ne pas manger de la journée en espérant pouvoir manger plus en soirée, mais elles deviennent tellement affamées que, le soir venu, elles mangent plus en une seule fois qu'elles ne l'auraient fait si elles avaient réparti les calories sur trois repas et quelques collations. Dans ces cas-là, la reprise d'une alimentation régulière et suffisante n'amène pas de gain de poids parce qu'elle diminue les crises qui provoquaient l'ingestion quotidienne d'un surplus de calories. Dans certains cas, cela peut même conduire à une perte de poids : à force de vouloir peser 10 kg de moins, certaines femmes se maintiennent à 10 kg au-dessus de leur poids naturel. Mais tout cela, nous ne le découvrons qu'avec le temps, en nous mettant à l'écoute de notre corps et en lui donnant la permission d'exprimer suffisamment sa faim pour qu'il puisse aussi ressentir un jour les indices de satiété.

À mort la balance !

Malgré mes suggestions, Aline ne se décidait pas à abandonner la pesée quotidienne qui la maintenait dans un cycle désespérant. Lorsque l'aiguille de la balance indiquait moins que la veille, Aline, euphorique, se disait qu'elle était sur la bonne voie et que si elle se privait encore plus, elle perdrait rapidement ces 5 kg «de trop» ; elle sautait alors le repas du matin, grignotait à peine le midi… et, affamée, avait une attaque de boulimie en soirée. Le lendemain, elle constatait avec désespoir que l'aiguille avait remonté ; découragée, elle se gavait de chocolat toute la journée. Malgré cela, elle ne se résignait pas à abandonner la balance dont elle avait accepté la domination. Elle demanda à sa mère de la cacher, de s'en faire la gardienne pour l'empêcher de succomber à la tentation de la pesée quotidienne. Mais cela devint un enfer chaque fois que la fille décidait d'abandonner les règles qu'elle s'était fixées et que la mère tentait de les lui faire respecter. Découragée, la mère eut l'excellente idée de lui redonner la balance. Aline essaya alors de résoudre son problème en m'apportant l'objet de malheur et en me demandant de le garder chez moi ; la semaine suivante, elle me le redemanda: quand elle ne se pesait pas tous les jours et même plusieurs fois par jour, elle avait l'impression de grossir à vue d'œil, comme si la balance elle-même la protégeait contre le gain de poids. Un jour, finalement, dans un mouvement de révolte contre l'esclavage auquel elle se soumettait, Aline a jeté sa balance au bout de ses bras: sa mécanique fragile n'a pas résisté, elle est devenue inutilisable. Depuis ce temps, Aline, extrêmement créative, en a fait une magnifique sculpture qui orne le mur de sa chambre et lui rappelle sa victoire.

La balance ne dirige peut-être pas notre comportement alimentaire de façon aussi extrême que dans le cas d'Aline. Il n'en demeure pas moins que cet instrument du diable envahit nos vies et tend à déterminer très régulièrement nos états d'âme. Qui d'entre vous n'a pas vécu le rituel par excellence du régime: la pesée du matin. On se lève et on va à la salle de bains pour se vider complètement, il n'est pas question d'inclure ce supplément dans son poids; on s'abstient aussi, et pour la même raison, de boire un verre d'eau malgré sa soif. On se débarrasse ensuite de tous ses vêtements, et pourquoi prendre un risque, on enlève aussi bagues et chaînes, pour quelques grammes de moins; les plus obsédées d'entre nous essuient aussi la saleté sous leurs pieds, sait-on jamais le poids qu'on peut ainsi traîner (allons, allons, je ne suis certainement pas la seule à avoir fait cela un jour ou l'autre...). Et finalement, après avoir vérifié trois fois plutôt qu'une que l'aiguille est placée exactement à zéro, le cœur plein d'espoir et d'appréhension, on monte sur la balance; on penche la tête pour noter le poids indiqué, en faisant attention de ne pas trop bouger le corps, car cela ferait déplacer l'aiguille; on redescend de la balance, on y remonte et on note à nouveau le poids, afin de s'assurer que l'aiguille ne s'était pas affolée la première fois pour une quelconque raison. Vous vous rappelez ces journées de bonheur où vous vous sentiez une femme pleine d'allant et de volonté parce que vous aviez perdu 1 kg, ou celles remplies de la hargne déclenchée par le retour du même kilo? Si nous attribuons à la perte de poids le pouvoir de définir notre valeur personnelle, un gain de poids aura en effet le pouvoir de détruire cette valeur factice.

Beaucoup d'entre nous avons développé une dépendance à la balance: il faudrait peut-être en faire un instrument utilisable sur ordonnance seulement. Mais comme bien des médecins sont parmi les promoteurs les plus acharnés de la perte de poids, on ne risquerait pas d'en voir l'usage diminuer de façon significative. Ne faudrait-il pas carrément l'interdire en tant que drogue dure?

La libération des régimes commence par l'abandon de la balance. On peut le faire plus ou moins radicalement, selon notre personnalité : pour la majorité des femmes, l'abandon total semble la meilleure tactique ; elles s'en débarrassent et ne veulent plus en entendre parler. Pour d'autres, au contraire, il est important de garder un certain contact avec la pesée afin de vérifier l'effet réel de la reprise alimentaire : certaines femmes, en particulier celles qui ont une perception très déformée de leur corps, croient facilement que le seul fait de manger en quantité normale les fera énormément grossir et de façon très rapide. Souvent, elles ne voudront plus du tout se peser, alors qu'avant elles le faisaient plusieurs fois par jour, parce qu'elles sont convaincues que la balance indiquera un gain de 3 ou 4 kg chaque semaine. Dans de tels cas, il est préférable que la personne se pèse régulièrement, sinon elle perd tout indice de son poids réel ; en se pesant, elle peut vérifier à mesure l'effet d'une alimentation non restrictive, et comme le gain de poids est en général beaucoup moins fort que celui qui est redouté, cela contribue à diminuer l'appréhension. Il faut cependant limiter la fréquence de la pesée à une fois par semaine ; on doit en effet faire preuve de vigilance afin de ne pas retomber insidieusement dans le recours à la pesée compulsive : ainsi quand on note une baisse de poids, on voit généralement se réveiller l'obsession de maigrir et on veut alors vérifier dès le lendemain si ça continue dans le même sens : et le recours fébrile à la pesée risque alors de recommencer.

Quel que soit notre point de vue face à la balance, nous ne devrions pas y avoir recours tous les jours. Pourquoi ? Parce que des changements de poids se produisent d'une journée à l'autre ; ceux-ci sont dus aux variations dans la quantité d'eau de notre organisme, lesquelles sont causées par des fonctions normales comme la respiration, la transpiration, l'élimination... L'obsédée confond généralement ces fluctuations avec le gain ou la perte de graisse, ce qui contribue à entretenir ses croyances irrationnelles face à son corps et à la nourriture.

Réapprivoiser la nourriture

Susie Orbach a été une des premières à parler de l'obsession alimentaire et à y proposer des solutions concrètes[1]. Elle explique comment les personnes qui mangent compulsivement accentuent leur problème en tentant de le régler : se voyant incapables d'arrêter de manger leurs aliments préférés dès qu'elles y goûtent, elles accentuent leur contrôle et arrivent en général à se priver totalement ou presque de ces aliments; vivant le sentiment extrêmement inconfortable de ne pas avoir de contrôle interne, elles se bardent de contrôles externes en éliminant toute nourriture aimée de leur environnement. La description que fait Orbach du réfrigérateur de la mangeuse compulsive est d'un réalisme déprimant: carottes, céleri, fromage cottage et nourriture diététique sont à peu près les seuls aliments qu'on y retrouve.

Lorsqu'elle a faim, le comportement typique de la mangeuse compulsive devient alors le suivant: elle commence par grignoter des trompe-faim, qui n'ont jamais trompé aucune faim réelle: des bâtonnets de carotte et des branches de céleri, par exemple; elle essaie ensuite de combler le creux par quelques calories «raisonnables» du type *popcorn* sans beurre ou salade de fruits et yogourt nature; finalement elle court au dépanneur acheter ce qu'elle désirait manger depuis le début, mais arrivée à cette étape, tendue par la lutte qu'elle a menée contre sa faim, remplie de honte et de frustration, elle mange beaucoup plus qu'elle ne l'aurait fait si elle s'en était donné le droit dès le début. Le résultat net de ce contrôle alimentaire équivaut donc souvent à la consommation de deux fois plus de calories que le besoin initial ressenti par la personne.

La solution proposée par Orbach s'oppose diamétralement à tout ce qu'a jusqu'ici tenté la mangeuse compulsive pour régler son problème: remplir son réfrigérateur et son garde-manger de tous ses aliments préférés et se donner le droit de manger ce qu'elle veut.

La mangeuse compulsive doit en effet retrouver le contrôle interne de ses goûts alimentaires et pour cela, elle doit se replacer dans des conditions qui lui permettent de le faire, la première consistant à se redonner le droit de manger n'importe quoi, sans aucun tabou alimentaire, puisque l'obsession naît de l'interdit.

Jojo ou le goût des pommes

Dans un groupe de mangeuses compulsives que j'animais, j'expliquais aux participantes cette idée de «permission alimentaire» que propose Orbach: il s'agissait donc, avant de manger, de penser à ce qu'on désirait vraiment, sans aucune restriction de choix; le droit à *n'importe quoi*, à la condition que ce soit exactement ce qu'on veut à ce moment précis et qu'on se donne le droit d'en manger une quantité suffisante pour satisfaire son goût tout en essayant de ne pas dépasser sa faim (ce qui est très difficile au début). Je demandais ensuite aux participantes de pratiquer cette technique deux ou trois fois dans le courant de la semaine.

À la rencontre suivante, au moment où nous faisions un retour sur ce que chacune avait réalisé au cours de cette expérience, nous eûmes droit au témoignage d'une Jojo estomaquée. Un soir où elle s'était vraiment donné le droit de manger ce qu'elle voulait, elle avait eu à sa grande surprise le goût de manger une pomme. Or ses nombreux régimes l'avaient laissée avec la conviction profonde qu'elle avait horreur des fruits.

Un des effets de la technique de la permission alimentaire consiste en effet à défaire cette frontière entre «aliments régime» et «aliments défendus» dont j'ai déjà parlé; on redécouvre alors que notre corps manifeste des goûts alimentaires très variés, incluant le désir pour des aliments qui ont trop longtemps été associés aux périodes de régime.

La fausse permission alimentaire

Quand je parle de permission alimentaire, il s'agit d'une permission réelle, et non du contournement temporaire de son régime; la personne doit vraiment se donner le droit de manger ce qu'elle veut. Certaines ont tendance, au lieu de se donner une permission réelle, à se laisser aller à la délinquance, c'est-à-dire qu'elles ne prennent pas le temps d'explorer leurs goûts et qu'elles retombent dans le vieux réflexe de ne manger que ce qui est défendu. En général, les personnes qui tombent dans la délinquance le font parce qu'elles n'ont pas vraiment rompu avec la restriction : elles conservent un éventail très limité de choix alimentaires et gardent en tête la conviction que la vertu réside dans le respect total du *Guide alimentaire canadien*. Ce qui ressemble à une permission alimentaire continue à être interprété par elles comme une infraction à leur code moral; elles ne se le pardonnent pas et retombent dans le piège du «demain, je me reprends en main», ce qui aboutit en général à une orgie alimentaire.

D'après mon expérience, les personnes extrêmement rigides face à la nourriture ont avantage à introduire graduellement la permission alimentaire, sinon elles se sentent extrêmement mal à l'aise et cela ne fait qu'accentuer leurs réactions compulsives. Ainsi, Françoise ne se sentait en sécurité qu'en mangeant des desserts qui conservaient une certaine connotation de santé – muffins, barres Granola, amandes recouvertes de yogourt ; elle combinait ainsi un plaisir nouveau qu'elle ne se permettait plus depuis longtemps avec certaines limites alimentaires qui la rassuraient. Il n'y a vraiment pas de recette généralisable à toutes dans cela ; chacune doit trouver le modèle qui lui convient en gardant à l'idée l'objectif fondamental qui est de diminuer la rigidité, d'augmenter la diversité dans l'alimentation.

La faim sans fin

L'orgie consécutive à une permission alimentaire risque aussi de se produire quand la personne s'est privée depuis tellement longtemps qu'elle ne reconnaît plus ses signes de satiété. La reconnaissance de la satiété se développera avec le temps et il faut prévoir, dans une démarche où l'on se redonne toutes les permissions alimentaires, des moments de perte de contrôle ; il faut surtout être prête à se les pardonner et à continuer la démarche. Si on jette à la poubelle le contenu de son garde-manger à la première perte de contrôle, on se réinstalle dans le cercle vicieux de la privation-orgie. Il ne faut surtout *jamais* compenser une orgie alimentaire en mangeant moins le lendemain, car on peut alors être sûre que, le soir venu, la faim nous fera retomber dans une autre orgie : les personnes qui ont été au régime pendant des années semblent aussi sensibles à la faim que celles qui ont été privées pour des raisons hors de leur contrôle, comme les gens qui ont été enfermés dans des camps de concentration ou ceux qui ont vécu des périodes de famine. Il semble bien que l'organisme humain ne fasse pas la différence entre ces diverses formes de privation et qu'il réagisse à toutes par la même réaction de défense : le gavage, quand la nourriture réapparaît. Pour éviter cela, il faut non pas priver encore plus notre corps, mais au contraire, le rassurer par une alimentation régulière, savoureuse et suffisante.

Ordonnance : crème glacée Savourama une fois par jour

Toute personne au régime a son aliment-fétiche, celui dont elle rêve de se gaver jour et nuit et dont elle se prive totalement pour éviter justement que le rêve ne devienne une réalité cauchemardesque : une perte de contrôle totale, sans fin, où la bouche engloutit des kilos, des tonnes de cette nourriture tant désirée. Pour certaines, ce sont les chips, pour d'autres, les pâtes alimentaires, la tarte au sucre, la pizza... pour moi, c'était la crème glacée Savourama, un mélange céleste de toutes les saveurs et textures que j'aime le plus au monde : l'onctueux de la crème mélangé au croquant des amandes grillées, dans une subtile saveur de chocolat... on aurait dit qu'elle avait été créée pour moi.

Dans ma période alimentaire la plus religieuse, où j'avais combiné l'obsession de maigrir à une poursuite effrénée de la santé, j'avais totalement banni le sucre raffiné. Pas un grain, sous aucun de ses déguisements, ne franchissait le barrage de mes lèvres vertueuses et saines... sauf environ une soirée par mois, lorsque j'allais m'acheter un contenant de 2 litres de crème glacée Savourama, une boîte de biscuits Graham émiettés et un sac d'amandes grillées. Je passais alors la soirée, de l'heure du souper à l'heure du coucher, à engouffrer d'énormes bols du mélange des trois ingrédients. Parfois j'arrêtais un peu, au bord de la nausée, mais une heure plus tard, j'étais capable d'en avaler un autre bol. Quand je n'en pouvais vraiment plus, assommée, presque comateuse de tant de sucre, je jetais ce qui restait : « Demain, je repars en neuf. » En général, j'arrivais presque à finir le carton de 2 litres pendant ma soirée.

J'ai pris pas mal de temps avant de me décider à suivre le conseil d'Orbach. Puis un jour j'ai entrepris de dompter le tigre : je suis allée acheter trois contenants de 2 litres de crème glacée Savourama. Le contrat que j'avais établi avec moi-même était clair : je n'avais pas seulement le droit mais bien l'obligation d'en manger tous les jours ; si je n'en faisais pas une obligation, je risquais en effet de retomber dans le jugement que j'étais meilleure les jours où je n'en avais pas mangé que les jours où j'en avais mangé. Et il n'était pas question que je laisse ma provision diminuer ; il fallait toujours que j'en aie suffisamment chez moi pour ne pas pouvoir la finir en une seule fois : ce comportement de manger tout ce qu'on peut puis de jeter le reste vise d'ailleurs non pas à satisfaire son besoin immédiat, mais bien à essayer de se débarrasser définitivement de ce goût alimentaire en espérant qu'il ne réapparaîtra jamais plus. Comme ma limite semblait être de 2 litres, trois contenants de cette quantité m'assuraient de ne pas retomber dans le piège du « demain je recommence » qui empêche la recherche d'un contrôle interne.

Croyez-vous que ça a marché ?.... Suspense... Mais oui, bien sûr : en me donnant le droit réel d'en manger tous les jours, je n'en ai plus eu besoin de 2 litres pour me satisfaire. Mais tout de même, les portions des premiers temps étaient assez généreuses : il fallait que je m'y attende car je m'en étais tellement privée. Mais comme j'étais décidée à ne plus retomber dans les lendemains engourdis de mes orgies, j'ai persisté jusqu'à ce que j'en arrive à manger une portion normale… Voilà deux ans que ça dure. Maintenant, je suis même capable de laisser tomber pendant quelques jours ma Savourama… pour essayer d'autres saveurs… Vous connaissez la saveur Fondant mocha fudge ? Le plaisir à l'état pur…

Jamais je n'aimerai autant la salade !

Souvent, des clientes mangeuses compulsives me parlent avec honte de leur aliment-fétiche. Quand je leur raconte ce que j'ai fait pour régler mon obsession Savourama, elles me demandent, les yeux remplis d'espoir : « Est-ce que ça a marché ? Est-ce que tu t'es enfin écœurée d'en manger ? » Et je leur réponds invariablement : « Mais non ! Je ne veux surtout pas me saturer d'un tel plaisir. Pourquoi faudrait-il que j'en arrive à ne plus aimer une chose aussi bonne et qui me donne autant de plaisir ? »

Mes clientes manifestent parfois des objectifs irréalistes face à leur démarche : elles voudraient en arriver à détester le dessert et les chips et à aimer les légumes de la même façon obsédante qu'elles aiment aujourd'hui leurs nourritures taboues. Cela revient à dire qu'elles aimeraient ne pas avoir à apprendre à faire de choix alimentaires et à écouter les besoins de leur corps : elles n'auraient qu'à se laisser couler dans leurs obsessions et se gaveraient avec délices de salades sans vinaigrette et de rôties sans beurre.

C'est sûr que ce serait plus facile, mais ça ne fonctionne pas comme cela. Pour se défaire de l'obsession, il faut justement apprendre à s'écouter et à faire des choix plutôt qu'à se laisser aller sans réfléchir au plan-régime ou à l'orgie. Pour se défaire de l'obsession, il faut mettre sa tête au service de son corps et non l'inverse, comme le suggèrent les régimes.

Et la santé dans tout ça ?

Julie s'est soumise pendant des années à toutes les méthodes d'amaigrissement possibles. Elle pèse aujourd'hui près de 150 kg (330 lb) ; c'est une blessée très grave de la guerre du poids. Quand on parle des personnes dont la santé bénéficierait sûrement d'une perte de poids, il s'agit de cas comme le sien. Pourtant, c'est avec elle qu'il faut le moins viser cet objectif : les contrôles qu'elle a subis de la part des professionnels de la santé, qui ne la croyaient pas quand elle leur disait respecter son régime, l'ont rendue allergique à toute forme de supervision alimentaire sous peine de tomber dans des crises d'alimentation compulsive. Les pressions humiliantes que lui faisaient sa mère, puis son mari, pour qu'elle maigrisse ont développé chez elle une délinquance alimentaire très structurée. Manger en cachette est devenu son moyen privilégié de s'affirmer. Les régimes eux-mêmes ont tellement imprimé en elle la peur de la privation que la simple idée d'en suivre un déclenche à nouveau une crise. Récemment, influencée par une compagne qui s'était mise au régime, elle a réduit un seul de ses repas à un sachet de protéines dans du lait... cela a suffi pour qu'elle retombe dans une semaine de perte de contrôle alors que la démarche que nous faisions ensemble depuis quelques mois avait fait disparaître la compulsion alimentaire.

La santé de Julie est importante. Mais je ne peux la considérer que globalement, dans ses dimensions physique et mentale. Je suis convaincue que le plus sûr moyen pour la faire encore grossir, et pour diminuer un peu plus sa confiance en elle, serait de lui imposer de nouveaux contrôles alimentaires. Depuis moins d'un an que je la connais, Julie a fait des pas de géant dans une démarche de santé. D'abord, en abandonnant toute idée de régime – sauf dans les courts moments de rechute – elle a éliminé presque complètement la compulsion alimentaire. Lorsqu'une crise se présente encore, elle est maintenant capable d'identifier ce qui l'a précipitée et d'agir sur l'événement déclencheur : son comportement alimentaire n'est plus un magma indifférencié mais une expérience personnelle qu'elle s'approprie de plus en plus.

Elle a expliqué à son conjoint l'effet que produisaient ses remarques humiliantes – augmentation de la délinquance alimentaire, idées suicidaires – ce qui a eu pour résultat de les faire disparaître beaucoup plus facilement qu'on n'aurait pu s'y attendre. Le conjoint de Julie est en effet attiré par les femmes très en chair (goût qu'il partage d'ailleurs avec environ 20 p. 100 des hommes) ; ses remarques étaient donc beaucoup plus motivées par les pressions du milieu que par son désir personnel de voir sa femme maigrir. Or, cet homme avait très bien intégré l'idée que le meilleur moyen pour inciter quelqu'un au changement est la violence, et il utilisait tous les moyens à sa disposition pour aider sa femme, pour la motiver : mais contrairement aux spécialistes qui font la même chose en disant aux obèses qu'elles n'ont aucune volonté, qu'elles ne s'aiment pas, qu'elles mentent lorsqu'elles disent qu'elles mangent peu, cet homme a compris ce que voulait dire son épouse et il a arrêté de la harceler.

Julie a également manifesté un courage extraordinaire en demandant à son employeur de lui procurer un fauteuil et une table de travail adaptés à son poids; elle a ainsi éliminé de sa vie le stress quotidien de devoir se coincer derrière un bureau trop petit, devant les regards gênés ou moqueurs de ses collègues de travail. Ce geste a également contribué à faire disparaître l'inconfort physique constant qui accompagnait toutes ses heures de travail. Julie a accompli des pas énormes pour améliorer sa santé: elle a pris sa vie en main, a éliminé de multiples sources de stress et s'est affirmée dans son couple et dans son milieu de travail. Pour moi, ces victoires sont aussi fondamentales que la perte de 50 kg. On me rétorquera évidemment que tous ces gains ne valent rien si la santé de Julie se détériore en raison de son poids; mais le problème, c'est qu'elle ne veut plus voir de médecin, comme plusieurs de mes clientes obèses d'ailleurs, parce qu'elle a trop vécu d'humiliations et de pressions pour maigrir. Je ne crois pas que les pressions constantes aident à améliorer la santé des personnes obèses; elles contribuent au contraire à les éloigner du circuit de la médecine préventive, augmentant les risques de diagnostic tardif d'une maladie grave, ce qui accentuera encore l'idée qu'on se fait de leur mauvais état de santé.

Dans le cas des rescapées de la guerre du poids comme Julie, toute approche médicale qui met l'accent sur le contrôle alimentaire et la perte de poids est vouée à l'échec. Et je suis convaincue que cela ne signifie pas qu'il faille arrêter de parler de santé avec ces personnes. Elles ne sont pas désintéressées de leur santé, elles ont simplement abandonné l'idée de s'en occuper puisque la seule équation reconnue dans le monde médical est: santé = minceur.

Peut-être que dans un an ou deux, Julie sera capable de parler d'alimentation sans redevenir compulsive: voilà 20 ans qu'on la harcèle pour qu'elle maigrisse, peut-être lui faudra-t-il 5 ans avant que ses blessures ne se cicatrisent. Je ne crois toutefois pas que cette guérison entraînera un amaigrissement spectaculaire; peut-être son poids se stabilisera-t-il un peu plus bas que maintenant, mais pas nécessairement. Je suis cependant convaincue que Julie peut grandement améliorer sa santé en défaisant le nœud de violence dans lequel elle a été enfermée à cause de son poids, et cela ne se mesure pas au kilo.

Quand on a besoin d'encadrement

Julie illustre bien le cas des personnes pour qui tout encadrement alimentaire produit un effet désastreux. Certaines personnes, au contraire, sont incapables de laisser aller tous les contrôles alimentaires, car elles se sentiraient alors beaucoup trop insécurisées. Le cas extrême est celui de l'anorexique, incapable de recommencer à manger si elle ne respecte pas un plan alimentaire extrêmement précis autant dans le type d'aliments que dans les portions. Manger étant perçu par elle comme un comportement mauvais en soi, la nourriture doit lui être prescrite, un peu comme un médicament, et ce n'est que graduellement qu'elle devient capable de développer une certaine autonomie alimentaire.

Autant Julie représente le pôle de la délinquance alimentaire, autant l'anorexique est le portrait de la «bonne fille», du contrôle total de ses besoins. Sans vouloir simplifier la réalité, j'aurais tendance à dire que le profil de chaque mangeuse compulsive comporte un dosage variable de ces deux composantes dont elle doit tenir compte pour restaurer une alimentation saine. Plus la personne a développé sa résistance au contrôle alimentaire (délinquante), plus elle doit éliminer les contraintes et se donner droit à tout, ne se limitant que graduellement, à partir de critères internes comme l'évitement des malaises amenés par une trop grande quantité de nourriture ou par certains types d'aliments. Au contraire, plus la personne a intégré le contrôle alimentaire, plus elle doit commencer par respecter un plan alimentaire, qu'elle assouplira ensuite graduellement à l'aide de permissions alimentaires.

Quelles que soient les difficultés personnelles face au contrôle alimentaire, l'une des règles de base doit toujours être de manger suffisamment pour éviter les réactions compulsives déclenchées par la faim. Malheureusement, toute personne qui a plusieurs années de régimes derrière elle possède des notions faussées de ce qu'est une alimentation saine, en quantité comme en qualité : bien des femmes que je connais croient, par exemple, qu'il est amplement suffisant de manger 1 200 cal par jour ; d'autres limitent régulièrement leur consommation quotidienne de pain. Quelle que soit la souplesse de la démarche que vous décidez d'entreprendre., les grandes règles suivantes, tirées du livre *Maigrir, c'est dans la tête*, du Dr Gerard Apfeldorfer, pourraient avantageusement vous servir de guide :

QUELQUES GRANDS PRINCIPES NÉCESSAIRES ET SUFFISANTS POUR PRÉSERVER SA SANTÉ LORSQU'ON MODÈRE SES APPÉTITS

• Nourrissez-vous au moins trois à cinq fois par jour.

• Surveillez l'apport en protéines : il est souhaitable qu'en temps ordinaire, deux prises alimentaires quotidiennes au moins comportent des aliments protéinés (viandes, poissons, œufs, charcuteries, laitages, céréales, légumes secs).

• Pour le reste, mangez régulièrement un peu de tout : céréales, laitages, légumes, fruits. Variez votre alimentation, afin de ne risquer de carence en rien.

• Question graisses, appliquez le principe « de tout, un peu ». Ne leur faites pas une chasse exagérée.

• Ne vous croyez pas obligé de faire systématiquement trois fois par jour des repas complets. Si certains repas peuvent être composés d'une entrée, d'un plat avec garniture et d'un dessert, d'autres repas peuvent parfaitement consister en un aliment ou un plat unique.

• Ne faites pas de perfectionnisme diététique. Les repas non « diététiquement corrects », déséquilibrés, ne posent pas de problème de santé, dans la mesure où on n'en fait pas une règle de vie.

• Mangez avec modération de tout, un peu[2].

En fait, l'objectif d'une telle démarche devrait toujours être le même : développer une image positive de soi en rapport avec le fait de manger, passer du « moins je mange, plus je suis quelqu'un de bien » à « plus je respecte mon appétit, plus je suis quelqu'un de bien ».

Le charme plutôt que la beauté

Nancy Roberts est ronde depuis l'âge de six ans. À huit ans, elle a suivi son premier régime amaigrissant ; elle a ensuite oscillé d'un régime religieusement suivi à des reprises de poids spectaculaires jusqu'à l'âge de trente-trois ans. Il va sans dire qu'à la suite de cela, elle est devenue une mangeuse compulsive. Puis un jour, elle a participé à un groupe de femmes qui vivaient le même problème qu'elle et elle a réglé sa compulsion alimentaire en utilisant sensiblement la même démarche que celle que je propose, soit l'abandon des régimes amaigrissants et la redécouverte de ses goûts et de sa satiété. Mais alors que d'autres femmes qui participaient au même groupe perdaient du poids, Nancy Roberts n'a pas maigri pour autant : chacune étant différente, elle a dû admettre que son corps avait une charpente solide et bien enrobée. Elle décida alors qu'il n'était plus question pour elle de se faire passer par le petit trou de la serrure pour essayer de plaire à l'univers : grosse elle était constituée, grosse elle serait et grosse les gens la verraient... Elle n'attendrait plus d'avoir maigri pour se vivre belle ; désormais, elle serait une belle grosse femme. Elle arrêta d'obéir au monde de la mode qui l'enjoignait de porter des vêtements sombres, des rayures verticales et des coupes classiques, d'abandonner les jupes plissées et les ceintures larges. Elle comprit qu'on ne lui suggérait pas tant des vêtements qui l'avantageaient que des moyens pour devenir le moins visible possible. Or, la personnalité de Nancy Roberts n'avait rien de celle de la femme invisible ; elle opta donc pour la subversion et commença à choisir ses vêtements en se basant sur ses goûts. Dans son livre intitulé *Breaking All The Rules,* Roberts raconte cette démarche d'affirmation, qui l'a menée jusqu'à l'animation d'une émission télévisée intitulée *As Large As Life* (Grandeur nature) [3].

Nancy Roberts représente pour moi le meilleur exemple d'une démarche personnelle qui vise le développement du charme plutôt que de la beauté. Le charme, c'est la mise en valeur de ce qui fait notre spécificité, tant physique que psychologique, et qui dépasse de loin la simple recherche de conformité aux critères esthétiques de notre époque. La majorité des femmes essaient d'adopter l'écorce d'un arbre dont elles ne possèdent ni les racines, ni la sève. Elles tentent de rejoindre le corps d'une adolescente à la personnalité de Lolita, ou celui d'un jeune éphèbe. Mais je ne crois pas que notre corps soit à ce point dissociable du reste de nous-mêmes ; je ne crois pas que nous puissions le modeler à notre guise, ou le haïr à grands frais, sans que cela n'amène un rejet de ce que nous sommes fondamentalement. À tant rechercher la beauté, beaucoup de femmes perdent tout leur charme. Les critères de beauté d'une époque sont uniformes et réducteurs ; ils ne peuvent donc pas rendre compte de la variété des types physiques et des personnalités qui composent une population. Souvent, en tentant de nous y conformer, nous rejetons ce qu'il y a de plus fort en nous.

Par opposition à la beauté, passive, le charme est actif. Alors que la beauté n'a qu'à paraître pour emporter les cœurs, le charme doit s'exposer, prendre des risques ; sa puissance, son originalité font qu'il peut plaire à certains et déplaire fondamentalement à d'autres. Le charme est risqué parce qu'il part du tissu profond de la personnalité, il dévoile avec force ce que nous sommes. La beauté quant à elle n'est qu'en apparence active : la personne qui travaille intensivement pour correspondre aux critères esthétiques de sa culture peut y passer des heures et une fortune, mais son objectif est la passivité de la Belle au Bois Dormant : lorsqu'elle aura atteint la forme idéale, elle n'aura plus qu'à s'asseoir et on se prosternera à ses pieds. Elle n'aura plus besoin de parler, d'affirmer son opinion, d'entrer en relation avec l'autre ; sa seule apparence tiendra lieu de discours, d'affirmation, de personnalité.

Dans notre culture, le charme est, chez les hommes, associé à la séduction ; plusieurs d'entre eux sont même très mal à l'aise quand on leur souligne leur beauté : ils n'ont pas été éduqués à plaire par leur beauté. On a au contraire enseigné aux femmes que c'est par leur seule beauté qu'elles séduisaient. De ce fait, il devient aussi difficile pour la femme qui correspond aux critères esthétiques que pour celle dont l'apparence s'y oppose totalement de développer son charme. Celle dont l'apparence correspond naturellement aux normes risque en effet d'être réduite à sa seule apparence et de ne développer, en relation avec les autres, que cet aspect, puisque c'est sur cette base qu'elle est reconnue, acceptée : on l'accusera ensuite d'être « belle mais bête », sans réaliser qu'on lui donne rarement l'occasion d'être autre chose. Quant à celle qui ne correspond pas aux critères en vogue, elle croira que la seule possibilité de plaire réside dans sa transformation totale. Elle consacrera ainsi toute son énergie à la négation d'elle-même, croyant profondément que le meilleur moyen d'être reconnue, appréciée, aimée, c'est d'être autre que ce qu'elle est.

La réduction du pouvoir de séduction des femmes à leur seule beauté et la proposition de critères de beauté-maigreur qui ne correspondent pas au corps de la majorité des femmes amènent un grand nombre d'entre elles à une absence totale d'harmonie avec elles-mêmes et dans leurs relations aux autres : « Le sentiment que l'on a de soi-même et de son corps à divers moments de l'existence détermine [...] la disponibilité aux relations extérieures[4]. »

Comment voulez-vous avoir du charme, « faire de l'effet », être bien avec quelqu'un, quand votre objectif premier est qu'on ne vous voie pas telle que vous êtes ? Finalement peu de femmes ont du charme, parce que celui-ci est indissociable de l'affirmation de soi.

C'est dans le corps qu'on est beau

Vous vous rappelez cette publicité, il y a plusieurs années, qui chantait: «C'est dans la tête qu'on est beau»? Il s'agit probablement là de la deuxième phrase que je déteste le plus, après «Je mange mes émotions». Il faudrait régler leur compte à ces clichés.

Ce n'est pas dans la tête qu'on est beau. Cette affirmation est fausse, insultante et remplie de condescendance, surtout quand elle est prononcée, comme c'est souvent le cas, par quelqu'un qui correspond aux critères esthétiques. C'est dans le corps qu'on est beau, c'est d'ailleurs là seulement, l'esthétique n'exigeant aucune ampleur personnelle, rien d'autre que la surface, l'apparence. Mais c'est à travers l'ensemble de notre personne que nous avons du charme, *cet ensemble incluant notre corps,* un corps affirmé, qui s'affiche tel qu'il est, qui accentue ses forces plutôt que de camoufler ses limites.

En disant cela, je suis on ne peut plus consciente que la rigidité de la norme de minceur actuelle augmente, pour les femmes, la difficulté de développer une acceptation suffisante de leur corps pour en arriver à avoir du charme. Là est le défi: toute cette énergie que nous passons à tenter de maigrir, à perdre la confiance en nous à travers l'échec des régimes, c'est de l'énergie perdue, de l'énergie que nous utilisons contre nous-mêmes. Reprenons cette énergie et utilisons-la à travailler à nous accepter, à affirmer ce que nous sommes, à vivre tout simplement. N'avons-nous pas plus et mieux à faire que de surveiller constamment la balance, compter et recompter les calories, nous priver de tous les plaisirs de la table, évaluer notre corps et celui des autres? La vie ne commence pas dans 10 kg. Il y a longtemps qu'elle est commencée. Qu'attendez-vous pour sauter dans le train en marche?

NOTES

1. Susie Orbach, *Maigrir sans obsession,* Le Jour, éditeur, 1984.
   Maigrir: la fin de l'obsession, Le Jour, éditeur, 1988.
2. Dr Gerard Apfeldorfer, *Maigrir, c'est dans la tête,* éditions Odile Jacob, 2001, p. 207.
3. Nancy Roberts, *Breaking All The Rules,* Penguin Books, 1985.
4. Bénédicte Lavoisier, *Mon corps, ton corps, leur corps – Le corps de la femme dans la publicité,* Seghers, 1978.

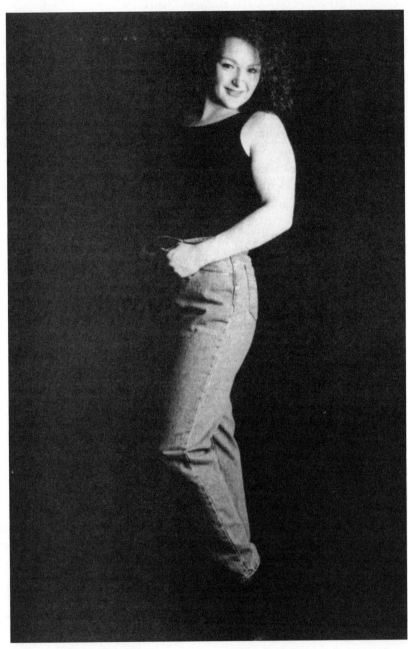

Le charme plutôt que la beauté.
(Photo : Agence de Mannequins Plus. Photographe : Pascale Simard.)

Table des matières

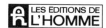
LES ÉDITIONS DE L'HOMME

BEAUX LIVRES

Histoire et patrimoine

Ici Radio-Canada – 50 ans de télévision française, SRC et Jean-François Beauchemin
* **Intérieurs québécois,** Yves Laframboise
* **L'île d'Orléans,** Michel Lessard
Les jardins de Métis, Alexander Reford et Louise Tanguay
* **La maison au Québec,** Yves Laframboise
Meubles anciens du Québec, Michel Lessard
* **Montréal au XXe siècle — regards de photographes,** Collectif dirigé par Michel Lessard
Montréal, métropole du Québec, Michel Lessard
Québec, ville du Patrimoine mondial, Michel Lessard
Reford Gardens, Alexander Reford et Louise Tanguay
* **Sainte-Foy – L'art de vivre en banlieue au Québec,** M. Lessard, J.-M. Lebel et C. Fortin
Syrie terre de civilisations, Michel Fortin

Tourisme et nature

* **Circuits pittoresques du Québec,** Yves Laframboise
Far North, Patrice Halley
La Gaspésie, Paul Laramée et Marie-José Auclair
Grand Nord, Patrice Halley
I am Montréal, Louise Larivière et Jean-Eudes Schurr
Je suis Montréal, Louise Larivière et Jean-Eudes Schurr
Montréal — les lumières de ma ville, Yves Marcoux et Jacques Pharand
Montreal, the lights of my city, Jacques Pharand et Yves Marcoux
Old québec city of snow, M. Lessard, G. Pellerin et C. Huot
Le Québec — 40 sites incontournables, H. Dorion, Y. Laframboise et P. Lahoud
Quebec a land of contrasts, C. Éthier, M. Provost et Y. Marcoux
Quebec, city of light, Michel Lessard et Claudel Huot
Québec from the air, Pierre Lahoud et Henri Dorion
Québec terre de contrastes, C. Éthier, M. Provost et Y. Marcoux
Québec, ville de lumière, Michel Lessard et Claudel Huot
Le Québec vu du ciel, Pierre Lahoud et Henri Dorion
Rivières du Québec, Annie Mercier et Jean-François Hamel
Le Saint-Laurent : beautés sauvages du grand fleuve, Jean-François Hamel et Annie Mercier
Les sentinelles du Saint-Laurent, Patrice Halley
Sentinels of the St. Lawrence, Patrice Halley
Le vieux-Québec sous la neige, M. Lessard, G. Pellerin et C. Huot
Villages pittoresques du Québec, Yves Laframboise

Beaux-arts

L'affiche au Québec — Des origines à nos jours, Marc H. Choko
La collection Lavalin du musée d'art contemporain de Montréal, Collectif dirigé par Josée Bélisle
Le design au Québec, M. H. Choko, P. Bourassa et G. Baril
Les estampes de Betty Godwin, Rosemarie L. Tovell
Flora, Louise Tanguay
Miyuki Tanobe, Robert Bernier
Natura, Louise Tanguay
La palette sauvage d'Audubon — Mosaïque d'oiseaux, David M. Lank
* **La peinture au Québec depuis les années 1960,** Robert Bernier
Riopelle, Robert Bernier
Suzor-Coté – Light and Matter, Laurier Lacroix
Suzor-Coté – Lumière et matière, Laurier Lacroix
* **Un siècle de peinture au Québec,** Robert Bernier

Sports et loisirs

La glorieuse histoire des Canadiens, Pierre Bruneau et Léandre Normand
* Guide des voitures anciennes tome 1, J. Gagnon et C. Vincent
Martin Brodeur – Le plaisir de jouer, Denis Brodeur et Daniel Daignault

Tradition

À la rencontre des grands maîtres, Josette Normandeau

GUIDES ANNUELS

L'annuel de l'automobile

L'annuel de l'automobile 2005, M. Crépault, B. Charette et collaborateurs

Le guide du vin

* Le guide du vin 2003, Michel Phaneuf
* Le guide du vin 2004, Michel Phaneuf
Le guide du vin 2005, Michel Phaneuf

FAITS ET GENS

Documents et essais

À la belle époque des tramways, Jacques Pharand
* Enquête sur les services secrets, Normand Lester
* L'histoire des Molson, Karen Molson
* Les insolences du frère Untel, Jean-Paul Desbiens
* Les liens du sang, Antonio Nicaso et Lee Lamothe
* Marcel Tessier raconte...tome I, Marcel Tessier
* Marcel Tessier raconte...tome 2, Marcel, Tessier
* Option Québec, René Lévesque
Le rapport Popcorn, Faith Popcorn
Terreur froide, Stewart Bell

Récits et témoignages

Les affamées – Regards sur l'anorexie, Annie Loiselle
Aller-retour au pays de la folie, S. Cailloux-Cohen et Luc Vigneault
Les diamants de l'enfer, André Couture et Raymond Clément
Gilles Prégent, otage des guérilleros, Benoît Lavoie et Gilles Prégent
Prisonnier à Bangkok, Alain Olivier et Normand Lester
Qui a peur d'Alexander Lowen ?, Édith Fournier
* La route des Hells, Julian Sher et William Marsden
* Sale job – Un ex-motard parle, Peter Paradis
Le secret de Blanche, Blanche Landry
Se guérir autrement c'est possible, Marie Lise Labonté
La tortue sur le dos, Annick Loupias

Biographies

Chrétien — Un Canadien pure laine, Michel Vastel
Le frère André, Micheline Lachance
Heureux comme un roi, Benoît L'Herbier
Jean-Claude Poitras – Portrait d'un homme de style, Anne Richer
* Je suis un bum de bonne famille, Jean-François Bertrand
* Landry – Le grand dérangeant, Michel Vastel
Paul-Émile Léger tome 1. Le Prince de l'Église, Micheline Lachance

Paul-Émile Léger tome 2. Le dernier voyage, Micheline Lachance
* **Pleurires,** Jean Lapointe
Sir Wilfrid Laurier, Laurier L. Lapierre
* **Trudeau le Québécois,** Michel Vastel

À LA DÉCOUVERTE DE SOI

Psychologie, psychologie pratique et développement personnel

L'accompagnement au soir de la vie – Le rôle des proches et des bénévoles auprès des malades, Andrée Gauvin et Roger Régnier
À 10 kilos du bonheur — L'obsession de la minceur. Ses causes. Ses effets. Comment s'en sortir, Danielle Bourque
Aimer et se le dire, Jacques Salomé et Sylvie Galland
* **L'amour, de l'exigence à la préférence,** Lucien Auger
* **L'amour en guerre,** Guy Corneau
L'amour entre elles, Claudette Savard
Approcher les autres, est-ce si difficile?, Isabelle Nazare-Aga
Arrête de bouder!, Marie-France Cyr
Arrosez les fleurs pas les mauvaises herbes, Fletcher Peacock
L'art de discuter sans se disputer, Robert V. Gerard
Au cœur de notre corps — Se libérer de nos cuirasses, Marie Lise Labonté
Le bonheur si je veux, Florence Rollot
Célibataire aujourd'hui — de la solitude à la relation amoureuse, Odile Lamourère
Ces gens qui ont peur d'avoir peur, Elaine N. Aron
Ces gens qui remettent tout à demain, Rita Emmett
Ces gens qui veulent plaire à tout prix, Harriet B. Braiker
Ces gens qui vous empoisonnent l'existence, Lillian Glass
Ces pères qui ne savent pas aimer – et les femmes qui en souffrent, Monique Brillon
Cessez d'être gentil, soyez vrai, Thomas d'Ansembourg
Champion dans la tête, François Ducasse et Makis Chamalidis
Les clés pour lâcher prise, Guy Finley
Les codes inconscients de la séduction, Philippe Turchet
Le cœur apprenti, Guy Finley
Comment contrôler l'inquiétude et l'utiliser efficacement, Dr E. M. Hallowell
Comment s'entourer de gens extraordinaires, Lillian Glass
Communication et épanouissement personnel – La relation d'aide, Lucien Auger
Communiquer avec les autres, c'est facile!, Érica Guilane-Nachez
* **Comprendre et interpréter vos rêves,** Michel Devivier et Corinne Léonard
Le déclic — Transformer la douleur qui détruit en douleur qui guérit, Marie Lise Labonté
Decoder Léonard de Vinci, Michael J. Gelb
Découvrir un sens à sa vie avec la logothérapie, Viktor E. Frankl
Le défi de l'amour, John Bradshaw
Le défi des relations – Le transfert des émotions, Michelle Larivey
* **De ma tête à mon cœur,** Micheline Lacasse
Développez votre charisme, Tony Alessandra
Dites oui au changement, George et Sedena Cappanelli
Dominez votre anxiété avant qu'elle ne vous domine, Albert Ellis
* **Du nouvel amour à la famille recomposée,** Gisèle Larouche
Dynamique des groupes, Jean-Marie Aubry
Et moi et moi et moi — Comment se protéger des narcissiques, Sandy Hotchkiss
Être heureux ce n'est pas nécessairement confortable, Thomas d'Ansembourg
Être jeune et le rester, Dr Alan Bonsteel et Chantal Charbonneau
Être soi-même, Dorothy Corkille Briggs
La force intérieure, J. Ensign Addington
Gardez-vous d'aimer un pervers, Véronique Moraldi
Le grand méchant stress, Florence Rollot
Le grand ménage amoureux, Robert Brisebois
La graphologie, Claude Santoy
La graphologie en 10 leçons, Claude Santoy
* **La guérison du cœur,** Guy Corneau
La haine, Rush W. Dozier
Les hasards nécessaires — La synchronicité dans les rencontres qui nous transforment, Jean-François Vézina
J'ai rendez-vous avec moi, Micheline Lacasse
Jamais seuls ensemble, Jacques Salomé
Je réinvente ma vie, J. E. Young et J. S. Klosko

Sexualité

Pédagogie et vie familiale

Comment aider mon enfant à ne pas décrocher, Lucien Auger
Les douze premiers mois de mon enfant, Frank Caplan
L'enfance du bonheur – Aider les enfants à intégrer la joie dans leur vie, Edward M. Hallowell
Fêtes d'enfants de 1 à 12 ans, France Grenier
Le grand livre de notre enfant, Dorothy Einon
L'histoire merveilleuse de la naissance, Jocelyne Robert
Ma sexualité de 0 à 6 ans, Jocelyne Robert
Ma sexualité de 6 à 9 ans, Jocelyne Robert
Ma sexualité de 9 à 11 ans, Jocelyne Robert
Parlez-leur d'amour et de sexualité, Jocelyne Robert
Petits mais futés, Marcèle Lamarche et Jean-François Beauchemin
Préparez votre enfant à l'école dès l'âge de 2 ans, Louise Doyon
Te laisse pas faire! Jocelyne Robert

Collection ‹‹Parents aujourd'hui››

Ces enfants que l'on veut parfaits, Dr Elisabeth Guthrie et Kathy Mattews
Ces enfants qui remettent tout à demain, Rita Emmett
Comment développer l'estime de soi de votre enfant, Carl Pickhardt
Des enfants, en avoir ou pas, Pascale Pontoreau
Éduquer sans punir, Dr Thomas Gordon
L'enfant en colère, Tim Murphy
L'enfant dictateur, Fred G. Gosman
L'enfant souffre-douleur, Maria-G. Rincón-Robichaud
Interprétez les rêves de votre enfant, Laurent Lachance
Mon ado me rend fou!, Michael J. Bradley
Parent responsable, enfant équilibré, François Dumesnil
Questions de parents responsables, François Dumesnil
Voyage dans les centres de la petite enfance, Diane Daniel

Spiritualité

Le feu au cœur, Raphael Cushnir
Prier pour lâcher prise, Guy Finley
Un autre corps pour mon âme, Michael Newton

Astrologie, ésotérisme et arts divinatoires

Astrologie 2004, Andrée D'Amour
Astrologie 2005, Andrée D'Amour
Bien lire dans les lignes de la main, S. Fenton et M. Wright
Comment voir et interpréter l'aura, Ted Andrews
L'Ennéagramme au travail et en amour, Helen Palmer
Horoscope chinois 2004, Neil Somerville
Horoscope chinois 2005, Neil Somerville
Interprétez vos rêves, Louis Stanké
Les lignes de la main, Louis Stanké
Les secrets des 12 signes du zodiaque, Andrée D'Amour
Votre avenir par les cartes, Louis Stanké
Votre destinée dans les lignes de la main, Michel Morin

Collection‹‹Alter ego››

Communication efficace – Pour des relations sans perdant, Linda Adam's
La personne humaine — Développement personnel et relations interpersonnelles, Yves St-Armaud
Petit code de la communication, Yves St-Armaud
S'aider soi-même – Une psychologie par la raison, Lucien Auger
Les secrets de la communication – Les techniques de la PNL, Richard Bandler et John Grinder
Vaincre ses peurs, Lucien Auger

VIVRE EN BONNE SANTÉ

Soins et médecine

L'arthrite — méthode révolutionnaire pour s'en débarrasser, Dr John B. Irwin
La chirurgie esthétique, Dr André Camirand et Micheline Lortie
Cures miracles — Herbes, vitamines et autres remèdes naturels, Jean Carper
* Dites-moi, docteur..., Dr Raymond Thibodeau
L'esprit dispersé, Dr Gabor Maté
Guide critique des médicaments de l'âme, D. Cohen et S. Cailloux-Cohen
* Le Guide de la santé — Se soigner à domicile, Clinique Mayo
Maux de tête et migraines, Dr Jacques P. Meloche et J. Dorion
La pharmacie verte, Anny Schneider
Plantes sauvages médicinales — Les reconnaître, les cueillir, les utiliser, Anny Schneider et Ulysse Charette
Tout sur la microtransplantation des cheveux, Dr Pascal Guigui

Alimentation

* Les 250 meilleures recettes de Weight Watchers, Weight Watchers
L'alimentation durant la grossesse, Hélène Laurendeau et Brigitte Coutu
Les aliments et leurs vertus, Jean Carper
Les aliments miracles pour votre cerveau, Jean Carper
Les aliments qui guérissent, Jean Carper
Bonne table et bon cœur, Anne Lindsay
Bonne table, bon sens, Anne Lindsay
Comment nourrir son enfant, Louise Lambert-Lagacé
La cuisine italienne de Weight Watchers, Weight Watchers
* Les desserts sans sucre, Jennifer Eloff
Devenir végétarien, V. Melina, V. Harrison et B. C. Davis
La grande cuisine de tous les jours, Weight Watchers
Le juste milieu dans votre assiette, Dr B. Sears et B. Lawren
Le lait de chèvre un choix santé, Collectif
Manger, boire et vivre en bonne santé, Walter C. Willett
Mangez mieux selon votre groupe sanguin, Karen Vago et Lucy Degrémont
Ménopause — Nutrition et santé, Louise Lambert-Lagacé
Les menus midi — Repas express, casse-croûte, boîte à lunch..., Louise Desaulniers et Louise Lambert-Lagacé
Nourrir son cerveau, Louise Thibault
* Les recettes du juste milieu dans votre assiette, Dr Barry Sears
Le régime Oméga, Dr Barry Sears
La sage bouffe de 2 à 6 ans, Louise Lambert-Lagacé
La santé au menu, Karen Graham
* Vaincre l'hypoglycémie, O. Bouchard et M. Thériault
Variez les couleurs dans votre assiette, James A. Joseph et Dr Daniel A. Nadeau
Le végétarisme à temps partiel — Le plaisir de manger sans viande, Louise Desaulniers et Louise Lambert-Lagacé

Bien-être

Les allergies, Dr Christina Scott-Moncrieff
Au bout du rouleau ?, Debra Waterhouse
Les bienfaits de l'eau — H$_2$O, Anna Selby
Bien vivre, mieux vieillir — Guide pratique pour rester jeune, Marie-Paule Dessaint
Le corps heureux — Manuel d'entretien, Thérèse Cadrin Petit et Lucie Dumoulin
Découvrez la méthode Pilates, Anna Selby et Alan Herdman
En 2 temps 3 mouvements — Le corps heureux, Thérèse Cadrin Petit et Lucie Dumoulin
Le massage thaïlandais, Maria Mercati
La méthode Pilates pendant la grossesse, Michael King et Yolande Green
Mettez du feng shui dans votre vie, George Birdsall
Mouvements d'éveil corporel — Naître à son corps, méthode de libération des cuirasses MLC, Marie Lise
   Labonté
Le plan ayurveda, Anna Selby et Ian Hayward
Le plan détente — Formule antistress, Beth Maceoin
Le plan détox, Dr Christina Scott-Moncrieff
Qi Gong — Méthode traditionnelle chinoise pour rester jeune et en santé, L.V. Carnie
Vaincre les ennemis du sommeil, Charles M. Morin
Le yoga — Maîtriser les postures de base, Sandra Anderson et Rolf Sovik

ART DE VIVRE

Tourisme et nature

Flocons de neige — La beauté secrète de l'hiver, Kenneth Libbrecht et Patricia Rasmussen

Cuisine et gastronomie

* Apprêter et cuisiner le gibier, Collectif
Le barbecue – Toutes les techniques pour cuisiner sur le gril, Steven Raichlen
* Biscuits et muffins – Une tradition de bon goût, Marg Ruttan
La bonne cuisine des saisons, Frère Victor-Antoine d'Avila-Latourrette
Les bonnes soupes du monastère – Les recettes préférées du frère Victor-Antoine d'Avilla-Latourette, Soupes variées pour les 12 mois de l'année, Frère Victor-Antoine d'Avila-Latourrette
Le boulanger électrique — Du pain frais chaque jour, Marie-Paul Marchand et Maryse Raymond
Cuisine amérindienne — Un nouveau regard, Françoise Kayler et André Michel
La cuisine du monastère, Frère Victor-Antoine d'Avila-Latourrette
Cuisine traditionnelle des régions du Québec, Institut de tourisme et d'hôtellerie du Québec
Des insectes à croquer — Guide de découvertes, Jean-louis Thémis et l'Insectarium de Montréal
Fruits et légumes exotiques — Les connaître, les choisir, les préparer, les déguster, Jean-Louis Thémis et l'I.T.H.Q.
Gibier à poil et à plume, Jean-Paul Grappe
Huiles et vinaigres, Jean-François Plante
* Poissons, mollusques et crustacés — Les connaître, les choisir, les apprêter, les déguster, Jean-Paul Grappe et l'I.T.H.Q.
Le porc en toutes saisons, Fédération du porc du Québec
Les recettes de grand-maman Lassonde, Juliette Lassonde
Saveurs de légumineuses, Manon Saint-Amand
Le temps des courges — 100 recettes pour mieux les connaître et les cuisiner, Manon Saint-Amand
Le temps des pommes, Olwen Woodier et Suzanne P. Leclerc
Le temps des sucres, Ken Haedrich et Suzanne P. Leclerc
Le temps du maïs, Olwen Woodier et Suzanne P. Leclerc
Un homme au fourneau, Guy F
Un homme au fourneau — Tome 2, Guy Fournier

Vin, boissons et autres plaisirs

Harmonisez vins et mets – Le nouveau guide des accords parfaits, Jacques Orhon
Mieux connaître les vins du monde, Jacques Orhon
Le nouveau guide des vins de France, Jacques Orhon
Le nouveau guide des vins d'Italie, Jacques Orhon

Horticulture

* Les annuelles en pots et au jardin, Albert Mondor
* La bible du potager, Edward C. Smith
* Les graminées, Sandra Barone et Friedrich Oehmichen
* Le grand livre des vivaces, Albert Mondor
* Les hostas, Réjean D. Millette
* Techniques de jardinage, Albert Mondor

Collection « tout un plat »

Bacon, Sara Perry
Balsamico, Pamela Sheldon Johns
Basilic, thym, coriandre et autres herbes..., Jean-Paul Grappe
Canapés, amuse-gueules et bouchées, Elsa Petersen-Schepelern
Citron, Guy Fournier
Cocktails, James Butler et Vicki Liley
Crevettes, Collectif
Homard et crabe, Collectif
Jus frais et boissons santé, Anne McIntyre
Légumes, Paul Gayler
Moules et palourdes, Collectif
Muffins et petits gâteaux, Suzie Smith
Noix, noisettes, pacanes, amandes..., Tina Salter

Nouilles, Vicki Liley
Pasta, Pamela Sheldon Johns
Patates, Gayler Paul
Pâtes aux fruits de mer et au poisson, Collectif
Pétoncles, coquilles Saint-Jacques et huîtres, Collectif
Porc, Fédération québécoise des producteurs de porc
Sushis et sashimis, Masakuzu Hori et Kazu Takahashi

Collection « tout un chef »

Laurent Godbout chef chez l'Épicier, Laurent Godbout

VIVRE EN SOCIÉTÉ

Communications et langue

Les américanismes — 1200 mots ou expressions made in USA, Jacques Laurin
L'art de parler en public, Ed Wohlmuth
Le bon mot — Déjouer les pièges du français, Jacques Laurin
* **Écrivez vos mémoires — Laissez l'histoire de votre vie en héritage,** Sylvie Liechtele et Robin. Deschênes
Les figures de style, Richard Arcand
Le guide du savoir-écrire — Pour les étudiants, les secrétaires, les professionnels, les commerçants. les techniciens, les internautes et toute la famille !, Jean-Paul Simard
J'apprends l'anglais, Gino Silicani et Jeanne Grisé-Allard
Ma grammaire, Roland Jacob et Jacques Laurin
Sur le bout de la langue, André Couture

Travail, affaires et entreprise

Les 8 meilleurs principes des vendeurs ultraperformants, N. Trainor, D. Cowper et A. Haynes
26 stratégies pour garder ses meilleurs employés, Beverly Kaye et Sharon Jordan-Evans
26 stratégies pour transformer son emploi en travail idéal, Beverly Kaye et Sharon Jordan-Evans
* **Bonne nouvelle, vous êtes engagé ! — Conseils et adresses utiles pour trouver un emploi,** Bill Marchesin
* **EVEolution — Le pouvoir économique des femmes et les nouvelles stratégies de marketing,** Faith Popcorn et Lys Marigold
Le guide du succès — Apprenez à vivre en gagnant, Tom Hopkins
J'ai mal à mon travail, Monique Soucy
Les nouvelles stratégies de coaching, Pierre J. Gendron et Christiane Faucher
* **Passage obligé. Passeport pour l'ère nouvelle — De la gestion mécanique à la gestion organique,** Charles Sirois
Le principe 80/20, Richard Koch
Le principe de Peter — ou pourquoi tout va toujours mal, Laurence J. Peter et Raymond Hull
Souriez, c'est lundi ! — Le bonheur au travail c'est possible, Bill Marchesin
La stratégie du dauphin — Les idées gagnantes du 21e siècle, Dudley Lynch et Paul L. Kordis
La vente — Apprenez les principes dont se servent les champions, Tom Hopkins

Consommation et vie pratique

* **Le guide de l'épargnant,** Option consommateurs
Le locataire avisé, Option consommateurs
* **Mariage, étiquette et planification,** Suzanne Laplante

Droit

Les petites créances — Comment se préparer, Pierre Caron
* **Les secrets d'une succession sans chicane — Trois guides en un : comment planifier une succession, comment la régler, conseils pour la simplifier,** Justin Dugal

Généalogie

* **La généalogie — Retrouvez vos ancêtres,** Marthe Faribault-Beauregard et Ève Beauregard-Malak

TEMPS LIBRE

Sports et loisirs

Le canot, Collectif
Le golf de vos rêves, Dr Bob Rotella et Bob Cullen
Le guide des terrains de golf du Québec, Pierre Allard
Les nœuds – Le grand livre pratique, Geoffrey Budworth
La pêche en eau douce, Collectif
Pêcher la truite à la mouche, Collectif

Loisirs

* **Apprécier l'œuvre d'art,** Francine Girard
Belles voitures de toujours, Jacques Gagnon
Ciel de nuit, Terence Dickinson
La taxidermie moderne, Jean Labrie

Sports

L'arc et la chasse – Équipement, techniques de tir, technique de chasse, Greg Guardo
Le cerf de Virginie – Techniques et tactiques de la chasse, Collectif
Comment je joue au golf, Tiger Woods
Comment vaincre la peur de l'eau et apprendre à nager, Roger Zumbrunnen, Jean Fouace et Brigitte Raboud
* **Devenir gardien de but au hockey – Un plan de développement indispensable au débutant,** François Allaire
Guide de mise en forme – Activités physiques, activités sportives, santé, équipement, alimentation, Sous la Direction de Pierre Harvey
Jouer au golf sans viser la perfection, Bob Rotella et Bob Cullen
* **Leçons de golf,** Claude Leblanc et Jeannot Petit
Manuel de pilotage – Le livre qui vous permettra de vous envoler vers l'aventure !, Transport Canada
Les Nordiques de Québec, Benoît Clairoux
La plongée sous-marine – Introduction à la plongée Nitrox, Richard Charron et Michel Lavoie
Pour l'amour du ciel – Le parachutisme sportif au Québec, Bernard R. Parker
Santé et bien-être par l'aquaforme, Nancy Leclerc

Jeux

100 jeux de plein air, Association des scouts du Canada
365 activités à faire après l'école – Pour les enfants de 5 à 10 ans, Cynthia Macgregor
Le bridge, Viviane Beaulieu
Dictionnaire des mots croisés, Paul Lasnier
Dictionnaire raisonné des mots croisés, Jacqueline Charron
Le grand livre des patiences, Pierre Crépeau
* **Jeux pour rire et s'amuser en société,** Claudette Contant
Le livre du billard, Pierre Morin
L'ouverture aux échecs pour tous, Camille Coudari
Les secrets du blackjack – Jeu de casino, Yvan Courchesne

Plein air

Le guide de survie de l'armée américaine, Armée américaine
Guide d'orientation avec carte, boussole et GPS, Paul Jacob
Guide pratique de survie en forêt, Jean-Georges Deschenaux
Le Saint-Laurent, un fleuve à découvrir, Marie-Claude Ouellet

---

* Pour l'Amérique du Nord seulement.

Achevé d'imprimer au Canada
en septembre 2004
sur les presses des Imprimeries Transcontinental Inc.